U0197254

互联网＋老年照护服务

主　审　詹启敏

主　编　尚少梅　陈泓伯　李葆华

副主编　吴俊慧　周伟娇　董　旭

编　委（按姓名汉语拼音排序）

陈泓伯	北京大学第三医院	王　翠	北京大学护理学院
董　旭	北京大学护理学院	王　戈	腾云大健康管理有限公司
侯晨昕	北京大学护理学院	王克芳	山东大学护理与康复学院
侯罗娅	北京大学护理学院	王　琦	北大医疗信息技术有限公司
黎　兰	北京大学护理学院	王伟轩	北京大学护理学院
李葆华	北京大学第三医院	王秀丽	山东省立第三医院
李　丹	北京大学护理学院	王雪峰	北京大学工学院
李桂芳	北京大学第三医院	吴　超	北京大学护理学院
梁叶田	北京大学护理学院	吴俊慧	北京大学护理学院
刘沛源	北京大学护理学院	吴　雪	北京大学护理学院
刘　涛	北京大学护理学院	于明明	北京大学护理学院
蒲俊栏	北京大学护理学院	曾　雯	北京大学护理学院
尚少梅	北京大学护理学院	支　媛	北京大学护理学院
仝贝贝	北京大学护理学院	周伟娇	北京大学护理学院
万巧琴	北京大学护理学院		

北京大学医学出版社

图书在版编目（CIP）数据

互联网＋老年照护服务 / 尚少梅，陈泓伯，李葆华主编 . —北京：北京大学医学出版社，2024.1

ISBN 978-7-5659-3042-3

Ⅰ. ①互…　Ⅱ. ①尚…　②陈…　③李…　Ⅲ. ①互联网络－应用－老年人－护理－社会服务－研究　Ⅳ. ① R473.59-39 ② D669.6-39

中国国家版本馆 CIP 数据核字（2023）第 220966 号

互联网＋老年照护服务

主　　编：	尚少梅　陈泓伯　李葆华
出版发行：	北京大学医学出版社
地　　址：	（100191）北京市海淀区学院路 38 号　北京大学医学部院内
电　　话：	发行部 010-82802230；图书邮购 010-82802495
网　　址：	http://www.pumpress.com.cn
E - m a i l：	booksale@bjmu.edu.cn
印　　刷：	北京瑞达方舟印务有限公司
经　　销：	新华书店
责任编辑：赵　欣　　责任校对：靳新强　　责任印制：李　啸
开　　本：	787 mm×1092 mm　1/16　印张：17.5　字数：448 千字
版　　次：	2024 年 1 月第 1 版　2024 年 1 月第 1 次印刷
书　　号：	ISBN 978-7-5659-3042-3
定　　价：	50.00 元

序

随着人口老龄化发展与疾病谱改变，日益增长的老年护理需求与有限的供给之间的巨大矛盾凸显。党中央、国务院历来高度重视老龄工作，习近平总书记多次对老龄工作做出重要指示。党的二十大报告提出，实施积极应对人口老龄化国家战略，发展养老事业和养老产业，推动实现全体老年人享有基本养老服务。为实施积极应对人口老龄化国家战略，推动老龄事业和产业协同发展，构建和完善兜底性、普惠型、多样化的养老服务体系，国务院印发了《"十四五"国家老龄事业发展和养老服务体系规划》。积极应对人口老龄化国家战略的实施，是推进健康中国建设的重要内容，关乎国家长远发展与人民世代福祉。

北京大学牵头的国家重点研发计划"互联网＋老年照护技术研究应用示范"项目，是以"主动健康"为导向，构建基于区块链技术的全程科技养老照护管理体系，基于互联网技术的全周期智慧康养远程服务平台，搭载知识支撑和技术支撑，并在示范基地进行应用，其成果为实现老年人群的"健康自主管理"、满足积极老龄化需求提供了技术和应用参照。由中国工程院设立的战略研究与咨询项目"应对人口老龄化国家战略相关问题研究"中聚焦积极老龄化和健康老龄化大背景下的战略问题，全面描述我国人口老龄化面临的挑战和需求，从医防融合促进健康，科技赋能、数字驱动，社会参与、互助友好，完善政策、制度先行四个方面进行问题和策略探究，为完善政策制定、明晰重大科学问题、引领老龄化科学研究提供指引。

《互联网＋老年照护服务》和《互联网＋老年照护服务术语集》是由项目研究成果形成的专著。其中，《互联网＋老年照护服务》针对我国互联网＋老年照护方面尚缺乏规范、系统的服务指南，以及该领域的规范化和长远发展的背景而制定，主要从互联网＋老年护理相关政策、老年综合评估、老年常见健康问题评估、老年安全风险评估、常见躯体问题及心理问题照护技术、安全风险照护技术、生活照护和特殊护理适宜技术等方面进行阐述。《互联网＋老年照护服务术语集》是在我国互联网＋老年照护领域，在专业框架体系上缺乏系统、规范的名词的背景下形成的，将互联网＋老年照护领域的专业名词分为了三个主体部分，即互联网＋老年照护基础术语、各系统老年照护术语以及互联网应急预警术语；其内容涵盖了中文、英文、缩略语的名词条目、术语条目解释；纳入了远程平台管理、服务衔接的适宜技术条目，社区老年照护应急服务条目等，为互联网＋老年照护、智慧老年照护建立基础术语条目池，以促进互联网＋老年照护服务高质量实施。

这两部专著凝聚了项目多学科团队的艰辛努力和付出，我期待这两部著作的公开出版。希望藉此著作，为老年健康领域专家、学者、管理者、实践者提供理论和技术共享的参考；主动参与老年相关的学术工作，推动积极老龄化国家战略的实施，这是我们开展研究的初心。

中国工程院院士

北京大学博雅讲席教授

前 言

目前，全球老龄化进程不断加快。到 2030 年，我国 60 岁及以上老年人口规模将超过 3 亿人，到 2050 年将攀升至 4.7 亿人。据调查，我国 78% 以上的老年居民至少患有 1 种常见慢性病，75 岁以上老年居民常见慢性病患病率已高达 80%，我国失能老年人在 2030 年前后将突破 1 亿，目前因慢性病导致失能的老年人约为 4063 万。遏制慢病和失能老年人群增长的趋势，实现健康老龄化，以"主动健康"为导向，实现"健康自主管理"，是应对老龄化的关键战略。

由北京大学护理学院牵头，北京大学工学院、山东大学护理与康复学院、腾云大健康管理有限公司等 12 家单位参与的国家重点研发计划"互联网＋老年照护技术研究应用示范"，以及由北京大学医学部詹启敏院士牵头的中国工程院战略研究与咨询项目"应对人口老龄化国家战略相关问题研究"，针对当前老年照护服务标准化、主动性、连续性、协同性存在的短板，联合产、学、研、医及传媒，从医防融合、促进健康，科技赋能、数字驱动，社会参与、互助友好，完善政策、制度先行等方面进行问题和策略探究，提出了"全程、全景、全方位、全周期、全人群、全媒体"的"六全"互联网＋养老照护技术与应用服务体系；构建了保障个人健康隐私安全的全程科技养老照护管理体系；在此基础上建立了知识服务和技术服务平台，以实现老年健康自主管理、全景照护监测和干预；以知识服务和技术服务为支撑，建设了全周期智慧康养远程服务平台提供医养康护服务；形成了社区康养、紧密型医联体、县域医共体模式的三大"互联网＋老年照护"技术研究与应用示范基地，实现全人群、全周期、全方位的老年照护服务闭环。

项目成果分为基于区块链技术的全程科技养老照护管理体系、基于互联网技术构建全周期智慧康养远程服务平台、面向全媒体的老年健康大数据知识库和老年健康自主管理方法以及基于人工智能技术的全景居家养老照护技术和应急管理技术，有利于当下老年健康自主管理及未来我国人口主动健康需求和积极老龄化需求。

《互联网＋老年照护服务》一书主要汇聚了项目研究的最新进展和成果。自 2021 年初开始进入编写阶段，历时 2 年多，至 2023 年 7 月收全稿件。在此后的数月中，经过数次专家讨论、论证以及修改，形成终稿。《互联网＋老年照护服务》把重点放在互联网＋老年人照护评估、老年人常见健康问题的照护以及老年照护技术上，突出互联网应用场景以及老年人群特点，并避免与其他学科过多重复。

《互联网＋老年照护服务》的撰写是一项复杂的工程，其间得到了来自北京大学、北京大学第三医院、中日友好医院、首都医科大学附属北京友谊医院、首都医科大学附属北京朝阳医院、山东大学、山东省立第三医院、山东东阿县人民医院、河北省沧州市人民医院、北京市万寿路和德胜社区卫生服务中心、中国医疗保健国际交流促进会护理学分会、中华护理学会康复护理专业委员会和老年专业委员会专家的指导，也得到了中国光大实业（集团）有限责任公司、腾云大健康管理有限公司、北大医疗信息技术有限公司、北京黄金策商贸有限公司等多家单位的大力支持，在此表示衷心的感谢！虽然编写、定稿过程几经修改，书中仍难免有不妥之处，希望广大同仁在阅读本书时，多提宝贵意见，以期再版时修改和完善。

尚少梅　陈泓伯　李葆华

2023 年于北京

目　录

第一章 概　述

第一节　互联网＋老年照护相关政策

一、开展互联网＋老年照护的政策背景

我国正处于快速向深度老龄化迈进的阶段，老年人的健康养老需求与服务供给不充分、不平衡的矛盾日益突出。根据国家统计局第七次全国人口普查数据，全国60岁及以上人口有2.6亿，占总人口的18.7%，其中，失能失智老人达4063万，空巢老人1.18亿左右，高龄老人3580万，对专业性康养服务的刚性需求强烈。但现阶段养老供给侧服务能力显著不足，已成为制约我国养老事业进一步发展的瓶颈问题。

国家"十四五"时期的老龄化形势严峻，老年人健康状况不容乐观，增龄伴随的认知、运动、感官功能下降以及营养、心理等健康问题日益突出，78%以上的老年人患有至少一种慢性病，失能老年人数量将持续增加。相对于老年人的健康需求，与健康老龄化相关的机构、队伍、服务和政策支持不足，尤其是基层人员缺乏，老年人居家医疗以及失能老年人照护服务能力亟待加强。失智失能老人巨大的照护需求已成为我国养老事业中的痛点和难点。然而，"十四五"时期我国转向高质量发展阶段，经济实力显著增强，为实现健康老龄化提供了一定的物质基础。我国促进健康老龄化的制度安排不断完善，医药卫生体制改革持续深入推进，疾控体系改革不断深化，医疗卫生领域科技创新能力持续增强，人工智能应用日益深入，互联网等信息技术快速发展，使持续推动健康老龄化具备多方面优势和条件。

智能化社会的到来为失能失智照护提供了新的技术手段和方法，但在智能养老普及阶段，第一代智能养老所带来的"数字鸿沟"和"物理鸿沟"让老人往往产生不好用、不会用、不想用的印象。智能养老2.0时代产品"养老机器人""护理机器人"，让科技更有"温度"，让失智失能老人也成为数据化时代的受益者。政策文件是对政府行为的集中反映，对实践落实具有引导和规范效应，本部分分析中国互联网＋老年照护相关政策现状并解读重点政策，为解决健康需求多元化、老年人"数字鸿沟"、养老服务供给不均衡导致的健康不平等问题奠定基础，对完善以"代际联动　科技助老"为

核心的基层养老服务治理生态，弥合老年人的"数字鸿沟"，助推智能产品和服务普惠化，搭建家庭–社区–社会的整个社会生态圈助老链提供思路。

二、我国出台的互联网＋老年照护相关政策的情况分析

为保障纳入的政策文件具有代表性，以"互联网＋""智慧""老年""养老""康养"为关键词，系统检索国务院及中华人民共和国工业和信息化部、民政部、国家卫生健康委员会、全国老龄工作委员会办公室等组成部门在2023年9月6日之前颁布的互联网＋老年照护相关政策文件。由于地方政府及其相关部门发布的政策文件皆为中央文件的延续和落实，因此本研究所选政策文件全部为中央政府及其直属部门颁发的政策文件。共检索获得1247份政策文件，进一步梳理，最后纳入分析的为34份政策文件。其中，基础性文件9份（表1-1），具体指导性文件25份（表1-2）。

在纳入的34部政策文件中，三大政策主题较为突出，分别为智慧健康养老产业发展行动，老年人运用智能技术困难，互联网＋医疗、护理服务，并以此形成系列政策。首先，政府对我国智慧养老产业的深入落实制定整体规划，明确智慧康养产业的重点任务；其次，通过完善基础服务技术，保障老年人能够运用智能技术获取、享受养老服务，为智慧养老产业发展提供基石；最后，由于医养结合的落实，医疗机构与养老机构在互联网＋背景下展开实践新模式，互联网＋医疗、护理服务的试点，为政策推广提供成功范本。

表 1-1　2015—2021年互联网＋老年照护基础性文件

序号	文件编号	文件名称	发文部门	发布时间
1	国发〔2015〕40号	关于积极推进"互联网＋"行动指导意见	国务院	2015.07.04
2	—	"健康中国2030"规划纲要	国务院	2016.10.25
3	国办发〔2018〕26号	关于促进"互联网＋医疗健康"发展的意见	国务院	2018.04.28
4	国办发〔2019〕5号	关于推进养老服务发展的意见	国务院	2019.04.16
5	—	国家积极应对人口老龄化中长期规划	国务院	2019.11.21
6	国办发〔2020〕45号，民办发〔2020〕38号，工信部信管函〔2021〕18号	国务院、民政部和工信部关于切实解决老年人运用智能技术困难实施方案的通知	国务院／民政部／工信部	2020.11.25／2020.12.30／2021.02.10
7	—	"十四五"残疾人事业信息化发展实施方案	国务院	2021.08.20
8	—	中共中央 国务院关于加强新时代老龄工作的意见	国务院	2021.11.18
9	国发〔2021〕35号	"十四五"国家老龄事业发展和养老服务体系规划	国务院	2021.12.30

表 1-2　2016—2022 年互联网＋老年照护具体指导性文件

序号	文件编号	文件名称	发文部门	发布时间
1	—	关于加强网站无障碍服务能力建设的指导意见	中国残联、网信办	2016.03.07
2	民函〔2016〕200 号	关于中央财政支持开展居家和社区养老服务改革试点工作的通知	民政部、财政部	2016.07.13
3	国卫老龄发〔2020〕23 号	关于开展示范性全国老年友好型社区创建工作的通知	老龄办	2016.10.05
4	工信部联电子〔2017〕25 号，工信部联电子〔2021〕154 号	智慧健康养老产业发展行动计划（2017—2020 年）、（2021—2025 年）	工信部、民政部、卫健委	2017.02.06/2021.10.20
5	工信厅联电子〔2017〕75 号，〔2018〕63 号，〔2019〕133 号，〔2020〕164 号	关于开展智慧健康养老应用试点示范的通知（第一、二、三、四批）	工信部、民政部、卫健委	2017.07.27/2018.09.20/2019.06.04/2020.07.09
6	—	关于支持视力、听力、言语残疾人信息消费的指导意见	中国残联、工信部	2017.12.13
7	交运发〔2018〕8 号	关于进一步加强和改善老年人残疾人出行服务的实施意见	交通运输部、住建部、铁路局等 7 部门	2018.01.08
8	国卫办医函〔2019〕80 号	关于开展"互联网＋护理服务"试点工作的通知	卫健委	2019.02.13
9	国卫医发〔2019〕48 号	关于开展老年护理需求评估和规范服务工作的通知	卫健委、银保监会、中医药局	2019.07.25
10	国卫医发〔2019〕48 号	关于开展老年医疗护理服务试点工作的通知	卫健委	2019.07.25
11	国卫老龄发〔2019〕61 号	关于建立完善老年健康服务体系的指导意见	卫健委、发改委、教育部等 9 部门	2019.10.28
12	住房和城乡建设部〔2019〕第 285 号	养老服务智能化系统技术标准	住建部	2019.11.08
13	工信部联消费〔2019〕292 号	关于促进老年用品产业发展的指导意见	工信部、民政部、卫健委等 5 部门	2019.12.31
14	民发〔2020〕86 号	关于加快实施老年人居家适老化改造工程的指导意见	民政部、发展改革委、财政部等 9 部门	2020.07.10
15	建房〔2020〕92 号	关于推动物业服务企业发展居家社区养老服务的意见	住建部、发改委、民政部等 6 部门	2020.11.24
16	国卫老龄发〔2020〕23 号	关于开展示范性全国老年友好型社区创建工作的通知	卫健委、老龄办	2020.12.09
17	工信部信管〔2020〕200 号	关于印发互联网应用适老化及无障碍改造专项行动方案的通知	工信部	2020.12.25

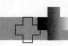

（续表）

序号	文件编号	文件名称	发文部门	发布时间
18	—	关于推进"互联网＋"辅助器具服务工作的通知	中国残联	2021.04.19
19	—	"十四五"阳光家园计划—智力、精神和重度肢体残疾人托养服务项目实施方案	中国残联	2021.09.10
20	工信厅信管函〔2021〕67号	关于进一步抓好互联网应用适老化及无障碍改造专项行动实施工作的通知	工信部	2021.04.21
21	—/国卫老龄函〔2021〕117号/国卫老龄函〔2022〕94号	全国老龄办关于开展"智慧助老"行动的通知（2020年、2021年、2022年）	老龄办、卫健委、老龄办等5部门	2020.12.01/2021.06.10/2022.06.13
22	发改办社会〔2021〕743号	关于推介运用智能技术服务老年人示范案例的通知	发改委	2021.09.24
23	国卫老龄发〔2022〕4号	"十四五"健康老龄化规划	卫健委、教育部、科技部等15部门	2022.02.07
24	—	关于支持视力、听力、言语残疾人信息消费的指导意见	中国残联、工信部	2022.03.02
25	信厅联电子函〔2022〕303号	智慧健康养老产品及服务推广目录（2022年版）分类	工信部、民政部、卫健委	2022.11.16

三、互联网＋老年照护文件重点解析

（一）互联网＋老年照护相关政策文件

2015年7月4日国务院颁布了《关于积极推进"互联网＋"行动指导意见》，指导意见中明确提出要促进智慧健康养老产业发展。具体包括支持智能健康产品创新和应用，推广全面量化健康生活新方式；鼓励健康服务机构利用云计算、大数据等技术搭建公共信息平台，提供长期跟踪、预测预警的个性化健康管理服务；发展第三方在线健康市场调查、咨询评价、预防管理等应用服务，提升规范化和专业化运营水平；依托现有互联网资源和社会力量，以社区为基础，搭建养老信息服务网络平台，提供居家养老服务；鼓励养老服务机构应用基于移动互联网的便携式体检、紧急呼叫监控等设备，提高养老服务水平。

（二）智慧健康养老产业发展行动计划系列政策

为进一步促进智慧健康养老产业发展，打造信息技术产业发展新动能，2017年和2021年工信部联合民政部、卫健委分别出台了智慧健康养老产业发展行动计划，逐步明确了智慧健康养老产业重点任务。

1. 2017年2月6日，工信部、民政部和卫计委联合制定了《智慧健康养老产业发展行动计划（2017—2020年）》，以推动关键技术产品研发，推广智慧健康养老服务，加强公共服务平台建设，建立智慧健康养老标准体系，加强智慧健康养老服务网络建设和网络安全保障为重点任务。

2. 2021年10月20日，工信部、民政部和卫健委继续出台了《智慧健康养老产业发展行动计划（2021—2025年）》，确定了智慧健康养老的六大重点任务：①强化信息技术支撑，提升产品供给能力；②推进平台提质升级，提升数据应用能力；③丰富智慧健康服务，提升健康管理能力；④拓展智慧养老场景，提升养老服务能力；⑤推动智能产品适老化设计，提升老年人智能技术运用能力；⑥优化产业发展环境，提升公共服务能力。

（三）解决老年人运用智能技术困难实施方案系列政策

为有效解决老年人在运用智能技术方面遇到的困难，2020—2021年，国务院、民政部和工信部相继发布关于切实解决老年人运用智能技术困难实施方案的通知，确定解决老年人数字鸿沟的重点任务；2021年和2022年，卫健委联合老龄办发布"智慧助老"行动的通知，明确年度助老行动的具体项目；2021年9月，发改委组织评选了第一批运用智能技术服务老年人示范案例。

1. 2020年11月25日，国务院颁布了《关于切实解决老年人运用智能技术困难实施方案的通知》。为解决老年人在日常使用智能化产品、享受智能化服务时遇到的困难，提出了七大重点任务：①做好突发事件应急响应状态下对老年人的服务保障；②便利老年人日常交通出行；③便利老年人日常就医；④便利老年人日常消费；⑤便利老年人文体活动；⑥便利老年人办事服务；⑦便利老年人使用智能化产品和服务应用。

2. 2020年12月30日，民政部推出了《关于切实解决老年人运用智能技术困难实施方案的通知》。围绕抓紧解决目前最突出、最紧迫问题为目标，明确了五大工作计划：有效保障疫情防控中有关居家老年人"两节"基本服务需要，立即开展民政业务线下办事渠道排查整治，及时优化民政系统"互联网＋政务服务"应用，加强老年人智能技术设备应用培训，指导民政系统所办医疗机构落实就医便利服务要求。

3. 2021年2月10日，工信部颁布了《关于切实解决老年人运用智能技术困难便利老年人使用智能化产品和服务的通知》。确定了四大重点工作：为老年人提供更优质的电信服务，开展互联网适老化及无障碍改造专项行动，扩大适老化智能终端产品供给，切实保障老年人安全使用智能化产品和服务。

4. 2021年6月10日，卫健委、老龄办制定了《关于做好2021年"智慧助老"有关工作的通知》。该通知覆盖五大方面的助老行动：开展优秀志愿服务项目评选活动，开展智能手机使用培训送书活动，开展"智慧助老"公益行动，开展解决老年人运用智能技术困难舆情监测工作，开展"智慧助老"系列宣传活动。2022 年 6 月 13 日，发布了《关于深入开展 2022 年"智慧助老"行动的通知》，该通知主要包括三大领域的行动：聚焦疫情防控中老年人的实际需求，支持社会组织开展公益活动，做好宣传发动组织协调工作。

（四）互联网＋医疗、护理服务试点系列政策

为探索适合我国国情的"互联网＋护理服务"的管理制度、服务模式、服务规范及运行机制等，2018—2019 年，国务院、卫建委出台了互联网＋医疗和护理服务的指导意见，确定了其服务体系和服务内容。

1. 2018 年 4 月 25 日，国务院颁发了《关于促进"互联网＋医疗健康"发展的意见》。该意见明确了"互联网＋医疗健康"服务体系：发展"互联网＋"医疗服务，创新"互联网＋"公共卫生服务，优化"互联网＋"家庭医生签约服务，完善"互联网＋"药品供应保障服务，推进"互联网＋"医疗保障结算服务，加强"互联网＋"医学教育和科普服务，推进"互联网＋"人工智能应用服务。

2. 2019 年 2 月 13 日，卫建委出台了《关于开展"互联网＋护理服务"试点工作的通知》。该项通知中提出了互联网＋护理服务九大试点内容：①明确"互联网＋护理服务"提供主体；②明确"互联网＋护理服务"服务对象；③明确"互联网＋护理服务"项目；④规范"互联网＋护理服务"行为；⑤完善"互联网＋护理服务"管理制度和服务规范；⑥加强互联网信息技术平台的管理；⑦明确"互联网＋护理服务"相关责任；⑧积极防控和应对"互联网＋护理服务"风险；⑨建立"互联网＋护理服务"的价格和支付机制。

3. 2019 年 7 月 25 日，卫建委发布了《关于开展老年医疗护理服务试点工作的通知》。该通知提出了六大试点任务：增加提供老年医疗护理服务的医疗机构和床位数量，加强老年医疗护理从业人员培养培训，增加多层次老年医疗护理服务供给，创新多元化老年医疗护理服务模式，开展老年人居家医疗护理服务试点，探索完善的老年医疗护理服务价格和支付机制。

四、小结

互联网＋老年照护是互联网与健康养老的有机组合，其实质是将互联网技术、思维等方面的独特优势与当前的健康养老产业对接起来，充分利用先进的网络信息技术促进健康养老产业发展的新形态。以互联网为代表的新兴信息技术代表着当前最为先

进的科学技术。伴随着新兴网络信息技术在健康养老领域的广泛运用，有助于实现老年照护的精准化，解决老年人的健康养老需求与服务供给不充分、不平衡的矛盾。通过对2015—2022年国务院及其组成部门发布的互联网＋老年照护相关政策现状分析，解读重点互联网＋老年照护系列政策，打造以"代际联动 科技助老"为核心，弥合老年人的"数字鸿沟"，助推智能产品和服务普惠化，搭建家庭-社区-社会的整个社会生态圈助老链。

第二节 基于区块链技术的全程科技养老照护管理体系

一、课题背景

随着预期寿命的增加和生育率的下降，许多中等收入和高收入国家正在成为"老龄化国家"，这给当前的医疗体系带来了许多挑战。如何开发高质量和低成本的养老系统，以适应快速增长的老龄化人口，是关键问题。在医疗资源有限的情况下，需要提供更有效的临床决策和护理服务，同时减轻医疗专业人员的劳动负担。过去十年，云计算、大数据、移动互联网、人工智能等信息技术在全球范围内为人类社会提供了高效、便捷、低成本的服务。在医疗保健领域，下一代信息技术，如人工智能（AI）、物联网、区块链、隐私计算、5G和扩展现实将推动老年照护的创新。综合利用这些信息技术，将形成一个高效、智能化的系统，可以促进不同地区、社会、经济和文化领域更好、更平等的老年人护理服务。

数据是个性化老年照护的核心。收集更多不同来源的数据，如基因组数据和生活方式数据，有助于更全面地提高老年人照护质量。生物传感器技术和可穿戴设备作为物联网（internet of things，IoT）的核心部分，正在填补为老年人提供快速、准确、实时的身体状况反馈的空白。来自智能传感设备、可穿戴设备和医疗系统的信息可以促进老年人躯体、心理健康。通过易于安装和连接设备的网络，可以有效地实时测量老年人的日常活动。传感器捕捉到正常模式的中断或变化，如更频繁地入厕所、不规律地吃饭或在活动高峰期缺乏活动，并及时向护理人员发出信号。但是，多样化的数据源和复杂的数据结构给数据挖掘带来了挑战。数据仓库有助于解决这个问题，各种数据集成技术可用于数据自动传输、清理和转换。同时，数据集成实现了多维数据展示、统计、数据挖掘等有用功能，并以用户友好的界面显示数据分布和分析结果。

在数字智能养老时代，人们的数据被大量收集，这就产生了数字资产所有权和隐私保护的问题。分布式技术，包括区块链技术和隐私保护计算，是一个新兴的技术家族，可以解决上述问题。区块链作为一种分布式账本技术，充分利用密码学和分布式共识机制，确保数据记录的安全性和不可篡改性。数据可以通过多方进行维护和交叉验证，并在网络中保持一致。智能合约是记录在区块链上的不可变可执行程序，它将区块链的效用扩展到商业活动。虽然区块链使数据和操作在多方之间不可变，但隐私计算使用户可以在不转移数据所有权的情况下共享其数据的效用。流行的技术包括安全多方计算、联邦学习或可信执行环境（trusted execution environment，TEE）。区块链确保计算过程和数据是可信的，而隐私计算允许数据可用但不可见。它们相互补充，打破数据孤岛，有效地使数据发挥其全部价值。事实证明，将这两种技术结合起来的蜂群学习可以解决医疗保健领域产生的大量数据中的一系列问题。

此外，在我国，互联网＋远程养老照护标准、指南和技术操作规范还远远不足，其中国家层级的标准不足 10 项，各省区市发布实施的地方层级标准数量也不多，覆盖面有限，整体标准呈现碎片化状态，许多关键领域的标准还是一片空白，暂时不能满足老年人对于智慧养老的个性化、多层次、多样化的需求。因此，本课题旨在基于区块链技术、隐私计算技术等新兴信息技术，建立新一代安全、智慧、高效、可扩展的老年照护服务体系，在充分保护用户隐私的情况下，实现智能地全周期老年照护服务。将以去中心化的区块链为底层架构，对平台数据流转进行实时可溯源监控，实现数据的点对点传送和端对端加密，连通老年人、护理人员、社区及监测与干预中心。通过非结构化的数据仓库技术，对可穿戴设备数据、用户随访数据等实现隐私保护的数据分析和实时监控，并通过移动端及 PC 端进行互动及干预，从而实现下一代老年照护业务的完整闭环。

二、课题主要内容

研究非结构化个人健康数据隐私保护和安全管控技术，基于区块链建立去中心化和可追溯的数据仓库；建立全程科技养老照护管理体系，形成覆盖全媒体、全场景、全方位、全周期、全人群的老年照护标准规范，并制定老年全流程社区照护服务模式应用指南；通过健康数据管理系统和区块链安全监控可追溯平台实现数字化管理和标准化执行，技术路线图详见图 1-1。

（一）全程科技养老照护管理体系与标准建设

利用数字化手段，建立适合我国国情的全程科技养老照护管理体系和服务标准。基于政策分析与文献研究，了解我国科技养老服务标准建设现状，并借鉴国内外科技养老服务标准，通过专家会议探讨，最终形成涵盖全程、全景、全方位、全周期、全人群、全媒体的 20 个科技养老专项服务标准。具体包括科技养老通用基础标准体系

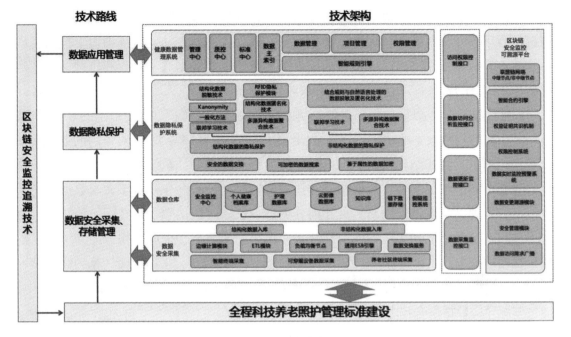

图 1-1 技术路线图

（术语和缩略语标准、符号与标志标准等）、科技养老服务提供标准体系（健康监测与安全管理智慧服务标准、行为与生活方式管理智慧服务标准、老年综合征管理智慧服务标准、重要慢病管理智慧服务标准、功能康复管理智慧服务标准、长期照护管理智慧服务标准、安宁疗护智慧服务标准、心理支持管理智慧服务标准、居家环境管理智慧服务标准、远程社区应急预警服务标准、智能化设备应用标准等）、科技养老服务管理标准体系（社区养老日间照料中心智慧服务管理标准、社区科技养老服务质量评估标准、服务机构和组织管理标准、安全管理标准、服务质量评估标准等）。制定养老适宜技术目录及规范 1 份、老年全流程社区照护服务模式应用指南 1 个，最终形成适合我国国情的多方面、多需求、多目标的科技养老照护服务管理体系。

（二）前沿信息技术在老年照护场景中的关键应用

1. 健康数据管理系统及科技养老服务数据标准研究　基于健康数据管理系统标准，统一不同老年照护数据标准，制定更全面的、更符合互联网＋养老照护应用需求的数据标准，整合相关健康养老数据，建立统一的健康数据管理系统，提供一种对数据使用者而言统一的数据集成视图。以全程科技养老照护管理体系与标准为指导，建立全程管理中心，实现数据使用流程的全程管理，并建立统一身份认证机制，保障用户访问和权限控制安全；建立质量控制中心，基于机器学习技术支持质量监测规则自定义，对数据标准执行和数据使用流程进行质量控制和追踪；建立标准中心，实现健康数据管理系统标准和全程科技养老照护标准的自动化管理；基于数据主索引实现综合数据服务流程串联，为所有项目提供标准执行依据和管理支撑；并应用规则引擎技术实现数据探查和数据应用支撑，探索养老照护数据应用以及数据共享流程和机制，为其他课题提供统一的项目管理、数据管理和权限管理服务。

2. 非结构化个人数据的隐私保护机制研究　调研养老照护过程中产生的数据类型，总结其中非结构化数据的特点（包括数据结构、大小、频率等）。针对不同的数据类型以及使用场景，对非结构化数据采取相应的隐私保护策略，系统性地构建隐私保护系统。对于不同的数据类型，选取相应的技术进行脱敏及匿名化：对于文本数据，使用自然语言处理、深度神经网络、贝叶斯分类器、长短时记忆卷积神经网络等技术；对于无线频率身份，使用无线频率脱敏技术；对于图像数据，采取卷积神经网络。在数据的传输过程中，对于边缘端产生的数据（如可穿戴设备），采用边缘计算和联邦学习技术，通过避免数据的聚集，实现对用户隐私的保护。在数据的搜索以及挖掘过程中，通过多源异构数据聚合技术，保证数据可用但不可得。

3. 基于区块链技术的区块链安全监控可溯源平台建设　深入调研养老照护数据收集和管理流程，有机结合联盟区块链和基于角色的访问权限模型，实现数据服务访问的安全管控。通过调研，明确老年照护数据接入各方的权限需求。对于监管方，采用传统的角色访问控制方法，在中心服务器上完成审核及接入权限的授权。对于联盟参与方（包括医护人员、患者及其他可能参与方），通过联盟链的权限管理及代币授权的双重模式进行权限管理。同时，使用联盟区块链技术，对老年照护数据的采集、仓储、管理及挖掘的过程，设置数据采集、数据更新、数据访问分析以及访问权限控制接口，进行全面监控。使用基于权益证明的共识机制，保证区块链系统超过 6000 次的每秒交易率。采用中继节点-非中继节点的设计，仅在中继节点上存储完整区块链，实现系统效率和完整性的平衡。在中继节点上，部署监控系统，实时收集数据流转各环节的统计，并使用 Javascript D3 library 等技术进行可视化，实现对整个系统的监控预警。

三、课题创新成果

（一）老年全流程社区照护服务模式应用指南

在规范化术语的指导下，形成了老年全流程社区照护服务模式应用指南，该指南面向从健康、亚健康、疾病、应急到临终状态的社区老年人，从服务目标、关注问题、应用场景等，对社区照护服务模式进行了全景、全周期、全方位的界定。如针对社区健康老年人，其服务目标是能力提升与维持，关注问题包括不健康膳食、环境因素、生活方式和行为因素，场景是居家，核心服务内容是以健康促进为中心，应用的技术是全方位健康评估技术。而面对疾病状态的社区老人，其服务目标是能力补偿和替代，关注问题以常见慢病和老年综合征为主，应用场景包括居家、社区和机构，核心服务内容是以疾病管理为中心，应用的技术包括健康监测和安全管理技术、老年综合征管理技术、老年长期照护技术、安宁疗护技术等。指南根据不同健康状态、不同自理程度的社区老人，规定了不同的服务核心目标、内容和技术，为全流程社区老年照护服务奠定了基础。图 1-2 是老年全流程社区照护服务模式应用指南框架。

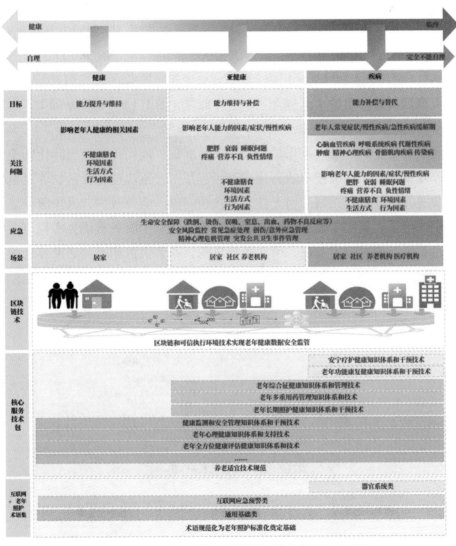

图 1-2　老年全流程社区照护服务模式应用指南框架

（二）面向智慧养老的互联网＋老年照护术语

标准化的术语是人工智能高效信息提取、处理、分析、交互、整合的基础。以智慧养老为核心的互联网＋老年照护术语可消除老年照护概念的不确定性，以支持老年照护服务相关数据的精确记录与分析；实现不同系统、组织和区域间养老服务数据的分享与利用；促进人工智能与老年照护领域的深度融合。互联网＋老年照护术语是基于智慧老年照护特征的临床、机构及居家养老相关护理数据研究开发的养老术语系统。该术语系统编写的过程中参考了大量国内外的权威著作和最新文献，通过组织医疗、康复、护理专家进行反复论证后形成，主要特征体现在：

（1）紧贴智慧老年照护需求，兼顾术语使用的通用性和特异性，不仅覆盖临床常见系统疾病，还包括基于互联网＋老年照护技术、远程评估和应急预警及管理等多个方面。

（2）基于本体的术语基本模型，设计包含概念、首选词、同义词3个要素。

（3）采用先进的术语设计理念，借鉴临床医学术语标准（SNOMED CT）等术语体系的构建技术，采用分类和序列号相结合的方式对老年照护术语概念进行编码（图1-3）。

（4）互联网＋老年照护术语包含三个主体部分（图1-4）：通用基础类、器官系统类、应急预警类。共1900余个术语条目，共计15万字。

互联网＋老年照护术语规范化是老年照护标准化、现代化乃至国际化的重要基础工作。随着互联网和计算机技术的高速发展，智慧医疗逐步覆盖社区、养老机构及居家等养老服务。智慧养老领域的网上挂号、在线问诊、应急救护、入户服务等治疗和护理过程中产生了大量医疗健康文本。互联网＋老年照护服务术语为实现语义层面的各机构信息系统互通奠定了基础，可在医疗机构、养老机构和远程居家养老中进行落

图 1-3　互联网＋老年照护术语概念编码结构

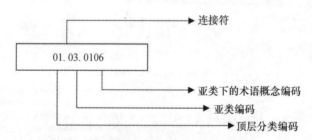

图 1-4　互联网＋老年照护服务术语标准框架

地应用，有助于消除老年照护概念的不确定，为智慧养老平台和系统间提供统一的对话标准，对各机构间信息互联互通、医疗照护服务、养老相关研究和服务费用支付等具有重要意义。该术语能够支持老年照护服务相关数据的精确记录与分析信息数字化处理，信息查找更便捷。同时，该术语还可解决不同机构之间医疗照护记录数据源间术语异构问题，实现不同系统、组织和区域间养老服务数据的分享与利用，促进人工智能与老年照护领域的深度融合。

（三）前沿信息技术在老年照护中的关键应用

随着老年照护数据不断增加，照护机构面临着数据存储、数据管理及数据安全等多方面的挑战。本课题通过云原生技术、可信计算技术以及基于区块链的自主身份认证技术等前沿信息技术，重构了老年照护的数据基础设施，为老年照护领域带来了重大改进，在提高照护服务质量和效率的同时，保障了数据的安全性。

1. 云原生技术驱动的老年照护数据基础设施 随着医疗信息化的不断发展，老年照护数据量快速增加。传统数据管理方式存在的整合难题、处理复杂和系统稳定性问题，妨碍了老年照护的质量和效率。利用云原生技术，我们改进了老年照护数据基础设施，带来了新的解决方案。我们整合了 Airbyte、DBT、MinIO 和 Greenplum 多个组件，将老年照护数据管理和应用划分为一系列微服务，通过 Kubernetes 等技术进行容器化管理。这种方法增加了数据基础设施的灵活性、可扩展性和效率，能够更好地适应不断增长的数据量需求（图 1-5）。

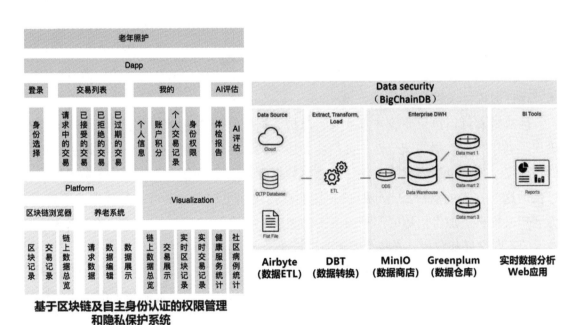

图 1-5 基于云原生技术的老年照护数据基础设施

老年照护数据往往来源于不同的系统（如医院、社区和县域）。通过 Airbyte 技术平台，我们将多种不同的老年照护机构的数据源无缝连接，为医护人员提供更全面的患者信息，支持更准确的照护计划。

针对老年照护数据可能存在的各种格式和质量问题，通过 DBT 工具，帮助医护人员清洗和处理这些数据，以确保数据准确性和可用性。通过规范化和统一数据处理，医护人员更容易进行数据分析和挖掘，为老年患者提供更好的照护服务。

面对老年照护数据异质性的问题（如影像数据、音频数据等），我们采用了 MinIO 高性能的对象存储系统，用来处理大规模的健康数据，包括医疗影像和生理指标等关键信息，确保数据的安全性和可用性，以便医护人员随时访问和获取患者的重要数据。

最后，考虑到老年照护数据的复杂性和多样性，我们通过 Greenplum 分布式数据仓库，并行处理和分布式计算，提高了数据处理和分析的效率。这使医护人员能够迅速获得所需信息，为老年患者提供及时有效的照护服务。这些改进加强了老年照护数据管理，提高了照护服务的质量和效率。

2. 区块链和可信执行环境技术的老年照护数据监管　老年照护数据的安全性和可信一直是合规利用老年照护数据的前提。传统的中心化数据管理模式容易受到攻击和数据篡改的威胁，进而导致严重的数据泄露和隐私问题。为了应对这一挑战，我们采用了私有区块链技术及和可信计算技术，对老年照护数据进行全生命周期的监管。

基于 BigChainDB 平台，我们建立基于权益共识机制（proof-of-stake）的区块链平台，对老年照护数据流进行监控，通过将患者健康数据的相关操作上链，保护了患者的隐私和数据安全，为老年照护机构和患者带来更高的信任度；可信计算技术是一类通过将关键计算任务放入受保护的执行环境中进行处理，确保这些任务在未经授权的情况下无法访问和修改的技术。在处理包含敏感的老年照护信息时，我们通过此类技术，保证数据接入的安全性。

区块链和可信执行环境技术为老年照护数据监管带来了巨大的进步。区块链技术确保了老年照护数据的安全性、可信度和透明性，为老年照护机构和患者提供了更高的信任度。可信执行环境技术保障了敏感数据在处理过程中的安全性和隐私保护。通过借助这些技术的支持，老年照护领域能够构建起更加安全、可靠的数据监管体系，为老年人提供更加可信赖的照护服务，为老龄化社会的健康发展做出积极贡献。这些技术的不断发展和应用，必将为老年照护行业带来更多的创新和进步。

3. 基于区块链自主身份认证技术实现老年照护数据隐私保护　在老年照护服务中，确保患者的隐私及数据安全至关重要。传统的身份认证方式通常依赖于中心化的身份管理机构，比如用户名、密码等，但这种方式存在着安全性较低、容易被攻击或泄露的风险。我们通过基于区块链的自主身份认证技术，为解决这一问题提供了一条新途径（图1-6）。

基于区块链的自主身份认证技术允许个人在区块链上创建和管理自己的数字身份。每个老年患者可以拥有一个唯一的、不可篡改的数字身份，并使用私钥和公钥进行身份验证。这种去中心化的身份认证方式意味着身份信息不再集中存储在某个中心化服务器上，而是以加密的形式分布在整个区块链网络上。只有拥有正确私钥的用户才能证明其身份，从而访问和使用与其身份相关的数据。

同时，基于区块链的自主身份认证技术还能简化照护服务的流程，提高效率。患者只需要在系统中验证自己的数字身份，无需反复提供个人信息，就能够访问和使用相应的照护服务。

此外，基于区块链的自主身份认证技术还有助于构建一个可信赖的照护生态系统。在这个生态系统中，每个参与者都拥有独立的数字身份，并通过区块链网络进行身份验证和数据交换。照护机构和医护人员可以相信这些身份的真实性，从而更好地与患者进行沟通和数据共享。

基于区块链的自主身份认证技术不仅为老年照护服务提供了更好的隐私保护，也为整个医疗行业带来了新的思路和机遇。通过推广和应用这项技术，我们可以构建一个更加安全、高效和可信赖的老年照护体系，为老年人的健康和幸福生活提供更有力的保障。在不断发展和完善的过程中，基于区块链的自主身份认证技术将持续为老年照护领域带来新的进步和创新。

综上，云原生技术为老年照护数据的高效管理提供了技术支持，区块链和可信执行环境技术保障了老年照护数据的安全和可信度，基于区块链的自主身份认证技术实

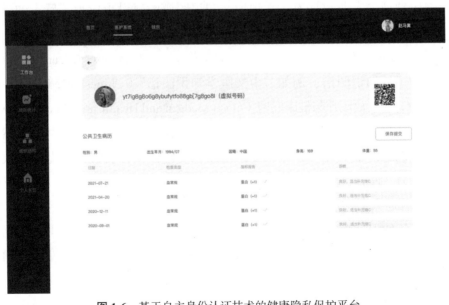

图1-6 基于自主身份认证技术的健康隐私保护平台

现了老年照护数据的隐私保护和认证流程的简化。这些技术的综合应用将为老年照护服务带来全面升级，为老年人提供更优质、更可靠的照护服务，助力老龄化社会的健康发展。通过持续不断地推动信息技术与老年照护的深度融合，我们相信未来的老年照护服务将更加人性化、智能化，为老年人的生活质量带来巨大的提升。

四、小结

本课题通过对老年照护数据访问技术及可溯源技术、非结构化数据隐私保护技术的研究，建立了基于区块链的去中心化和隐私保护的数据仓库系统，形成了覆盖全程、全景、全方位、全周期、全人群、全媒体的老年照护数据管理技术标准，实现了对老年照护数据的数字化管理和标准化执行。制定了 20 个专项老年社区照护标准、医疗照护装备评估报告框架和相关养老适宜技术目录及规范、老年全流程社区照护服务模式应用指南框架和流程。

第三节　面向全媒体的老年健康大数据知识库、知识文库和知识图谱

一、课题背景

随着互联网技术的不断发展、信息化建设的不断完善、网络技术模式的不断更新，医疗健康领域内专业数据库、知识库、知识图谱的建设也取得了巨大的进展，构建了以文献知识库为代表的医学知识库，例如"中国医院知识总库"（China Hospital Knowledge Database，CHKD）和"中国疾病知识总库"（China Disease Database，CDD）；以医学知识为主的知识图谱，例如"中文医学知识图谱"（Chinese Medical Knowledge Graph，CMeKG）、开放医疗与健康联盟（Open Medical and Healthcare Alliance，OMAHA）的"临床路径–疾病治疗相关检查知识图谱"和"药品–疾病知识图谱"等。然而，这些知识库或知识图谱主要针对具有专业医学知识的医务工作者开发，专业性极强，且对知识搜索能力、阅读能力和理解水平等都有比较高的要求，因此，其适用范围较局限，不适合在普通人群中进行推广和应用。

老年人是各种慢性病高发的群体，其慢性病多病共存的现状对健康老龄化战略的实施是一个巨大挑战。据统计，我国 2021 年约有 1.9 亿老年人患有慢性病，例如心脑血管疾病、糖尿病、慢性呼吸系统疾病等，其中 43% 的老年人存在多病共存。受到各种慢性疾病的影响，老年人的整体健康状况较差且健康水平存在很大的异质性，提高

老年人健康自主管理能力是改善老年群体健康状况、实现健康老龄化的关键；而向老年群体提供科学性和适老性兼备的健康知识是促进老年健康教育、提升健康自主管理能力的重要基础。目前，我国面向普通人群尤其是老年群体的健康知识库、知识图谱整体上较为匮乏，虽有部分企业开发了面向慢性病人群的健康知识库，但是知识库的信息来源复杂，没有扎实可靠的循证依据，其科学性和权威性难以保证；同时，这类知识库还存在知识呈现形式单一、只能单方向传播知识等多种问题，因此在应用层面上难以满足老年人对健康教育的便捷性、易懂性以及互动性的需求。

基于此，本课题针对老年人群对健康知识科普化、适老化的特殊需求，以老年人整合照护（integrated care for older people，ICOPE）和循证理念为指导，体现对优化内在能力和功能发挥的重视，以信息技术为支撑，构建宜视、宜听、宜互动的老年健康科普知识库、知识文库和知识图谱，并完成两部科普化专著的编写。本课题构建的知识库、知识文库、知识图谱、科普化专著，有望在未来搭载互联网平台进行健康科普知识的精准推送、主动发布和有效传播，为实现老年健康的自主和精准管理奠定牢固的基础。

二、课题主要内容

本课题探讨学术资源科普化技术，构建宜视、宜听、宜互动的 3S 科普化学术资源。课题分析、筛选、评价和综合老年照护领域的多方资源和多模态非结构化数据，构建以循证医学理念为基础，具有科普性、专业性和适老性的老年照护健康知识库和知识文库。基于知识库和知识文库，采用自底向上的方法构建面向全媒体平台的老年照护知识图谱。基于"医养结合"视角和健康促进视角，编写老年人健康照护科普专著。

（一）基于循证理念的老年照护健康知识数据源

本课题中的老年照护健康知识数据源主要取自真实病例数据、文献、书籍以及网上资料，如何将结构化的知识、非结构化的知识（包括文本、图片、视频等不同形式）有序地存储于数据库之中，又如何能有效区分知识并且快捷清晰地回溯查找知识，是在数据源处理及编码阶段面临的关键问题。

课题在数据源的分类整理阶段共设置四级指标，指标设置依据 7 个不同知识体系（综合评估、老年综合征、长期照护、心理护理、安宁疗护、健康监测与安全管理、功能康复）所涵盖的内容特点进行分类，具体数据源以四级指标为纲，对应包含指标下的具体内容，如文字、图片和视频，按类别存放在相应文件夹下。分类整理好的文件通过编写的通用程序导入关系型数据库 Mysql 中。课题根据四级指标给予不同位次编码具体含义：前两位"01 ～ 07"对应一级指标，即 7 个知识体系；第三、四位"01 ～ 99"对应二级指标；第五、六位"01 ～ 99"对应三级指标；第七、八位"01 ～ 99"对应四级指标。使用计算机自动为指标下对应的每一个文档和视频生成唯一编码，编码前 8 位包含该知识所有级别的类别编码，可有效通过编码区分知识以及回溯查找上级编码。

（二）老年照护健康知识图谱

知识图谱本质上是一种揭示实体之间关系的语义网络，可以对现实世界的事物及其相互关系进行形式化的描述，目前知识图谱已被用来泛指各种大规模的知识库。老年照护健康知识图谱的建立采用自底向上的构建方法，基本步骤包括知识抽取、知识融合、知识推理和质量评估。其中知识的自动抽取，主要是从非结构化数据中自动提取实体、关系和属性，是构建知识图谱的关键技术。本课题将其视作自然语言处理问题，采用深度学习方法进行实体识别，使用数据挖掘分类算法实现关系的提取；由于知识图谱中知识来源的多样性，可能出现知识重复或表述不一致、实体的多元指代等问题，尤其是对于一些疾病和症状，存在专业术语和俗称等多词同义等问题，因此还需要进行实体对齐、消歧等知识融合。在此基础上，通过知识推理和质量评估对知识图谱进行进一步优化和完善。

面向全媒体的老年照护健康知识图谱构建的目的是将分散、缺少关联和统一语义的专业培养体系、专家知识体系和可获取的既有知识资源进行集成、融合，形成完整、具有语义信息和关联关系的知识体系，以知识图谱的形式为下一步基于用户个性化需求和目标的智能感知、分析预测提供知识基础。基于关系型数据库中存储的分级数据、从老年病相关数据中获取老年病的病状及并发症所形成的节点数据构建知识图谱。每一种级别节点作为一个实体类别，上下级别对应关系作为实体节点之间的关系。围绕每一个大类下的疾病进行知识图谱的展开，可以直观显示疾病下所对应的知识结构，使级别关系更为明确。

（三）老年照护健康知识库

老年照护健康知识库的目标人群是居家的老人及其照护者，知识库建设中知识资源的选取以通俗易懂的老年科普读物为主。通过对人民卫生出版社现有老年科普相关书籍的梳理，筛选出老年医学、老年病、老年照护、老年康复等相关图书 80 本作为知识库建设的素材。通过对纸质图书的数字化和结构化路径的探索，并根据前期构思和试用实践，梳理出最终的知识库建设流程为：基于主题进行知识源筛选→数字化→内容碎片化→结构化→标签标引→多元发布→打包交付。

基于原有的人卫知识管理平台，结合老年照护健康知识库个性化需求，通过"任务制"，将工作线上化，贯穿内容组织生产、审核加工、打包发布全流程，可满足多应用端在线发布，实现本地化部署，大大提高知识库建设的效率。基于以上流程和平台，完成80本相关图书知识资源的数字化，进而基于知识管理平台对数字化内容进一步碎片化，将碎片化的知识以老年照护健康知识库任务的方式，分配给各个编辑，由编辑在平台上对碎片化内容进一步编辑审核、分类标引。将数字化的知识源文件导入知识管理平台后，通过知识管理平台中的标注工具进行结构化，根据所需知识的特点进行不同层级的拆分，并对拆分好的知识进行标注，按照知识属性，打上病因、治疗、护理等标签，对知识进行多维度标记。拆分标注好的知识会进入知识管理平台的素材库，每个知识便是一个子任务，通过将素材分配到老年照护健康知识库，便可在老年照护健康知识库这个任务中将子任务分给编辑人员进行知识的编辑和审核，最后形成一篇规范正确的可以发布使用的知识。

（四）老年照护健康知识文库

健康照护专业人员，尤其是基层医护工作者是直接为老年人群提供健康服务的一线人员。随着医学研究的快速发展，医疗、护理、康复等专业知识和信息不断更新，把握权威的健康照护知识是提高一线人员服务能力的关键。虽然相关的健康照护专业人员可以自主检索相应领域的专业知识，但健康照护相关数据库的可及性、人员的检索能力（尤其是基层专业人员的检索能力）、信息的分散呈现限制并影响了这些专业人员对知识的获取、学习和应用。本课题将老年健康照护知识文库定义为指南、专家共识、经典文献等专业内容的集合库，主要为健康照护的专业人员，尤其是基层专业人员提供快捷获取权威全面的疾病和健康照护知识、更新和丰富知识储备的途径，以便为老年人群提供准确的健康知识和规范的健康照护。

课题同样聚焦项目设定的7个知识体系，整理收集该领域内最新的指南、专家共识，以及该领域内的经典文献，帮助医务人员梳理领域内医疗服务工作的顶层逻辑。另外，为便于医护人员快速定位文库中的相关知识，以及后期进行平台检索，对纳入文库中的所有知识内容的类型、所属领域等进行了标签定义，并制作了索引。课题采用如下流程完成知识文库建设：梳理知识文库内容分类及知识库字段→知识管理平台搭建知识文库→PDF文件数字化（XML）→XML文件导入平台→以任务形式分配给编辑进行三审→发布到人卫inside知识库。

（五）老年科普化专著的编写

健康照护是老年人急需且长期需要的重要项目，健康照护的科普及其推广应用具有重要意义。我国现阶段老年人的养老照护仍以居家养老为主、社区为辅、机构补充，因此健康照护知识的传播更需要科学化、趣味化、科普化，让健康照护对象（老年人自身、老人家属及主要照护者）、医院、社区和养老机构从事老年或养老工作的管理人员，以及医护人员、护理员均具备科学规范的照护方法。本课题将临床资源和学校教育资源进行统筹，深度挖掘近200名医护人员十几年的医养结合老年服务模式临床经验、照护技能等知识，为老年人提供健康照护知识的精准科普。同时，考虑到老年人的健康素养、阅读能力以及科普需求等，课题设计不同内容和语言风格的科普信息，增强专著的易读性。此外，进行适当的健康信息设计，提高科普专著的实用性。

三、课题创新成果

（一）老年照护健康知识图谱

依照项目的总体设计，课题完成了7个知识体系的数据源建设，包括综合评估、老年综合征、长期照护、心理护理、安宁疗护、健康监测与安全管理、功能康复。基于这些数据源，采用知识抽取、知识融合、知识推理和质量评估自底向上的构建方法，构建老年健康照护知识图谱，如图1-7所示。

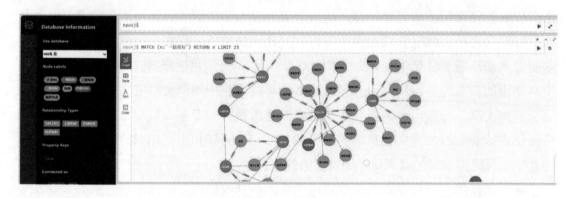

图1-7　老年健康照护知识图谱

（二）老年健康照护知识库

课题完成老年照护健康知识库的全部建设任务，内容涵盖全方位健康评估、健康监测和安全管理健康、老年综合、老年功能康复、老年长期照护、安宁疗护、心理健康7个知识体系，共计完成1700条知识的创建、编辑和审核等工作。

老年健康照护知识库具有的特点包括：

（1）知识内容全面，涵盖项目设计的全部7个知识体系；知识内容可溯源且权威可靠，来源均为人民卫生出版社已出版图书；知识内容以科普内容为主，易理解，可操作性强，尤其是技能操作类知识，可直接指导老年人及其照顾者。

（2）知识库支持按知识体系导航查询，支持全文检索，也支持移动端和PC端浏览阅读。

（3）知识库采用 B/S 架构，可以供用户直接查询，也可以与第三方系统（如医院信息系统、第三方微信公众号平台等）对接，供其系统用户查询应用（图1-8～图1-10）。

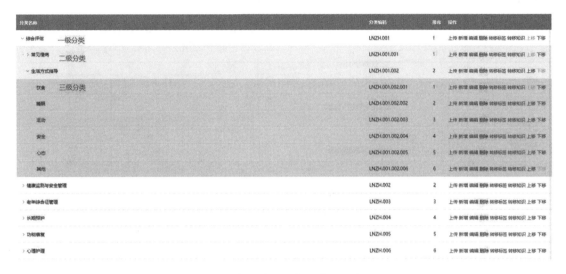

图1-8　老年健康照护知识管理平台展示

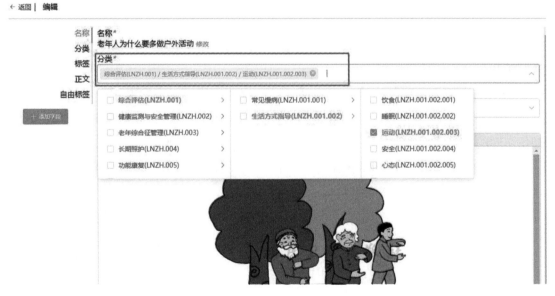

图1-9　7个知识体系分类应用样例

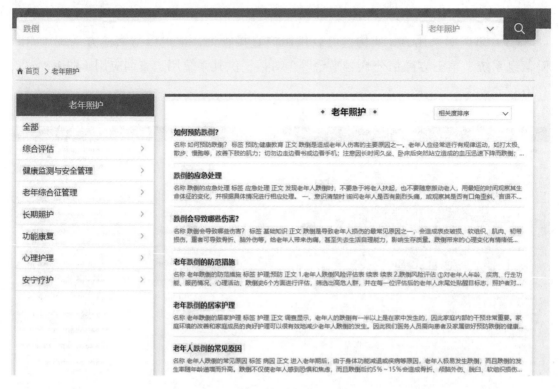

图1-10　知识库检索功能展示

（三）老年健康照护知识文库

依据项目的整体设计，知识文库聚焦7个知识体系，共包含762个文件。老年健康照护知识文库的特点包括：

（1）纳入知识文库的文章类型包括标准、规范、指南、专家共识、国内外经典文献、声明、政策声明、共识声明等，均来源于权威指南网站、数据库、政府网站等；知识文库的所有知识内容均可溯源。

（2）知识文库支持按知识体系导航查询，支持按文章类型进行筛选，支持全文检索，支持移动端和PC端浏览阅读。

（3）与知识库一样，知识文库采用B/S架构，可以供用户直接查询，也可以与第三方系统（如医院信息系统、第三方微信公众号平台等）对接，供其系统用户查询应用（图1-11～图1-12）。

（四）两部老年科普化专著

课题完成老年科普化专著两部，分别为《老年人健康生活与照护：基于医养结合视角》和《老年人体检与健康指导问答》。《老年人健康生活与照护：基于医养结合视角》以老年人逐渐衰弱的健康状况为主线，即健康—亚健康—慢病—失能失智四大主

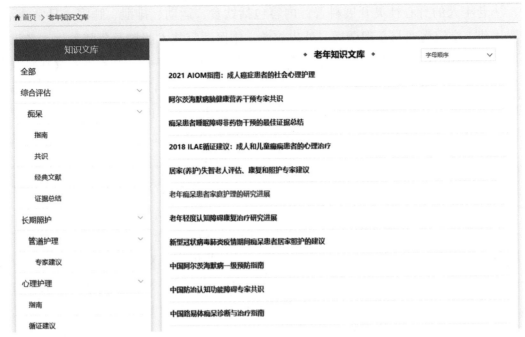

图 1-11　知识文库前端样式展示

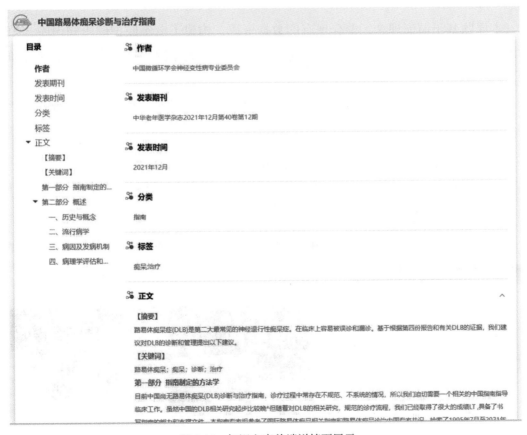

图 1-12　知识文库前端详情页展示

线，从老年人的身心社灵开展科普，内容包括饮食、运动、排泄、睡眠、日常清洁、家庭用药、交流沟通与心理调适、外出旅游、中医适宜技术照护及药膳养生、老年痴呆照护。此外，从老年人健康到衰弱状态的不同照护需求着手，为老年人及其照顾者提供自我照护和他人照护的科普知识。全书共 10 篇 35 章，42.5 万字；图片种类多样，采取实景线条，以彩图为主；视频以动画和实景为主。文字内容主要从身边人、身边事的角度描述老年人的需求，从专家指导及问题解答角度提供老年人照护科普知识。对于常见问题采取问答式展现方式，问题尽可能趣味化，吸引读者注意力，同时从第三人称的角度辅以案例，解答尽可能贴近老年人生活实际，文末配有二维码，可查看相关视频（图 1-13）。

《老年人体检与健康指导问答》基于健康促进视角，围绕老年人健康体检中的常见问题，从体检项目的选择、准备、过程的配合、结果的正确对待及慢病预防等多角度普及健康管理知识，以问答形式呈现。全书分为上下两篇共 8 章，24 万字，配图由护理专业教师手绘完成，以老年群体临床照护实践取景（图 1-14、图 1-15）。

四、小结

本课题基于循证理念，整合现有的数据资源，构建了老年照护健康知识库、知识文库、知识图谱，完成两部老年科普化专著，为实现老年健康自主管理奠定理论和技术支撑，具有显著的科学技术价值。本课题以健康大数据为基础，分析示范基地内老年人群的健康基本数据，制定老年人群特征及其对应的提取规则。同时，通过对老年

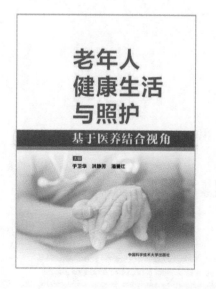

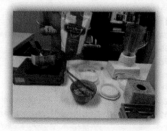

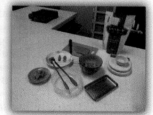

第一问："糊来糊去"，今天换点新花样。

答：是不是觉得李奶奶天天糊状饮食生无可恋？您错啦，对于吞咽障碍老年人的饮食也是要科学安排的。

推荐烹调方式：以软质食物为主，经煮熟后，利用马力大的搅拌机将食材搅拌成无颗粒状均质化的浓稠液体。我们尝试增加食物的品种，将不同食物分开打碎、放置成各种形状，如青菜状、鱼形等，以增加进食的乐趣。

图 1-13　专著《老年人健康生活与照护：基于医养结合视角》内容展示

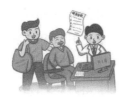

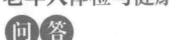

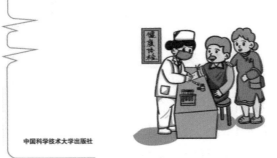

图 1-14　《老年人体检与健康指导问答》专著内容展示

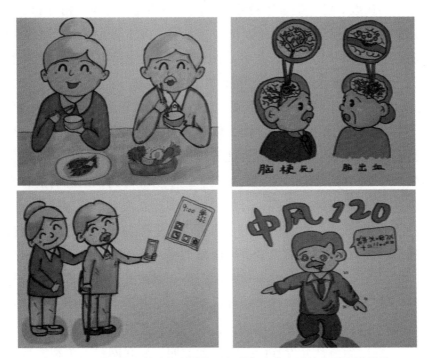

图 1-15　《老年人体检与健康指导问答》专著内手绘卡通配图展示

人照护知识进行相关测评（科学化、趣味化、科普化、互动性及满意度测评等）为老年健康管理的顺利开展提供理论支持，更大程度上提升老年人健康水平，减少人口老龄化带来的负面影响。此外，本课题有助于相关医护人员（包括基层医护工作者）快捷获取权威全面的疾病和健康照护知识、更新和丰富知识储备，以便为老年人群提供准确的健康知识和规范的健康照护，提高不同特征老年人有效照护率，满足老年人应急照护需求，减少医疗费用，减轻人口快速老龄化造成的医疗和经济负担，为国家和社会带来更大的经济效益。

第四节　基于人工智能技术的全景居家养老照护技术和应急管理技术

一、课题背景

　　世界人口正在迅速老龄化。根据联合国人口基金的报告，到 2050 年，60 岁以上人口将占 22%，而 2019 年为 12.3%，这意味着每 5 个人中就有 1 个人将超过 60 岁。值得注意的是，80 岁以上的人口预计将从 2019 年的 1.43 亿增至 2050 年的 4.26 亿，增加 2 倍。我国同样面临着人口老龄化的严峻形势，我国 60 周岁及以上老年人口将在 21 世纪 50 年代中期接近 5 亿。随着年龄的增长，人们会经历身体、精神和认知方面的问题，导致对健康和医疗服务的需求不断增加。老年人机体功能减退、对疾病认知率低、独居、自我管理能力不足等原因，很容易使慢性病由于控制不佳而导致急性发作，如老年高血压、冠心病、糖尿病、脑卒中等，并具有进展快、死亡率高等特点。另外，老年人由于骨质疏松、肌力下降、关节僵硬、肢体不灵活等原因，很容易出现跌倒、烧烫伤等意外事件。与老龄化相关的日益增长的需求不可避免地会带来社会和经济挑战。

　　脊髓损伤、脑血管病、帕金森综合征等神经系统损伤会影响机体的感觉、运动神经传导通路，导致患者出现各种类型的感觉、运动功能障碍，给患者的日常生活带来极大困扰。近年来的研究结果表明，有效的康复训练是恢复患者感觉、运动功能的重要手段。通过康复的介入，患者的肌力、肌张力、平衡功能、步态等都会得到明显改善。因此如何有效、安全的辅助患者进行康复训练，从而提升患者的日常生活能力一直被研究人员所关注。此外，目前全球范围内公众对意外伤害和慢性病急性发作的预防及自救知识比较有限。老年群体希望社区医护人员开展的服务中，社区紧急救护知识居第一项，老年人对自身相关的疾病知识的需求程度较高，其中高血压危象、心肌梗死、脑卒中、糖尿病急性并发症的需求位列前四。互联网和人工智能技术的飞速发展，也带动了互联网智慧医疗和康养的步伐。通过向民众普及急救知识，可以达到挽救生命、减轻伤残的目的。在积极使用自媒体、新媒体的医疗网络平台和小程序进行老年应急健康教育时，适老化的问题需要特别重视，如编写便于老年人观看或操作的通俗实用的图文、语音或视频信息，探索易于老年人接受的互联网教育模式。值得注意的是，随着社区居家养老模式的普及，结合互联网的优势和研究老年常见急症的居家初步处理的安全性、有效性和可及性的相关内容，探索适用于社区的远程照护和航空急救方案，将有效提高医疗效益、改善老年人的健康和预后。

二、课题主要内容

此课题的主要内容为依据人工智能和互联网的优势，构建居家养老的照护、康复和应急管理技术。主要的内容总结为图1-16。

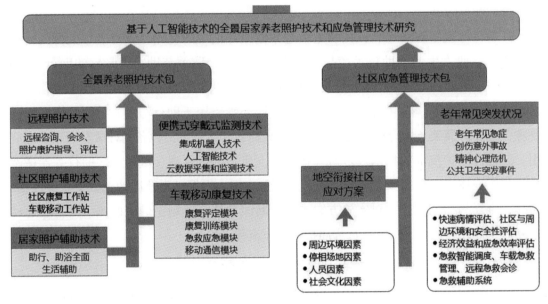

图 1-16 课题主要内容

（一）基于人工智能技术的全景居家养老照护技术

在居家、社区和远程老年照护与康复联动方案中，针对老年人群的科技照护需求研发可穿戴健康监测设备、车载移动康复医疗装备方案和康复评定办法，研制居家、社区和远程照护辅助产品技术包，形成基于互联网和人工智能技术的居家养老照护。

1.研究设计可穿戴式及便携式健康监测设备　针对老年人群的科技照护需求与老年人健康评估项目，研发智能健康监测设备：健康监测智能辅助运动康复设备以社区和家庭应用的下肢关节痉挛康复机器人为代表，实时采集体温、脉搏、姿态角度、加速度、定位等数据；研制与腕带进行数据集成的便携式血压和血氧监测设备，在穿戴设备上构建身体状态异常预警报警模型，并将数据传输至云端服务器。此项技术的实现含两个核心内容，一是基于穿戴式设备的智能识别模型和边缘计算能力，实现身体异常状态的实时识别。二是利用云平台强大的存储、计算、检索和分析处理能力，记录长时期健康历史数据，对识别模型进行参数训练更新，同时结合专家库、知识库等领域知识，对慢性病、综合征等进行分析预测。

2. 构建社区车载移动康复医疗设备和康复评定方案　针对社区老年人群的科技照护需求与成本效益的现实评估，基于车载流动工作站及车载设备的康复评定和功能训练集成，研发针对包含老年人心肺功能、步态平衡、肢体活动等整体功能状况的康复技术和应用流程。本研究中车载康复设施的设计理念不同于以往设备之处在于：集功能检测（健康普查和躯体功能评定）、基础急救和康复评定（平衡、步态的训练、术后康复训练等）三要素于一体，以康复训练和康复评定为配置主体，保障社区康复训练的安全性和科学性。

3. 助行等设备在居家、社区和远程老年健康评估中的应用　针对老年人群的科技照护需求，研发生活辅助技术产品：①研究膝关节和髋关节助力外骨骼的助行应用，具有数据采集和5G远程云端上传及交互指导功能。针对下肢肌力衰退、关节损伤、神经损伤等老龄群体，提供轻量化的穿戴式下肢外骨骼用于助行辅助，特别是应用于需要膝关节或者髋关节用力较大的动作。②研究椅式和床式助浴设备的社区和居家养老应用。③远程照护技术与技术规范研究：将以上研发的可移动、可穿戴、助行等器械融合远程照护技术，在社区老年人群中开展试点应用，根据试点情况调整健康状况评估、治疗、康复与居家照护，对实施方案进行不断改良修订，制定健康监测、助行、运动康复等设备开展社区、居家、远程照护的工作流程。

（二）"互联网＋"老年社区居家应急管理技术

依据老年人突发状况社区应急预警标准，基于互联网技术实现不同急救情况的居家应急指导，形成地空衔接的高效老龄化救援模式与调度运作方案。

1. 老年人常见急症居家应急处置流程　该项目构建的老年常见急症居家应急处置内容包括老年人常见内科急症（急性冠脉综合征、高血压急症、糖尿病急性并发症、脑卒中、眩晕、中暑、高热）、外科急症（急性尿潴留、肠梗阻、腹部感染）、创伤意外（跌倒骨折外伤、烧烫伤、误吸、鼻出血、食物中毒、急性药物中毒、传染病疫情）和精神心理危机（自杀、自伤、攻击、走失）。根据《互联网＋养老照护服务应急管理标准》，各个应急管理技术包包含了各个老年常见急症从事前（应急准备：急症预防，急症的危险因素）、事发（监测预警：应急管理流程图显示不同层级应急启动的预警标准，包括急症的症状识别和常用生理指标的辨识）、事中（应急处置与救援：急症突发时应该如何初步居家处理、自救和就医时机）和事后（恢复重建：急性康复期注意事项）四个步骤。技术包的特色在于针对院前急救的居家等待期间，指导老年人和照护者在急救最初期要避免和注意的问题，以及提供经过专家论证的居家可及的应急处理办法，旨在提高老年人院前紧急处置的安全性和科学性。技术包通过科普/流程图方式嫁接到互联网，其中流程部分对接健康监测和预警平台，科普部分对应互联网远程健康教育部分（图1-17）。

2.地空衔接社区应对方案 依据基于互联网和远程服务技术设计地空衔接高效调度运作方案，制定和发布地空衔接的高效老龄化救援模式和航空救援机构社区照护应用指南；从周边环境因素、停机场地因素、人员因素和社会文化因素等方面，形成以空中救援为核心的养老社区选址标准和建设标准。

（1）航空救援机构社区照护技术：航空医疗救援是以航空飞行器作为交通工具提供紧急医疗服务和突发公共事件医疗救援，是陆地120急救的有效延伸，在危重患者转运、重大事故医疗救援快速反应等方面具有独特优势。目前多数发达国家如美国、德国、挪威、加拿大等都已建立较完备且高效的航空紧急医疗救援体系，而我国航空应急救援体系建设尚处于初步探索阶段。社区医疗照护作为老年人的基础医疗需求，社区航空医疗救援服务是老年人医疗需求的重要组成部分，同样也是我国航空应急救

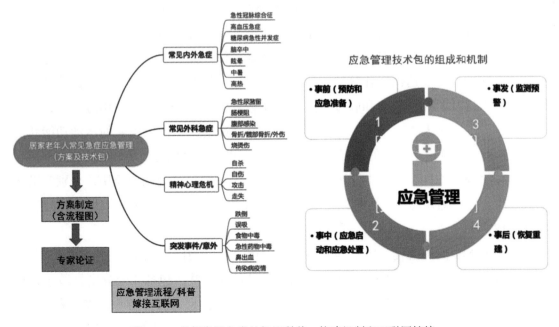

图1-17 老年常见急症的知识科普、构建机制和互联网嫁接

援体系建设的重要组成部分。因此，本项目将对航空救援机构的社区照护技术要点进行探讨并形成专家共识。

（2）基于空中救援为核心的养老社区选址标准：有限的养老和医疗资源与急剧增长的养老和医疗需求之间的矛盾逐渐上升。交通不便、医疗资源分布不均等原因，使得现有的地面急救网络不能完全满足急危重症的救治的实际救援需求。因此，建设以空中救援为核心的养老社区可促进区域内、区域间优质医疗资源的合理调配，提升急危重症老年患者的救治能力和水平，以及突发事件紧急医疗救援能力和效率。然而，目前关于以空中救援为核心的养老社区的空中救援服务配置尚不明确；因此，该项目将针对满足航空医疗急救、转运服务的需求，就如何配备医疗救援直升机停机坪及相应医疗服务设施形成专家共识。

三、课题创新成果

此课题已完成照护干预技术包4个，完成院前社区老年应急管理技术包5个（含基于空中救援为核心的养老社区选址和建设专家共识及航空救援机构社区照护应用专家共识），正式发表论文5篇，受理专利4项。

（一）基于助步车的低成本便携人体运动估计设备研制

本项目基于助步车的低成本便携人体运动估计设备，针对助步车用户的日常使用场景设计了一款基于助步车的运动监测系统（walker-based human motion estimation system，WHUME system），开发了当前最少惯性测试单元（inertial measurement unit，IMU）和相机数量的实时人体三维姿态估计方法，并结合助步车用户的日常运动数据分析人体各关节的受力情况。这里对人体三维姿态估计提出了一种结合环境参考信息和肢体关联性的分步迭代优化算法，通过降低优化子问题的参数维度，在保持精度的情况下显著提升了计算效率和收敛稳定性。在患者康复训练或日常使用过程中，通过该系统获得的实时人体三维姿态和关节受力情况，可给医生提供患者的运动功能状况评估，辅助医生制定个性化的远程康复训练策略，提高康复训练效果和安全性。

1. WHUME 硬件配置　本课题设计的 WHUME 系统可分为四个模块，分别为助步车体模块、姿态感知模块、力感知模块以及负责数据汇总、同步和计算的处理器模块，如图 1-18 所示。

2. WHUME 使用流程　WHUME 系统的使用流程分为以下三步（图 1-19）。首先，使用者需调整好伸缩杆的长度，同时完成所有设备的穿戴，包括4个分别佩戴于小臂及大腿上的 IMUs 和一副足底压力鞋垫。佩戴完成后，使用者需开启所有数据采集及处理设备，并进行系统的初始化设置。在初始化设置中，使用者需摆出图 1-19 所示的人体姿势，保持双臂及双腿竖直，并使整个人体处于同一竖直平面。保持 5 秒后初始化结束，使用者可将双手放置于助步车的扶手处。当力传感器检测到两边扶手压力超过阈值，WHUME 系统的人体姿态估计程序开始运行。在运行阶段，WHUME 系统将通过相机的二维 RGB 图像和 4 个穿戴在人体上的 IMUs 进行人体姿态的实时估计，同时记录扶手处 4 个力传感器的信号和双足压力传感器的信号，最后在线下完成对全身关节力的估计。

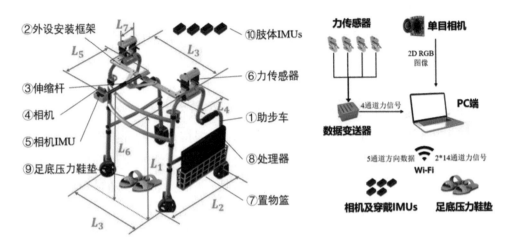

图 1-18 左图：WHUME 系统组成及车体尺寸助步车体模块包含①助步车、②外设安装框架、③伸缩杆和⑦置物篮；姿态感知模块包括④相机、⑤相机 IMU、⑩肢体 IMUs；力感知模块包括⑥力传感器、⑨足底压力鞋垫；处理器模块包括⑧处理器。右图：WHUME 系统的数据采集与通信示意

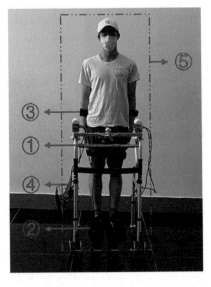
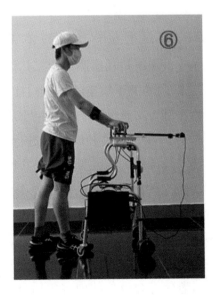

图 1-19 人体运动检测系统使用流程。①调整伸缩杆；②穿戴足底压力鞋垫；③穿戴肢体 IMUs；④开启所有设备；⑤初始化设置，人体摆出初始化姿态；⑥系统运行。

（二）基于社区照护的院前应急管理技术

本项目开发的 5 个基于社区照护的院前应急管理技术包含：老年常见内科急症居家应急处置技术包、老年常见外科急症居家应急处置技术包、老年常见突发事件/意外居家应急处置技术包、老年常见精神心理危机居家应急处置技术包、地空衔接救援应急技术包。根据《互联网＋养老照护服务应急管理标准》，各个应急管理技术包包含了各个老年常见急症的事前应急准备、事发监测预警、事中应急处置和事后恢复重建四个步骤。其中，应急管理方案的流程构建过程以英国医学研究会（Medical Research Council，MRC）提出的构建复杂干预方案的方法学内容为依据，其过程包括：①通过文献回顾对现有的证据进行总结或进行质量评价；由 2 名研究者采用澳大利亚 JBI 循证卫生保健中心 2016 版随机对照试验质量评价工具对纳入的文献独立进行质量评价和等级划分，并根据 JBI 循证卫生保健中心的证据推荐系统判定证据的推荐强度，从而为方案的构建提供高质量的证据。②确定理论基础或根据现有的证据发展理论，形成新的理论认识。③结合理论和证据，构建方案；使用德尔菲法专家函询形成方案的最终版本。④通过预实验对方案的可行性和有效性进行评估。⑤通过随机对照试验来实施方案。⑥改进方案。本项目的④～⑥有赖于应用示范的结果反馈。

应急方案流程通过科普/流程图方式嫁接到互联网，其中流程方案部分（图 1-20）对接健康监测平台，这部分以分级预警和居家应急处置为重点，达到对老年人急症早期征兆的监控目标；科普部分对应互联网远程健康教育部分（图 1-21），达到通过宣讲自救和互救方式降低急症的发生和一旦发生应采用哪些居家可获得的紧急处理来提高院前效率，以此实现对社区老人居家远程应急管理的目的。

（三）地空衔接社区应对方案

1. 航空救援机构社区照护专家共识　该共识发表于《中华急诊医学杂志》（2023 年 4 月），是国内外关于航空救援机构社区照护的首个专家共识。该共识结合我国国情和实践经验，基于文献循证，由执笔小组撰写形成初稿，然后组织航空救援、急救医学、全科医学、护理等相关领域专家进行讨论，经专家会议反复讨论、修改，最终定稿，形成《航空救援机构社区照护专家共识》，主要针对社区养老机构老年人综合评估、照护原则、航空转诊指征等方面进行总结阐述。推荐意见 1：进行老年综合评估。老年人各种生理功能衰退，衰弱、尿失禁、认知能力下降等多病共存的健康问题和慢性病患病率不断增加，对健康照护需求不断扩大。对老年人进行健康水平及需求进行综合评估，是指导社区医疗服务人员以老年人为中心，设定护理目标，制定护理计划的重要前提。老年综合评估的内容包括身体、心理健康状况及社会角色功能等方面。推荐意见 2：关注老年人日常生活照料、医疗康复、慢性病管理、精神慰藉等多方面需求，

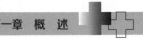

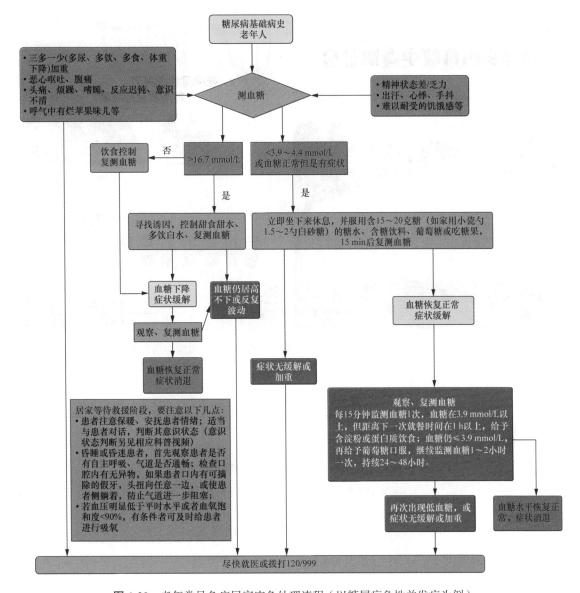

图 1-20 老年常见急症居家应急处理流程（以糖尿病急性并发症为例）

保证老年人在不同的照护场所接受连续性、专业性的医疗服务，提高老年人生活质量，减少慢性病向急危重症转化及意外伤害的发生。该共识为我国航空医学救援照护技术提供了一定的依据，对推进我国航空医疗救护体系的建设具有现实意义。推荐意见 3 航空转诊建议：老年人慢性病急性发作或意外伤害事件发生率较高，对急救医疗资源的需求也随之增加，对危重患者转运可考虑采用航空转诊。当出现以下临床表现或疾病时，可考虑航空转诊至三甲医院或专科医院（表 1-3）。

2.基于空中救援为核心的养老社区选址建议专家共识 该共识发表于《中华急诊

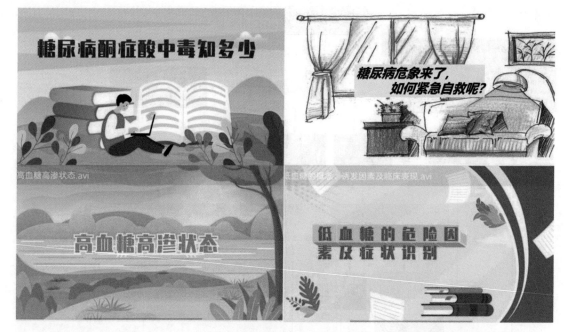

图 1-21　老年常见急症居家应急管理健康教育科普短视频示例（以糖尿病急性并发症为例）

表 1-3　航空转运医疗指征

监测指标	转诊适应证
血压	收缩压＞ 200 mmHg 或＜ 90 mmHg； 舒张压＞ 120 mmHg，伴头痛、意识障碍等明显不适
心率	心率＞ 110 次 / 分或＜ 50 次 / 分，伴明显不适者
呼吸频率	＞ 30 次 / 分或＜ 10 次 / 分伴呼吸困难，意识障碍
SpO_2	＜ 92% 伴明显喘息
体温	＞ 40℃，伴意识障碍者
血糖	＞ 30.0 mmol/L，伴酸中毒、明显意识障碍者 ＜ 2.8 mmol/L，伴大汗、昏迷，给予高糖后无明显缓解者
血钾	＞ 6.5 mmol/L，伴明显不适及心电图改变者 ＜ 2.65 mmol/L，补钾后症状无明显改善者
心电图	恶性心律失常、急性 ST 段抬高型心肌梗死者
左室射血分数	＜ 35%，伴胸闷、呼吸困难者
白细胞计数	＜ 0.5×10⁹/L，伴发热、意识障碍者
血小板计数	＜ 20×10⁹/L，伴出血倾向、高度怀疑血液病者
血红蛋白含量	＜ 70 g/L，伴活动性出血（呕血、咯血或便血等），需紧急输血者
疼痛	所有原因所致严重疼痛者（评分≥ 7 分）
尿量	24 h 无尿，伴腹痛，或意识障碍者

医学杂志》（2023 年 4 月），是国内外关于空中救援为核心的养老社区选址建议的首个专家共识。该共识从选址影响因素、选址模式、选址基本要求等方面给出建议：选址时应考虑到老年人口的密度、空间分布和养老需求等因素。美国老年人分布主要集中在中心城区和偏远的乡村聚落，形成典型的"退休"中心，如美国太阳城、Hillcreat 社区。我国老年人口密度较高地区集中在东部沿海、京津冀等地区，空间分布表现出城区中心集聚，逐渐向外围过度，呈"中心–外围"分布。老年人对自己长期居住的环境较为熟悉，尤其是可独立生活的老年人，内心是不愿意离开熟悉的居住环境的。因此，应根据城市养老现状、养老配套设施投入，结合养老人群生理、心理需求进行养老社区选址，尽量靠近医疗卫生、文化体育设施用地面。推荐意见 1：养老社区选址尽量选择或创造老人熟悉的生活居住环境作为规划设计的核心理念。推荐意见 2：在选址建设时应考虑两种模式，一是在老年人集群生活的社区进行适老化改造及更新，完善城区及老人日常生活相关的公共服务设施及养老设施的配置。另一种是选择适宜区域，新建老年社区。推荐意见 3：社区选址时建议考虑停机坪建设选址基本要求，也可将有能力开展航空医疗救援的医院周边、满足响应时间 15 ～ 30 min 的区域内纳入养老社区选址范围。

四、小结

基于助步车的运动监测系统（WHUME System），通过提出一种仅采用单个相机和 4 个 IMUs 作为输入的分步迭代（step-wise iterative）优化算法，为居家环境中助步车用户实现实时的人体三维姿态估计。这里对人体三维姿态估计提出了一种结合环境参考信息和肢体关联性的分步迭代优化算法，通过降低优化子问题的参数维度，在保持精度的情况下显著提升了计算效率和收敛稳定性。在患者康复训练或日常使用过程中，通过该系统获得的实时人体三维姿态和关节受力情况，可给医生提供患者的运动功能状况评估，辅助医生制定个性化的远程康复训练策略，提高康复训练效果和安全性。

基于居家照护的老年常见急症应急管理技术包通过科普 / 流程图方式嫁接到互联网，其中流程部分对接健康监测和预警平台，达到对老年人急症早期征兆的监控目标；科普部分对应互联网远程健康教育部分，达到通过宣讲自救和互救方式降低急症的发生和一旦发生应采用哪些居家可得的紧急处理来提高院前效率，以此实现对社区老人居家远程应急管理的目的。建设以空中救援为核心的养老社区可促进区域内、区域间优质医疗资源的合理调配，提升急危重症老年患者的救治能力和水平，以及突发事件紧急医疗救援能力和效率。以空中救援为核心建设养老社区，要求社区内可开展空中救援服务，配备医疗救援直升机停机坪及相应医疗服务设施，满足航空医疗急救、转运服务。

第五节　基于互联网技术的全周期智慧康养远程服务平台

一、课题背景

随着人口老龄化，疾病谱改变，老年健康需求和失能老人的照护需求不断增加；同时在信息时代下，智慧技术为各行各业均带来机遇与挑战。"智慧养老"应运而生，已成为目前加强养老供给侧结构性改革的有力举措，成为提高老年服务的技术化和专业化水平，积极应对人口老龄化，缓解养老服务资源紧缺、效率低下、供需不匹配等困境的重要手段。2019 年国家卫生健康委发布的《关于加强老年人居家医疗服务工作的通知》中明确提出通过医联体、"互联网＋医疗健康"、远程医疗等将医疗机构内医疗服务延伸至居家，创新居家医疗服务方式。同年，国家卫健委发布《关于开展"互联网＋护理服务"试点工作的通知》，确定 6 个试点省份，利用互联网等信息技术，创新护理模式，扩大服务供给。2021 年国家工业和信息化部、民政部、卫生健康委三方联合，共同制定《智慧健康养老产业发展行动计划（2021—2025 年）》，进一步落实和促进智慧健康养老产业发展，用科技手段积极应对人口老龄化，解决增加的健康及养老需求。2022 年国家卫生健康委发布的《关于进一步推进医养结合发展的指导意见》中强调积极发挥信息化作用，落实推进"互联网＋医疗健康""互联网＋护理服务"，创新方式，为有需求的老年人提供便利的居家医疗服务。

为满足健康养老需求，响应国家号召，智慧养老相关研究已经逐步开展并有产品进入市场。然而目前智慧养老还处于探索发展阶段，仍存在问题亟待解决，如：大部分以单一类型服务为主（如医疗类软件主要是健康咨询，护理类软件主要是入户服务），未充分融合健康评估、健康科普、健康咨询、健康监测等多模态业务，未以全周期老年人的健康需求为核心，不能充分满足老年人全方位健康需求；以被动接受服务为主，在激发老年人主动健康能动性、提升老年人主动健康能力方面存在不足，对健康照护服务的协调性和延续性重视度不够；平台在适老化设计、老年用户友好性方面也需提升。

综上，本课题将针对当前互联网＋老年照护服务适老化、个性化、主动性、连续性存在的短板，构建覆盖生命全周期的智慧康养远程服务平台，结合课题二基于知识图谱的老年健康知识库、老年健康自主管理方法，以及课题三的全景居家养老照护技术和应急管理技术包，兼容健康大数据实时监测和干预中心以及老年照护网络示范大数据互动与满意度测评系统，满足社区老年人个性化、多样化的照护需求，以期为老年人提供全周期、全方位、全景式的健康服务。

二、课题主要内容

本课题以课题一基于区块链技术的全程科技养老照护管理体系为支撑，结合老年人全方位的健康服务需求和健康–亚健康–慢病综合征–康复–急重症–临终健康全周期老年人群，实现基于互联网技术的远程协同服务，建立可搭载其他产品、技术和服务兼容技术的远程服务平台；基于区块链技术的科技照护管理体系和数据标准，建设健康大数据实时监测–干预中心和老年照护网络示范大数据互动与满意度测评系统，通过在课题五三大基地的示范应用和优化，最终形成满足社区老年人个性化、多样化照护需求的全周期智慧康养远程服务平台。具体研究框架图见 1-22 所示。

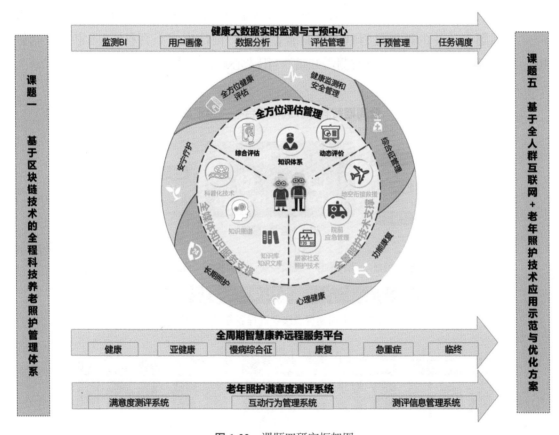

图 1-22 课题四研究框架图

具体内容如下：

（一）全周期智慧康养远程服务平台建设

1. 构建针对老年人群的健康知识体系和社区照护关键技术　构建 8 种针对老年人群的健康知识体系和社区照护关键技术。课题组在参考教材、服务规范、行业标准、专家共识等材料后，通过多轮专家论证，构建形成全方位健康评估、健康监测和安全管理、综合征管理、多重用药管理、功能康复、心理健康、长期照护、安宁疗护共7种老年健康知识体系和社区照护关键技术，以期为老年人全方位的健康服务及覆盖健康–亚健康–慢病综合征–康复–急重症–临终健康全周期的照护干预提供支撑。

2.建立全周期智慧康养远程服务平台　运用物联网、5G、大数据等信息技术，整合针对老年人群的8大健康知识体系和社区照护关键技术，以全周期智慧养老平台为依托，构建包括健康科普、健康评估、健康咨询、健康监测、服务项目在内的5种业务模态，实现技术、体系、远程服务的落地，平台架构图见图1-23，五大服务模块见图1-24。

（1）健康科普：分为热门科普、主题科普、健康讲堂3个模块。"热门科普"聚焦于实时热点，为老年人推荐适宜、热门的健康科普内容；"主题科普"选取老年人群常见问题、关注的话题进行针对性科普，包括"慢性疾病小百科""居家护理有妙招""科学养生无误区""居家监测需知道""阳光心理很重要""常见急症会处理"6大

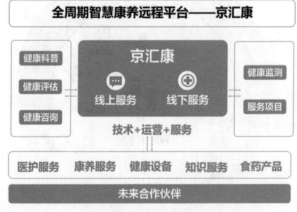

图 1-23　全周期智慧康养远程服务平台架构图

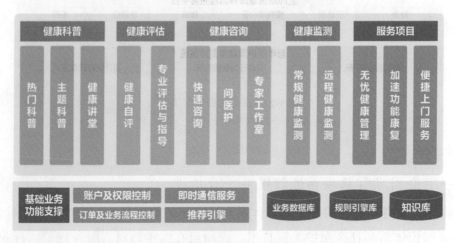

图 1-24　全周期智慧康养远程服务平台五大服务模块

主题;"健康讲堂"以直播形式向老人传播健康知识,增强科普的互动性。

（2）健康评估：分为"健康自测"和"专业评估与指导"两部分。"健康自测"中的综合自测,是用几个简短问题,对老年人的健康状况进行快速自测;另外基于老年人的常见健康问题,设定专项自测筛查问卷,以利于老人自测了解自己是否存在问题,如认知功能快速筛查自测、跌倒风险自测、抑郁状态自测、睡眠情况自测等;针对自测有问题的老人,也可以预约专业的线上、线下评估,由医护人员进行专业评估并给予针对性指导,如认知功能评估与指导、跌倒风险评估与指导等项目。

（3）健康咨询：包括"快速咨询""问医护"和"专家工作室"3个模块。"快速咨询"旨在通过老年人群及家属描述的核心健康问题,引导迅速找准专业医护。"问医护"由各领域医护专家独立负责,并开设图文语音咨询和视频咨询两种形式,以便有针对性地为老年人群答疑解惑并通过形式可选以尽量适应老年人使用习惯。"专家工作室"是由医师、康复师、护士组成的多学科团队,整合服务资源,为老年人的专项健康问题提供健康科普、健康咨询、指导管理等综合性多学科联动的优质服务,包括睡眠健康工作室、心血管健康工作室、糖尿病管理工作室、老年性痴呆管理工作室等。

（4）健康监测：为有需求的老人提供持续、居家的便捷健康监测服务,如血压、血氧、心率、血糖、睡眠、活动监测等;并将这些单一、零散的健康数据集中起来,为个体自主健康决策提供全面、有效、实时的健康数据支撑。平台集成心率、活动等穿戴式或无接触式的远程健康监测设备,可对老年人健康情况进行动态监测,并将监测数据同步融入用户画像,实现从监测、整合、分析到干预的全流程服务闭环。

（5）服务项目：参照国家卫健委印发的《关于开展"互联网＋护理服务"试点工作的通知》,结合老年人的服务需求,设立"无忧健康管理""加速功能康复"和"便捷上门服务"3个模块。"无忧健康管理"针对健康人群、亚健康人群、疾病人群,以控制健康危险因素为核心,通过病因预防、临床前期预防、并发症预防三级预防并举,为居民提供更加系统的健康管理,让健康问题无忧;"加速功能康复"以功能康复为目的,涵盖神经系统、肌骨系统、呼吸系统、肿瘤康复等各方面,旨在促进机体功能的加速康复。两者均以服务包为载体,聚焦老年人刚需,提供连续性服务。"便捷上门服务"则包括生活照护和专业护理,采用单次上门服务的形式,灵活便捷,满足老人居家护理需求服务。

3.开发针对老年人群的远程服务内容和流程　依据前期"互联网＋医疗""互联网＋护理"政策调研、互联网医疗／护理移动应用APP调研、远程医疗护理服务人员质性访谈结果,课题以满足老年人群生理心理全方面需求,覆盖健康管理、健康生活、疾病预防和康复护理等全周期护理服务为目标,以需求量大、安全有效、医疗风险低、易操作实施、消毒隔离达标、不易发生不良反应为原则,结合线上诊疗场景特点,开发了适合老年人群、安全可及的 5 大远程服务内容：健康科普、健康评估、健康咨询、健康监测、服务项目。为确保远程服务的规范提供，保障专业服务质量，提升老年人群满意度，课题参考国家相关政策、行业规范和标准，制定了相应的远程服务流程和管理规范，包括远程服务流程、服务规范、防控与风险应对、职业安全管理、质量控制和监督管理、投诉与畅通管理。

（二）健康大数据实时监测与干预中心建设

基于区块链技术的科技照护管理体系和数据标准，建设健康大数据实时监测和干预中心。通过监测系统、用户画像、数据分析、指标定义等模块，实现老年人群照护和服务的实时监测和反馈，对进入的数据和用户画像进行实时监测、实时分析，依据分析结果进行风险预警预测；再通过干预管理、评估结果管理、任务调度等模块搭建干预中心，根据数据监测结果进行任务自动化调度，实现主动干预。健康大数据实时监测和干预中心可以保障实时监测、风险预警预测、主动干预、动态反馈的全程化、智能化、精准化和连续性。

（三）老年照护网络示范大数据互动与满意度测评系统建设

以前期技术服务为支撑，建设老年照护网络示范大数据互动与满意度测评系统，该系统包括互动行为管理系统、满意度测评系统、测评信息管理系统。满意度测评系统将覆盖老年照护网络中的老年人群、医护人员、运营人员及管理人员，通过对全人员满意度的测评，获得对互联网老年照护技术应用的人群满意度的科学认识。老年照护网络大数据互动与满意度测评系统的数据将反馈回健康大数据实时监测与干预中心，以便做出调整、反馈和应对。

三、课题创新成果

（一）基于远程服务平台，汇聚医–康–护优质资源，为老年人提供多学科联动的专业健康服务

全周期智慧康养远程服务平台建设依托科技部国家重点研发计划，建设和服务依托单位包括北京大学护理学院、山东大学护理与康复学院、北京大学第一医院、北京大学第三医院等，汇聚了优质的医、护、康多学科团队，打造"医疗＋康复＋护理"一体化、一站式的远程服务模式，实现预防、治疗、护理、康复的有机衔接；利用科技和平台力量，拓宽专家服务半径，线上线下相结合让老人足不出户就可以享受到专业、安全、高效的健康服务。平台不仅通过设立专家工作室，突出专业特色的多学科服务，在健康咨询、健康科普、健康评估、服务项目等模块，也采用多学科协作方式，

优选优质科普内容、刚需性服务项目、可靠的前沿监测技术，为老年人提供专业的、团队式的多学科联动健康服务。

（二）围绕全方位全周期打造服务闭环，切实满足老人多样化多层次的服务需求

平台遵循全周期照护理念，充分考虑老年人群健康特点，聚焦老年人生理-心理-社会全方位、健康-亚健康-慢病综合征-康复-急重症-临终健康全周期的服务需求，从老年人的社区、居家照护出发，梳理形成全方位健康评估、健康监测和安全管理、综合征管理、多重用药管理、功能康复、心理健康、长期照护、安宁疗护共 8 种针对老年人群的健康知识体系和社区照护关键技术，为智慧康养远程服务平台的搭建提供了全面系统的知识支撑，设计了健康科普、健康咨询、健康评估（包括自测和专业评估）、健康监测、服务项目（包括健康管理服务包、功能康复服务包、便捷上门服务等）5 大模块，以提供全方位全周期服务（图 1-25），满足老年人多样化、多层次的健康需求。

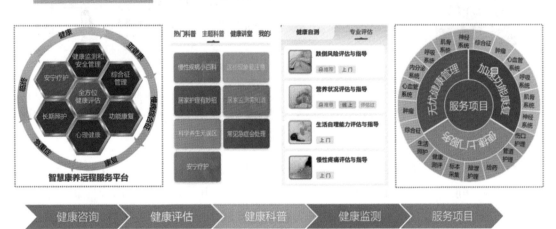

图 1-25　覆盖全周期、涵盖全流程的服务体系

（三）依托智能技术赋能老年康养服务，实现老年健康服务的主动化、智慧化、精准化

平台依托 5G 网络、智慧化、数字化手段构建精准的老人"画像"，辅助医护人员快速、准确地了解老年人情况，从而为老人制定针对性的管理方案。通过收集基本情况、收入情况、健康自测与评估等多维度抽象数据，挖掘出高度凝练的特征标识，构建个性化标签化的用户模型和全面精准的个人画像；通过画像和用户模型，不仅可以综合掌握老人的基本情况和健康状况，还可以主动发现老人在健康管理、精神文化生活等方面的隐性需求，主动推送相应服务；依托课题一基于区块链技术的科技照护管理体系和数据标准，建设了健康大数据实时监测和干预中心，对用户基础信息、行为信息、第三方接入信息等海量数据进行收集，结合智能设备、AI能力、大数据评估分析模型等手段，实现对老年人群的画像分析、风险预警、问题处置、反馈总结、数据展现的全过程远程服务闭环，实现对老年人群健康问题的实时监测、实时分析、风险预测和危急预警，落地老年人健康的主动化、智慧化、精准化管理（图1-26）。

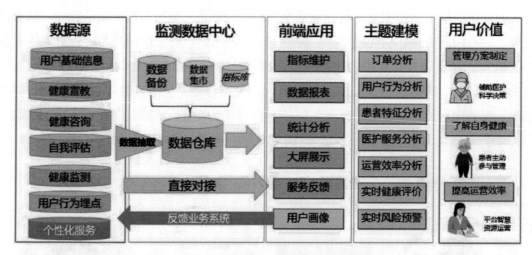

图1-26　智慧康养平台大数据监测系统架构

（四）坚持以"老"为本进行适老化设计，构建老年人"易用、好用、爱用"的远程照护平台

平台紧贴老年人健康需求，根据老年人身心特点，进行适老化的互联网＋老年照护服务内容和服务平台设计，构建老年人"易用、好用、爱用"的远程照护平台，助力"银发族"跨越数字鸿沟，改善老年人在使用互联网＋服务时的体验（图1-27）。在页面设计上，考虑到老人视力下降、理解力退化等生理现象，从视觉元素、语音功能、图文结合、视频呈现等方面改造，例如加大字号、字体加粗、拉宽间距、调高对比度、采用丰富且鲜明的色块、图文播报、视频呈现，配备字母、图标提示、手势简单、粗体/斜体突出显示等。同时为更贴合老年人生活习惯特设健康讲堂，以直播视频的形式更直观地向老人传播专业健康知识，具有强互动性。在人机交互上，遵循易操作、易理解原则，功能划分上简单明了，减少维度和信息层级，简化服务流程，减少不必要的难懂流程。例如，精简图标数量、减少功能模块层级、多途径可达成同一目标行为、订阅及时推送、预约提醒、直播回放、减少弹窗等。在任务板块以日期为索引，按照时间点顺序罗列，减少老年人组织安排日程的困难，同时将"今日任务"突出显示于"今日"页面下方，减少老年人遗忘已预约健康服务的可能。平台在内容呈现、使用操

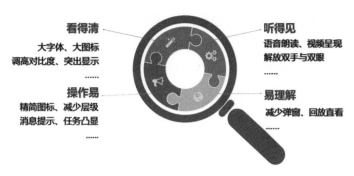

图 1-27 平台适老化理念及设计

作等各个角度遵循了"适老"的基本原则，以改善老年人使用互联网＋老年照护服务的体验，让平台真正实现对老年人健康的全方位管理、全周期助力。

四、小结

随着全球老龄化进程的不断加快，老年日常照料、健康服务生命保障等养老需求不断扩大，"智慧养老"应运而生。因此，本课题针对目前养老平台适老化、个性化、主动性、连续性等方面存在的短板，构建覆盖生命全周期的智慧康养远程服务平台。参照现有指南、书籍、研究，构建健康知识体系和社区照护关键技术，包括老年全方位健康评估、老年长期照护、老年综合征等内容，并通过全周期智慧康养远程平台的健康科普、健康评估、健康咨询和服务项目等模块进行实际服务的转化，同时开发针对老年人群的远程服务内容和流程。同步建设健康大数据实时监测与干预中心，包括用户画像、数据分析、指标定义等监测模块和干预管理、评估结果管理、任务调度等干预模块；建设老年照护网络示范大数据互动与满意度测评系统，包括互动行为管理系统、满意度测评系统、测评信息管理系统，覆盖老年照护网络中的老年人群、医护人员、运营人员及管理人员。同时，数据反馈回健康大数据实时监测与干预中心，以便做出调整和应对，最终形成满足老年人个性化、多样化照护需求的全周期智慧康养远程服务平台。

第六节　全人群"互联网＋老年照护"
技术应用示范基地建设

一、课题背景

随着"十四五"国家老龄事业发展和养老服务体系规划的不断推进，以居家养老为基础（90％以上），以社区养老服务为依托（97％以上），以机构养老为补充（3％入住专业机构），满足不同特点老年人健康照护需求，成为持续提升老年人健康水平的重点。本课题以"主动健康"为导向，联动政产学研用，针对社区、慢病和乡村老年人群建设三个"互联网＋老年照护"（iCARE）应用示范基地，不同基地建设模式综合协同发展，实现全人群、全周期、全方位的老年照护服务闭环。

本研究的理论基础是"数字化赋能"。赋能（empowerment）又称为授权，起源于20世纪60—70年代，已广泛应用于心理学、社会工作等各领域。在本研究中，赋能通过以下几种方式发挥作用：第一是赋能知识，指的是赋能对象通过各种途径掌握照护必需的知识储备，并熟练应用照护技能，通过赋能提高解决照护问题的能力和信心；第二是赋能对象积极参与，这是赋能理论的核心内容，患者积极主动地参与到学习中来，才有可能在干预过程中获得赋能，从整体上提高自身的照护能力，增强照护信念，完成整体的照护过程，实现主动健康；第三是赋能教育，通过专业医疗人员与赋能对象的有效沟通传递照护知识，使赋能对象也具有健康教育的能力；第四是医疗卫生专业人员根据患者的需求、状况和期望制定出个体化照护措施，同时采取宣传、培训和赋能训练等方法，提高照护者及基层医护人员的照护能力、效率及质量。

二、研究内容

（一）数字化赋能 iCARE 方案

作为全人群"互联网＋老年照护"技术应用示范与优化方案研究中的落地实施环节，iCARE 评估不同示范基地人群特点、平台特色，通过数字化赋能，共享养老服务资源，共同打造全身、全心、全生命周期"三全"为核心理念的示范基地。其中，C 代表 community，社区作为我国老年人群健康管理的重要落脚点，是链结养老服务资源嫁接的纽带和中枢，院校联合物业企业建立专业化养老服务队伍，为老年人群提供"医院－社区－居家"联动的"医康养护"四位一体综合性养老服务体系，打通居家养老服务的"最后一公里"。

A 代表 alliance，共建共享医联体。建设紧密型医联体是推进优质医疗资源扩容和均衡布局的有力手段，更是落实分级诊疗制度、深度整合医疗资源、实现责任共同体的具体表现形式，为老年慢病患者提供全景居家养老照护与应急管理，促进医疗卫生资源互联互通，可以有效解决远郊区县老年慢性病人群面临的个人健康素养意识淡薄、农村社区管理关怀缺位、乡村医疗资源供需不平衡等一系列严峻问题。

R 代表 region，突破区域边界。党的二十大报告提出"提高基层防病治病和健康管理能力"。县域共同体是医疗卫生资源在县域内纵向整合与流动，形成一种基层首诊、双向转诊、急慢分治、上下联动、分工协作的县域分级诊疗模式，是推进基层医疗公共卫生服务均等化、实现共同富裕的重要举措。近年来，我国通过在县域组建医疗共同体，打破老年人群"看病难、看病贵、看病繁"的僵局，补齐农村地区医疗卫生短板，实现老年照护服务资源扩容下沉。

E 代表 electronic，智慧养老贯穿始终。"互联网＋老年照护"（internet care，iCARE）在智慧社区康养、云平台医联体、新媒体医共体等数字化医疗保健服务中发挥重要作用，通过数字化赋能促进优质医疗资源向基层和边远贫困地区流动，推动养老卫生服务的公平性、可及性和服务质量。

（二）"社区－养老－医疗照护"示范基地研究

该示范基地聚焦"社区-养老-医疗照护"三位一体，在现有养老服务基础上针对创建新型社区养老模式的关键问题，通过"社区一站式服务"实现以"居家为基础、社区为依托、机构为支撑"的养老模式。首先，基于老年健康知识管理科普平台，实现老年人健康自主管理；其次，开展社区物业人员和社区老年人居家养老健康照护培训，实现社区老年人的全方位健康评估、全周期照护干预，建立面向社区的老年健康照护可推广模式。

（三）"紧密型医联体"示范基地研究

该示范基地聚焦"紧密型医联体"，如何让有需求的群众在家门口看上病、看好病，针对突破老年照护服务区域边界的关键问题，面对多种老年疾病进行示范基地建设，包括一家三甲医院、对口帮扶医院等单位组建的对口支援医联体，内设不同层次的康复、养老单元。首先，利用区块链技术建立医联体老年健康大数据库，为老年人的健康管理、疾病预防、医疗决策等提供科学依据；其次，以上带下形成自上而下的健康知识普及，依托云平台，形成"1233 互联网＋精准延续护理"模式，建立面向不同层次卫生医疗机构的互联互通可推广模式。

（四）"县域医共体"示范基地研究

该示范基地聚焦于"县域医共体"，基于区块链技术对非结构化数据采集处理，重建居民健康档案信息系统，融合分级诊疗、双向转诊、影像会诊等功能；在签约医生和服务团队在各地区县级医院医师指导下，实施普通慢病患者和高危人群分类管理，建立面向县域内及偏远地区的可推广模式。

三、课题创新成果

（一）iCARE 赋能实现居家养老主动健康

搭载 iCARE 健康照护资源与平台，社区康养示范基地、紧密型医联体示范基地、县域医共体三大示范基地分别赋能居家老年人、健康照护者、物业从业者、基层医护人员，从日常健康管理到康复护理，覆盖健康管理、疾病预防、急救技术、康复护理4大方面，建立医护康养一体化的健康照护服务体系。

首先，通过线上直播和平台学习的形式，开展视频号公益直播活动，邀请国内著名专家进行线上科普以提升老年人群的自我照护水平；通过"清檬养老"和腾云家医"北京世纪城健康社区"，服务对象达746 522人（图1-28）；通过绚星平台建立"居家养老健康照护"物业企业人员在线学习项目，纳入学员711名，覆盖11个省及直辖市的61个社区（图1-29）。

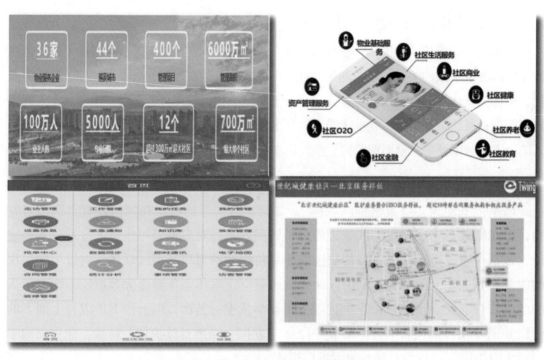

图1-28　社区康养示范基地家医服务体系

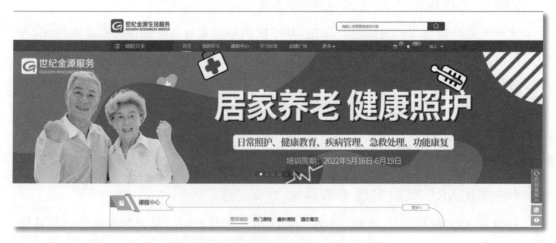

图1-29　"居家养老健康照护"在线学习平台

其次，紧盯"医疗、康复、养老"融合发展趋势，与周边二级医院、社区卫生机构及乡镇卫生院建立紧密型医联体，个性化服务乡村老年人多样化和多层次的需求，探索凝练出"1233 互联网＋精准延续护理"模式（图 1-30），包括 1 个主体依托：紧密型医联体；2 个平台：互联网医院、移动护理 APP；3 个层次：医院出院延续性护理需求患者、医联体内出院延续性护理需求患者、村卫生室延续性护理需求患者；3 个精准服务：精准信息对接、精准护理评估、精准个性化服务。同时，打造了独具特色的"1＋4＋H"综合医养、多层联动医养结合模式，充分考虑不同人群的医疗和养老需求，使医疗卫生与养老服务融合程度更深、结合更加紧密、服务更加有效。

此外，将农村贫困人口中慢病患者纳入家庭医生签约服务管理，实施普通慢病患者和高危人群分类管理。基于现有的居家养老健康照护培训资源，将规范化、专业化的照护知识延续到家庭，通过"京汇康"平台将健康管理、急救技术、康复护理技术、疾病预防知识等专业照护知识带到基层医疗照护人员、居家老人和照护者身边，多平台、全方位、立体化地赋能老年人、身边照护者（图 1-31）。

（二）iCARE 赋能基层照护者技术下沉

照护技术下沉应将重点放在提升紧密型医联体护理人员延续性护理能力上。针对紧密医联体内老年人所患慢性病种类较多的情况，照护研究团队对多方位评估数据和养老服务需求信息进行分析，构建云平台"康养 e 学堂"资源共享内容，打破医疗资源壁垒，赋能基层地区老年人群，累计观看人次已达 3 万余人（图 1-32）。

为了提升乡村基层医疗人员的专业素质水平，着力进行技术下沉实践，通过科技赋能，承办医养结合技能竞赛、主办人才培养高级研修班等方式对乡村基层医疗人员

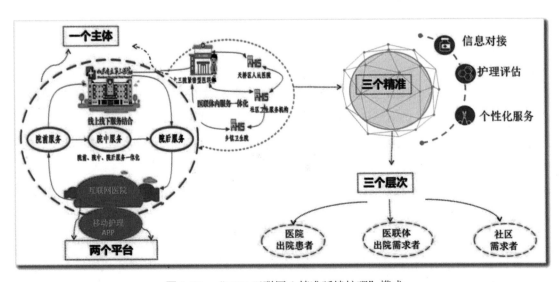

图 1-30 "1233 互联网＋精准延续护理"模式

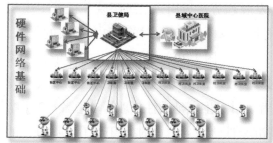
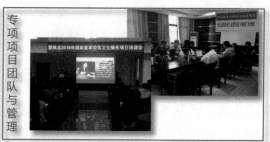
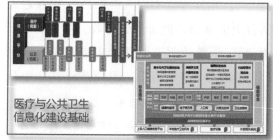
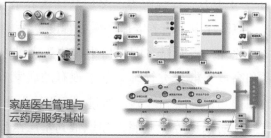

图 1-31　居家养老健康照护资源的延续

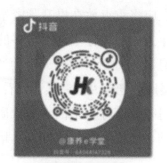

请用微信扫码关注　　　　　　请用抖音扫码关注

图 1-32　短视频科普平台——康养 e 学堂

及照护人员开展照护培训，提升基层健康照护服务人员的专业知识水平和实践操作能力（图 1-33）。山东省立第三医院护理员董员员在济南市第四届"最美养老人"系列评选活动中，被评为"最美养老护理员"；李晓在天桥区第二届养老护理员职业技能竞赛中斩获一等奖，在济南市"福彩杯"养老护理职业技能竞赛中荣获二等奖（图 1-34）。她们用自己的专业知识和经验，为老年人提供高质量的护理服务，为老年人带去更多关爱和帮助，也为养老护理事业做出更大的贡献，得到服务群众的一致好评。

2021 年 1 月 30 日，中央广播电视总台中国之声报道新春走基层"网约护士"张菁的新春计划，她利用休班时间接单做"网约护士"，把专业的护理服务从医院病房延伸到患者家中，为有需要的基层患者提供上门护理服务；2022 年 2 月，新华社客户端以

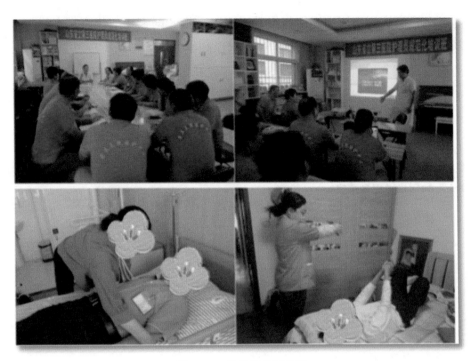

图 1-33　养老护理员培训

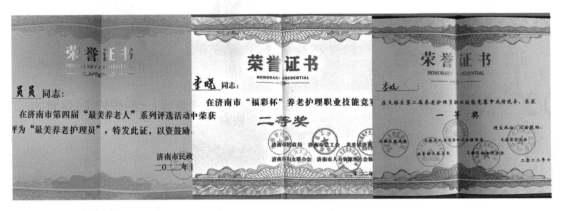

图 1-34　养老服务人员证书

"山东'滴滴'一下，护理到家"为题，介绍了山东省立第三医院的护士上门为辖区内患者提供胃管护理服务，所提到的"九州优护"平台具备视频问诊、定位追踪、智能导航、疫情防控等全流程可追溯功能，已惠及万余名居家患者，解决了居家患者同质化延续性护理需求，让优质的医疗资源下沉惠民（图 1-35、图 1-36）。

（三）iCARE 赋能示范基地建设

1. 第一批国家标准化心肺康复专科护士 / 康复师培训基地　作为慢病刚需人群示范基地，山东省立第三医院着力打造心肺康复专科护士和康复师系列培训，2022 年成为"全国心血管疾病管理能力评估与提升工程"首批"国家标准化康复专科护士/康复师培训基地"，这也是国家卫生健康委能力建设和继续教育中心 CDQI 国家标准化心脏康复专委会、国家心血管疾病临床医学研究中心、中华医学会心血管病学分会、中国心脏联盟心血管病预防与康复专委会联合下发公布的第一批通过认证的 37 家基地之一（图 1-37）。

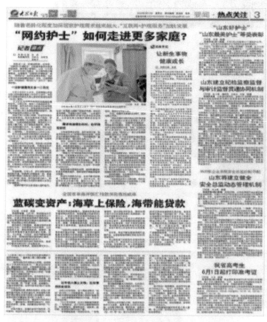

【医视角】山东101岁老人出门就医难 家人手机请来网约护士

健康山东 2019-12-24 18:35 发表于山东

点击上方"健康山东"可以订阅哦！

近日，济南一名101岁老人因身体原因去医院就诊不方便，家人通过手机App预约请来医院的护士上门服务。原本去医院一趟来回要折腾大半天，手机下单后护士上门半小时就做完了检查，老人一家连连称赞。

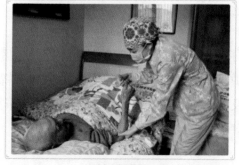

百岁老人出门就医难
家人手机app下单请来医院护士

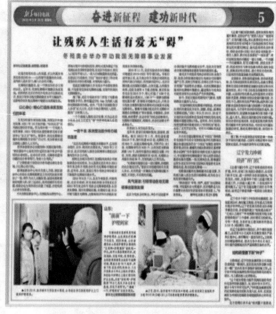

「新春走基层」"网约护士"张菁的新春计划

央广网 01-30 08:51 央广网官方帐号 已关注

央广网北京1月30日消息 据中央广播电视总台中国之声《新闻和报纸摘要》报道，家住山东省枣庄市的张菁是济南市的一名护士，今年春节，她计划留在济南，为有需要的患者提供上门服务。**2021-01-30 新闻和报纸摘要全文>>>**

腊月十六的济南康城花园小区。窗外，寒风凛冽；室内，红色的窗花映着张菁专注工作的神情。

经过近一个小时的贴心护理，看着患者王阿姨缓缓睡去，张菁疲惫的脸上露出了微笑。

图 1-35 创新互联网＋延续性护理服务模式相关媒体报道

山东:"滴滴"一下，护理到家

2022-02-23 19:13:43 　　　　　　浏览量: 152.6万
来源: 新华社

新华视界　　　　　　　　　　　　查看详情 >

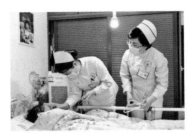

↑2月23日，在济南市天桥区泺口街道，山
东省立第三医院的护士连平（中）和王超
（右）上门为患者提供胃管护理服务。

图 1-35　续图

用户端

图 1-36　云平台精准服务——"九州优护"平台

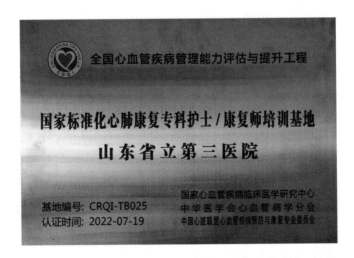

图 1-37　首批国家标准化康复专科护士/康复师培训基地挂牌

2. 互联网＋护理服务模式 《以护理专科小组为主导的互联网＋护理服务模式构建与临床实践》获中国医院管理奖组委会颁发的全国优秀奖;《人口老龄化下"1233 精准居家护理模式"的构建》获得山东省第二届数字健康医疗创新大赛暨第五届智慧医疗创新大赛山东赛区一等奖（图 1-38）。

3. 互联网＋科普服务厚积薄发 项目着力培养后备人才力量，打造"雏燕起航，羽翼渐丰"大学生健康科普 WINGs 志愿服务团队，依托科技部主动健康重点研发专项，在老年照护研究团队专家的指导下，成立"康养 e 学堂"健康视频组，录制 4 个系列、56 个居家照护科普视频，在抖音、视频号和京汇康三大平台上投放，通过科普-反馈-优化-再科普的正反馈，形成一条可推广、可持续的互联网＋健康科普链，获北京大学青年优秀志愿者团队（图 1-39）。

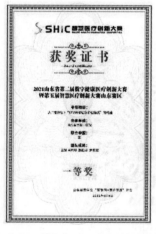

图 1-38 《人口老龄化下"1233 精准居家护理模式"的构建》获山东省第二届数字健康医疗创新大赛暨第五届智慧医疗创新大赛山东赛区一等奖

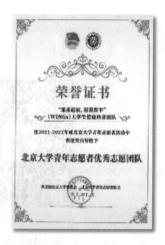

图 1-39 WINGs 获北京大学青年优秀志愿者团队

四、小结

本课题以"互联网＋老年照护"（iCARE）为中心，根据城市社区养老人群、慢病刚需人群、县乡村人群的不同特色，建立社区康养示范基地、紧密医联体示范基地、县域医共体示范基地，通过数字化赋能知识、教育，提升参与度、精准度，推动优质医疗资源向社区、县、乡村下沉延伸，加快提高老年人群健康照护供给质量和服务水平，实现全人群、全周期、全方位老年照护服务闭环，在实现居家康养自主管理、赋能基层照护人员、示范基地建设及可持续发展等方面取得初步成效，需进一步夯实可持续发展链条，助力"十四五"养老规划。

第二章 互联网+老年照护评估

第一节 综合评估

老年综合评估是系统性的评估方法，旨在评估老年人的身体、心理、社会和环境等方面的状况，以便为老年人提供更好的医疗和社会服务。老年人的综合评估包括躯体、心理、社会和老年人综合能力评估。通过老年综合评估，可以及早发现老年人健康问题，以提高老年人的生活质量和幸福感。

一、躯体功能评估

躯体功能是老年人健康状况评估的关键因素之一，它涵盖了老年人的生命体征、身体活动能力、运动功能与感知觉功能等方面。保持良好的躯体功能，有助于老年人维持独立生活、预防疾病和提高生活质量。评估老年人的躯体功能对于预防、发现和管理躯体功能障碍至关重要，有助于为老年人提供个性化护理、康复和健康管理，促进老年人的健康、安全和生活质量。

（一）身体指标测量

1. 基本概念　身体指标是衡量老年人身心状况的基本指标，包括生命体征（体温、脉搏、呼吸和血压）和身高、体重、腹围。身体指标对老年人健康评估至关重要，能反映其日常生活状态，并在疾病发生时成为最早反映身体状况的指标。在制定护理计划和健康管理策略时，应充分考虑老年人的身体指标，提供针对性的护理和干预措施，促进老年人的健康和福祉，为满足老年人的护理服务需求提供依据。

2. 常用评估工具和结果判定　评估身体指标通常使用多种工具和判定方法。身体指标的常用评估工具和判定方法应遵循科学和专业的标准，确保准确性和可靠性。在进行评估时，应注意尊重个体的隐私和尽可能提供舒适的环境。此外，身体指标的评估只是评估个体的一部分，还需要综合考虑其他因素和具体情况，以获得更全面和准确的评估结果。

（1）身体指标的评估工具和标准：身高（cm）、腹围（cm）、体重（kg）采用各种类型尺子和体重测量设备进行评估，其他身体指标的评估见表 2-1。

表 2-1　身体指标评估内容

指标	工具	判断标准	
		正常	异常
体温（T）	①电子体温计 ②红外线体温监测仪 ③智能手表 ④水银体温计	36.0～37.0℃	①体温过高：＞37℃ 　低热：37.1～38.0℃ 　中等热：38.1～39.0℃ 　高热：39.1～40.0℃ 　超高热：＞41℃ ②体温过低：＜35℃ 　轻度：32.1～35.0℃ 　中度：30.0～32.0℃ 　重度：＜30℃
脉搏（P）	①手动计数 ②脉搏血氧仪 ③心电监护仪 ④智能可穿戴设备	60～100次/分	①心动过速：老年人在安静状态下脉率超过100次/分 ②心动过缓：老年人在安静状态下脉率少于60次/分 ③异常节律：心律失常，需专业医生进一步诊断
呼吸（R）	①观察胸廓起伏计数 ②呼吸频率计 ③呼吸监测带 ④智能可穿戴设备	16～20次/分	①呼吸过速：指呼吸频率超过24次/分，但节律规整 ②呼吸过缓：指呼吸频率低于12次/分，但节律规整 ③深度异常（深度呼吸、浅快呼吸）：需专业医生进一步诊断 ④节律异常（潮式呼吸、间断呼吸）：需专业医生进一步诊断 ⑤声音异常（蝉鸣样呼吸、鼾声呼吸）：需专业医生进一步诊断
血压（BP）	①电子血压计：上臂式、手腕式、指套式 ②水银血压计	收缩压 90～139 mmHg 舒张压 60～89 mmHg	①高血压：≥140/90 mmHg，如果出现高血压，需进一步诊断 　1级高血压：收缩压140～159 mmHg和（或）舒张压90～99 mmHg 　2级高血压：收缩压160～179 mmHg和（或）舒张压100～109 mmHg 　3级高血压：收缩压≥180 mmHg和（或）舒张压≥110 mmHg ②低血压：＜90/60 mmHg
BMI（kg/m²）	计算公式为：体重（kg）÷身高²（m²）	年龄＜65岁： 18.5～23.9 kg/m² 年龄65～80岁： 23.0～28 kg/m² 年龄＞80岁： 22.0～26.9 kg/m²	①体重过轻：BMI＜18.5 kg/m² ②超重：BMI 24.0～27.9 kg/m² ③肥胖：BMI≥28.0 kg/m²

（2）常用换算表（表2-2）

表 2-2　常用换算表 *

温度		重量	
摄氏度（℃）	华氏度（℉）	千克（kg）	磅（lb）
36	96.8	40	88.18
37	98.6	45	99.21
38	100.4	50	110.23
39	102.2	55	121.25
40	104	60	132.26
41	105.8	65	143.30
42	107.6	70	154.32
43	109.4	75	165.35
		80	176.37
		85	187.39
		90	198.42
		95	209.44
		100	220.46

* 1 磅＝ 0.4535924 千克；1 千克＝ 2.2 磅；1F ＝ 9/5℃＋ 32，或 1℃ ＝ 5/9（F－32）

（二）活动能力与运动能力评估

1. 活动能力

（1）活动能力的概念：活动能力是指老年人在生活中，为了照顾自己的衣、食、住、行，保持个人卫生整洁和进行独立的社区活动所必需的基本活动，是老年人为了维持生存及适应生存环境而每天必须反复进行的、最基本的、最具有共性的活动。活动能力是衡量老年人躯体功能的重要指标，也是判定老年人失能状况的关键指标。

（2）活动能力的评估工具和判定：目前针对老年人的日常生活活动能力评估的工具有很多，常用评估工具包括 Barthel 指数评定量表与日常生活活动能力量表。

1）Barthel 指数评定量表：Barthel 指数评定量表包括 10 个评估条目，即进食、洗澡、修饰、穿衣、大便控制、小便控制、如厕、床椅转移、平地行走、上下楼梯。该量表评估老年人的基本日常生活活动能力，更适用于医院或长期照护机构的老年人（表 2-3）。

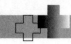

表 2-3　Barthel 指数评定量表

评估条目	评分标准	得分
1. 进食：指用合适的餐具将食物由容器送到口中、咀嚼、吞咽等过程	10分，可独立进食（在合理的时间内独立进食准备好的食物） 5分，需部分帮助（进食过程中需要一定帮助，如协助把持餐具） 0分，需极大帮助或完全依赖他人，或有留置营养管	□分
2. 洗澡	5分，准备好洗澡水后，可自己独立完成洗澡过程 0分，在洗澡过程中需他人帮助	□分
3. 修饰：指洗脸、刷牙、梳头等活动	5分，可独立完成 0分，需他人帮助	□分
4. 穿衣：包括穿/脱衣服、系扣子、拉拉链、穿/脱鞋袜、系鞋带等	10分，可独立完成 5分，需部分帮助能自己穿脱，但需他人帮助整理衣物、系扣子、拉拉链、系鞋带等 0分，需极大帮助或完全依赖他人	□分
5. 大便控制	10分，可控制大便 5分，偶尔失控（每周＜1次），或需要他人提示 0分，完全失控	□分
6. 小便控制	10分，可控制小便 5分，偶尔失控（每天＜1次，但每周＞1次），或需要他人提示 0分，完全失控，或留置导尿管	□分
7. 如厕：包括去厕所、解开衣裤、擦净、整理衣裤、冲水等过程	10分，可独立完成 5分，需部分帮助（需他人搀扶去厕所、需他人帮忙冲水或整理衣裤等） 0分，需极大帮助或完全依赖他人	□分
8. 床椅转移	15分，可独立完成 10分，需部分帮助（需他人搀扶或使用拐杖） 5分，需极大帮助（较大程度上依赖他人搀扶和帮助） 0分，完全依赖他人	□分
9. 平地行走	15分，可独立在平地上行走 45 m 10分，需部分帮助（因肢体残疾、平衡能力差、过度衰弱、视力等问题，在一定程度上需他人搀扶或使用拐杖、助行器等辅助用具） 5分，需极大帮助（因肢体残疾、平衡能力差、过度衰弱、视力等问题，在较大程度上依赖他人搀扶，或坐在轮椅上自行移动） 0分，完全依赖他人	□分
10. 上下楼梯	10分，可独立上下楼梯（连续上下 10～15 个台阶） 5分，需部分帮助（需他人搀扶，或扶着楼梯把手、使用拐杖等） 0分，需极大帮助或完全依赖他人	□分
合计	□分	

（续表）

结果判定	判定标准		分级：□ 无障碍 / 生活自理 □ 轻度功能障碍 □ 中度功能障碍 □ 重度功能障碍
	无障碍 / 生活自理	总分为 100 分，日常生活活动能力良好，不需要他人帮助	
	轻度功能障碍	总分为 61 ～ 99 分，能独立完成部分日常活动，但需一定帮助	
	中度功能障碍	总分为 41 ～ 60 分，需要极大帮助才能完成日常生活活动	
	重度功能障碍	总分≤ 40 分，大部分日常生活活动不能完成或完全需人照料。	

2）日常生活活动能力评估量表：日常生活能力评定量表共 14 个条目。内容包括两部分：一是躯体生活自理能力，包括吃饭、穿衣、上厕所、梳洗、行走和洗澡 6 个条目，测评老年人照顾自己生活的能力；二是工具性日常生活能力，包括打电话、购物、做家务、做饭、洗衣、使用公共车辆、服药、处理自己的钱财 8 个条目，测评老年人使用日常生活工具的能力（表 2-4）。

表 2-4　日常生活活动能力量表

指导语：在每个条目上圈出最符合您实际情况的数字

内容	得分			
	可自己完成	自己完成有些困难	在帮助下能完成	完全能力丧失
1. 使用公共车辆	1	2	3	4
2. 行走	1	2	3	4
3. 做饭	1	2	3	4
4. 做家务	1	2	3	4
5. 服药	1	2	3	4
6. 吃饭	1	2	3	4
7. 穿衣	1	2	3	4
8. 梳洗	1	2	3	4
9. 洗衣	1	2	3	4
10. 洗澡	1	2	3	4
11. 购物	1	2	3	4
12. 上厕所	1	2	3	4
13. 打电话	1	2	3	4
14. 处理自己的钱财	1	2	3	4
合计	□分			

（续表）

结果判定	判定标准		日常生活能力
	完全正常	低于 16 分	□完全正常 □功能下降 □明显功能障碍
	功能下降	16 ～ 22 分	
	明显功能障碍	有 2 项或 2 项以上≥3 分；或总分≥22 分	

2. 运动能力

（1）运动能力的概念：运动能力是指老年人在进行身体运动时所表现出来的能力和水平。运动功能具体评估内容包括：关节活动功能、肌肉功能、步态分析、痉挛与弛缓、协调与平衡等的评定。老年人的运动功能既受疾病本身的影响，也受年龄的影响，从而使老年人因疾病所致的运动功能障碍更加复杂。对运动功能进行判定时，应该综合器官功能的情况衡量。

（2）常用评估工具和结果判定：在人体的各种运动中，最基本、重复最多的是下肢的行走活动。下肢的三大关节（髋关节、膝关节、踝关节）自如活动和负重，对正常的行走具有重要意义。

常用的简便、易行的运动能力评估量表为功能性步行量表。功能性步行量表是用于评估个体行走能力的工具，包括一系列任务，如行走的距离、平衡能力和需要帮助的程度等，通过观察进行评分来评估老年人的步行能力。这个量表可以帮助医生或治疗师判断个体康复的进展情况，并制定相应的治疗方案（表 2-5）。

表 2-5　功能性步行量表

分级	判定标准
0 级	不能行走或在两人帮助下行走
1 级	需在一人连续扶持下减重并维持平衡
2 级	在一人持续或间断扶持下行走
3 级	不需要他人直接的身体扶持，而在监督下行走
4 级	能在平坦的地面上独立行走，但在上下楼、上下坡或不平路时需要帮助
5 级	能独立行走
结果判定	□级

（三）感知觉能力评估

感知觉能力是指老年人感知和解释外部刺激的能力，以及对内部身体状态的认知和体验的能力。它涵盖了多个方面的能力和技能，包括感官感知、信息处理和认知加工等。基于2013年10月我国民政部实施的行业标准《老年人能力评估》（MZ/T039-2013）和2021年7月国家医保办公室、民政部办公厅发布的《长期护理失能等级评估标准（试行）》，该部分的评估内容主要包括视力、听力、沟通能力等。良好的感知觉能力可以帮助老年人更好地感知和理解周围环境，识别潜在的危险和障碍物，减少跌倒风险。同时，感知觉能力可以增强老年人的独立性，使老年人更自如地进行日常活动。

1. 视功能

（1）视功能的概念：视功能评估主要包括对视力、视野、色觉、暗适应、立体视觉、运动感觉、对比敏感度等方面的评估。视功能评估对于老年人至关重要，有助于提高老年人日常生活能力、促进社交互动以及提升生活质量。定期进行视功能评估，可以帮助老年人保持良好的视力，并提高生活的舒适度和满意度。

（2）常用评估工具与判定：对老年人的视力进行快速筛查的工具包括视功能评估方法与行业标准《老年人能力评估与视功能评估》方法，均简单易行。

1）视功能评估方法：视功能评估方法是评估老年人视力障碍对日常生活影响程度的量表，该量表共3个条目，易于使用，评估时间较短，可用于快速筛查老年人视力问题（表2-6）。

表2-6 视功能评估方法

序号	筛查条目	评估方法	得分
1	阅读、行走和看电视时觉得吃力	0分=是　1分=否	□分
2	看东西时觉得有东西遮挡或视物有缺损	0分=是　1分=否	□分
3	看东西时实物变形、扭曲	0分=是　1分=否	□分
合计	□分		
结果判定	判定标准 ≤1分，视功能差 2分，视功能较差 3分，视功能良好	视功能 □差 □较差 □良好	

2）老年人视力评估方法：老年人视力评估方法是评估老年人视力障碍对日常生活影响程度的量表，包括一系列问题，涵盖看清物体、辨认物体与视动跟踪。该量表共5个条目，易于使用，评估时间较短，可用于筛查老年人视力问题（表2-7）。

3）视力检查：采用标准视力表、测远视与老花的视力表进行视力检测。

表 2-7　老年人视力评估方法

指导语：若平日戴老花镜或近视镜，应在佩戴眼镜的情况下进行评估。

序号	评估内容	评分
1	能看清书报上的标准字体	0
2	能看清楚大字体，但看不清书报上的标准字体	1
3	视力有限，看不清报纸大标题，但能辨认物体	2
4	辨认物体有困难，但眼睛能跟随物体移动，只能看到光、颜色和形状	3
5	没有视力，眼睛不能跟随物体移动	4
得分	□分	
结果判定	判定标准 0分，视力正常 1分，低视力 2～3分，盲 4分，完全失明	视力 □视力正常 □低视力 □盲 □完全失明

2. 听力功能

（1）听力功能的概念：听力功能是指人类通过耳朵感知声音和声波的能力。它是感知觉中的一个重要方面，对于语言理解、交流、环境感知和社交互动等都至关重要。评估听力功能，有利于老年人维持良好的听力功能，提高生活的舒适度、社交参与度和心理幸福感。

（2）常用评估工具与结果判定：对老年人的视力进行快速筛查的工具包括行业标准《老年人能力评估》中的听力快速筛查表与汉化版 HHIE-S 量表。

1）听力的快速筛查：老年人听力快速筛查方法是评估老年人听力障碍对日常生活功能影响程度的量表，该量表共 5 个条目，易于使用，评估时间较短，可用于快速筛查老年人听力问题（表 2-8）。

表 2-8　老年人听力快速筛查表

指导语：若平日戴老花镜或近视镜，应在佩戴眼镜的情况下进行评估。

序号	评估内容	评分
1	可正常交流，能听到电视、电话、门铃的声音	0
2	在轻声说话或说话距离超过 2 m 时听不清	1
3	正常交流有些困难，需在安静的环境或大声说话才能听到	2
4	讲话者大声说话或说话很慢，才能部分听见	3
5	完全听不见	4
得分	□分	
结果判定	判定标准 0分，听力正常 1分，听力下降 2～3分，听力障碍 4分，完全失聪	听力 □听力正常 □听力下降 □听力障碍 □完全失聪

2）汉化版 HHIE-S 量表：汉化版 HHIE-S 量表通过评估听力障碍对社交互动、娱乐活动、沟通能力等方面的影响，来量化老年人听力障碍的程度。该量表使用简单，评估时间较短，可用于筛查老年人听力问题（表2-9）。

表 2-9　汉化版 HHIE-S 量表

序号	评估内容	选项			得分
		是	有时	偶尔	
1	当你遇到陌生人时，听力问题会使你觉得难堪吗？	0	2	4	
2	和家人谈话时，听力问题使你觉得难受吗？	0	2	4	
3	如果有人悄声和你说话，你听起来困难吗？	0	2	4	
4	听力问题让你感觉自己有缺陷吗？（像残疾人一样）	0	2	4	
5	当你访问亲朋好友、邻居时，听力问题会给你带来不便吗？	0	2	4	
6	因听力问题，你经常不愿意参加公众聚会活动吗？	0	2	4	
7	听力问题使你和家人有争吵吗？	0	2	4	
8	当你看电视或听收音机时，听力问题使你有倾听困难吗？	0	2	4	
9	听力问题是否影响、限制和阻挠你的社会活动和生活？	0	2	4	
10	在餐馆和亲朋吃饭时，听力问题让你感到困扰吗？	0	2	4	
合计	□分				
结果判定	判定标准 0～8分，听力正常 10～24分，轻中度听力障碍 25分及以上，重度障碍	听力 □听力正常 □轻中度听力障碍 □重度障碍			

3. 沟通能力

（1）沟通能力的概念：沟通能力是指老年人有效地传达和接收信息、思想和情感的能力，它是人际交流和互动的关键要素，涵盖了语言、非语言和社交技能等多个方面。沟通能力对老年人的社交互动至关重要，良好的沟通能力使他们能够与家人、朋友和社区成员建立联系，并积极参与社交活动，有助于防止孤立和抑郁，并促进身心健康。

（2）常用评估工具与结果判定：评估人员可以询问主要照护者，采用交流沟通能力简易评估量表，对老年人的日常沟通交流进行评估。

交流沟通能力简易评估量表包括一系列任务，涵盖口头交流、理解他人意图、表达清晰等方面。通过参与者的回答或表现，可对老年人的交流沟通能力进行评估（表2-10）。

表 2-10　交流沟通能力简易评估量表

序号	评估内容	评分
1	无困难，能与他人正常沟通和交流	3
2	能够表达自己的需要及理解别人的话，但需要增加时间或给予帮助	2
3	表达需要或理解有困难，需频繁重复或简化口头表达	1
4	不能表达需要或理解他人的话	0
得分	□分	
结果判定	判定标准 3分，沟通正常 1～2分，轻中度障碍 0分，重度障碍	沟通能力 □沟通正常 □轻中度障碍 □重度障碍

二、老年人心理功能评估

随着生理年龄的逐渐增长和社会角色的转变，老年人经常会出现一些特殊的心理活动。世界卫生组织提出，健康包含躯体健康、心理健康、社会适应良好和道德健康。其中，老年人心理健康是健康的重要内容。老年人的心理功能直接影响其躯体功能和社会功能，正确评估老年人的心理功能有助于维护和促进老年人整体健康。心理功能评估一般是指对各种心理和行为问题的评估，包括认知功能、情绪状态、人格特质等特性的评估，帮助做出对人的判断、预测和决策。本小节针对社区居住的老年人，重点介绍认知功能评估和情绪状态评估两部分内容。

（一）认知功能评估

1.认知功能的概念　老年人的认知功能会呈现下降趋势，如信息加工速度减慢、记忆力衰退等，这种现象被称为认知老化。认知功能的老化不仅会限制老年人的生活能力，降低生活独立性，也会对老年人的心理健康、社会交往产生不利影响。通过及时、合理的认知功能评估，能够正确评估老年人的认知功能，早期发现认知退化。认知功能是人脑接受外界信息，经过加工处理，转换成内在的心理活动，从而获取知识或应用知识的过程。它包括记忆、语言、视空间、执行、计算和理解判断等方面。认知功能的高低对老年人是否能够独立生活及生活质量能否改善有着重要的影响。通过对老年人进行认知功能评估，可以判断老年人的认知功能受损达到何种程度。对老年人实施的认知功能的评估，主要包括思维能力、语言能力及定向力3个方面。

（1）思维能力：指通过分析、综合、概括、抽象、比较、具体化和系统化等过程对感性材料进行加工并转化为理性认识来解决问题。

（2）语言能力：指掌握语言的能力，表现在人能够说出或理解前所未有的、合乎语法的语句，能够辨析有歧义的语句等语言技能的运用能力。

（3）定向力：指一个人对时间、地点、人物及自身状态的认识能力。

2. 认知功能的评估工具和判定　认知功能的评估工具主要包括快速筛查工具、综合评估工具和特定认知域评估工具。快速筛查工具能够在居家或社区的环境中，利用最短时间筛查出可能存在认知障碍的高危患者；综合评估工具是在快速筛查工具的基础上，对高危人群进一步评估各个认知维度的功能，确定具体问题；特定认知域评估工具是在确诊认知障碍之后，由专业医护人员对不同认知领域进行专业诊断，以辅助做出医疗决策。图 2-1 是建议的老年人认知功能评估流程。

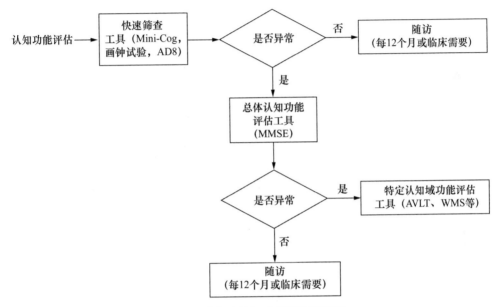

图 2-1 老年人认知功能评估流程图

（1）快速筛查工具

1）简易认知评估 Mini-Cog 工具：简易认知评估 Mini-Cog 工具是认知功能的常用快速筛查工具之一，能够筛查老人的执行功能和回忆功能（表 2-11）。

表 2-11　简易认知评估 Mini-Cog 工具

指导语：请根据评分标准在相应分数上打勾。

步骤	内容	评分		评分标准	注意事项
1	1）确定老人已集中注意力 2）指导老人认真听并记住 3 个不相关的词（如皮球、国旗、树木）	—	—	该步骤无需评分	1）大约 1 秒说一个词，连续说完 3 个词之后 2）要求老年人重复一遍 3）如果老年人没能完全记住，评估人员可以重复，但重复的次数不能超过 5 次

（续表）

步骤	内容	评分		评分标准	注意事项
					4）如果重复5次后老年人仍未记住所有的3个词，那么对于第三步回忆能力的检查就没有意义了
2	指导老人在一张白纸上画一个表盘，（图片）给定一个具体时间（如11:10或8:20最常用，较其他更敏感），请老人画出时针、分针，并按给定的时间正确标注（图片）	2	0	该部分满分是2分完全正确得2分（包括表盘正确、标注正确、时间正确）只要有一处不正确，得0分	不要求把表盘上的数字全部标记出，能够在正确的位置标出12点、3点、6点和9点即可
3	让老人重复之前提到的3个词	1 1 1	0 0 0	该部分满分3分每回忆起一个词得1分	回答出词语正确即可，顺序不作要求
合计	□分				
结果判定	判定标准 3～5分：痴呆筛查阴性 0～2分：痴呆筛查阳性，需进一步评估			痴呆筛查 □阳性 □阴性	

2）画钟测验：画钟测验侧重评估老人的执行功能，诊断早期阿尔茨海默病的准确率可达75%（表2-12）。

表2-12　画钟测验评估工具

指导语：该工具需要在家属或护士的陪同下完成，请根据评分标准在相应分数上打勾。

测验内容	评分		评分标准
"请画出一个钟表表盘，把数字标在正确位置上，并用时针和分针把时间标在8点20分的位置"	1	0	画出封闭的圆计1分
	1	0	12个数字无遗漏计1分
	1	0	数字位置正确计1分
	1	0	时针和分针位置正确计1分
合计	□分		
结果判定	判定标准 4分：认知功能正常 3分：轻度认知功能障碍 2分：中度认知功能障碍 0～1分：重度认知功能障碍		认知功能 □正常 □轻度认知功能障碍 □中度认知功能障碍 □重度认知功能障碍

3）记忆障碍自评表（AD8）：记忆障碍自评表可由老年人本人或知情者进行代理回答，该量表通过8个日常生活中的常见问题，筛查老年人是否存在认知障碍的可能性。该量表对老年早期认知改变的检测具有敏感性。评估在过去的几年中，老年人在以下内容是否出现问题（表2-13）。

表 2-13　AD8 记忆障碍自评表

指导语：该量表可由老年人本人或知情者进行代理回答，当代理人对于某个内容不确定时，可勾选"－"表示不知道。

内容	评分			评分标准
1）判断力出现问题	1	0	－	有问题：1分，如做决定存在困难、做错误的财务决定、思考障碍等 无问题：0分
2）兴趣减退，爱好改变，活动减少	1	0	－	有：1分 无：0分
3）不断重复同一件事	1	0	－	有：1分，如总是问相同的问题、重复讲同一件事或者同一句话等 无：0分
4）学习使用某些简单的日常工具或家用电器有困难	1	0	－	有：1分，如使用遥控器、微波炉等 无：0分
5）记不清当前月份或年份等	1	0	－	有：1分 无：0分
6）处理复杂的个人经济事务有困难	1	0	－	有：1分，如忘了如何交付水、电、煤气费等 无：0分
7）记不住和别人的约定	1	0	－	有：1分 无：0分
8）日常记忆和思考能力出现问题	1	0	－	有：1分 无：0分
合计	□分			
结果判定	判定标准 0～1分：认知功能正常 ≥2分：可能存在认知障碍			认知功能 □正常 □可能存在认知障碍

（2）总体认知功能评估工具——简明精神状态检查（mini-mental state examination，MMSE）量表：简明精神状态检查量表是临床常用的简便的综合认知功能筛查量表。该量表包括定向、注意、语言、记忆、视空间技能等30项内容。痴呆分界值根据文化程度而异，由于操作简单、易行、效度较理想等优点，不但适用于临床认知障碍的检查，而且适用于社区人群痴呆的筛选（表2-14、表2-15）。

表 2-14　MMSE 量表

指导语：量表中每项回答正确计 1 分，回答错误或不知道计 0 分。

条目		记录	评分	项目		记录	评分
Ⅰ.定向力	星期几		0　1	Ⅳ.回忆能力	皮球		0　1
	几号		0　1		国旗		0　1
	几月		0　1		树木		0　1
	什么季节		0　1	Ⅴ.1 命名能力	手表		0　1
	哪一年		0　1		铅笔		0　1
	省市		0　1	Ⅴ.2 复述能力	四十四只石狮子		0　1
	区县		0　1	Ⅴ.3 完成命令	右手拿纸		0　1
	街道或乡		0　1		两手对折		0　1
	什么地方		0　1		放在大腿上		0　1
	第几层楼		0　1	Ⅴ.4 阅读能力	请闭上您的眼睛		0　1
Ⅱ.记忆力	皮球		0　1	Ⅴ.5 书写能力	请写一句完整的话		0　1
	国旗		0　1	Ⅴ.6 结构能力			0　1
	树木		0　1				
Ⅲ.注意力和计算力	100 − 7		0　1				
	− 7		0　1				
	− 7		0　1				
	− 7		0　1				
	− 7		0　1				
合计	□分						
结果判定	文化程度	判定标准			认知功能		
	文盲	＞ 17 分			□正常		
	小学	＞ 20 分			□可能存在认知障碍		
	初中及以上	＞ 24 分					

表 2-15　MMSE 量表具体操作指导表

类别	指导语
定向力	①首先询问老年人当天的日期，之后再针对性地询问其他部分的内容，如"您能告诉我现在是什么季节吗？" ②依次提问："您能告诉我，我们在什么省市吗？"（什么区县？什么街道？什么地方？第几层楼？）
记忆力	告诉老年人将问几个问题来检查他 / 她的记忆力，然后清楚、缓慢地说出 3 个相互无关的物品的名称（如皮球、国旗、树木），大约 1 s 说一个。说完所有 3 个名称之后，要求老年人重复一遍，答对 1 个得 1 分。如果老年人没能完全记住，评估人员可以重复，但重复的次数不能超过 5 次。如果 5 次后老年人仍未记住所有的 3 个名称，那么对于其回忆能力的检查就没有意义了（就应跳过第Ⅳ部分"回忆能力"检查）

（续表）

类别	指导语
注意力和计算力	要求老年人从 100 开始减 7，之后再减 7，一直减 5 次（即 93、86、79、72、65），答对 1 题得 1 分，如果前一次答案错了，但下一个答案是对的，也得 1 分
回忆能力	让老年人再重复说一遍刚才那 3 个物品的名称，每正确重复 1 个得 1 分，最高 3 分
语言能力	①命名能力（0～2分）：拿出手表卡片给老年人看，要求他们说出这是什么，之后拿出铅笔问他们同样的问题 ②复述能力（0～1分）：要求老年人注意自己说的话并重复一次，只允许重复一次。这句话是"四十四只石狮子"，只有正确、咬字清楚才计 1 分 ③完成命令（0～3分）：给老年人一张空白的平纸，要求老年人按指令去做，注意不要重复或示范。只有按正确顺序做的动作才算正确，每个正确动作计 1 分 ④阅读能力（0～1分）：拿出一张写着"闭上您的眼睛"的卡片给老年人看，要求老年人读出来，并按要求去做，只有确实闭上眼睛才计 1 分 ⑤书写能力（0～1分）：给老年人一张白纸，让他们自发地写出一句完整的句子。句子必须有主语、动词，并有意义。注意不能给予其任何提示。语法和标点的错误可以忽略 ⑥结构能力（0～1分）：在一张白纸上画有交叉的两个五边形，要求老年人照样准确地画出来。评分标准为，五边形需画出 5 个清楚的角和 5 条边，同时，两个五边形交叉处形成菱形。线条的抖动和图形的旋转可以忽略

（3）特定认知域功能评估工具：特定认知域功能评估工具分类较细，包括记忆功能、注意力、执行功能、语言功能等领域都有专业评估工具，适用于由专业医师进行认知功能的专业评估，辅助做出医疗决策。具体可应用的工具见表 2-16。

表 2-16 特定认知域功能评估工具列表

认知领域	评估工具
记忆功能	听觉词语学习测验（AVLT） 韦氏记忆量表（WMS） 非语言材料记忆测验（NLCA）（失语症）
执行功能	执行缺陷综合征行为测验（BADS） 连线测验（TMT） 威斯康星卡片分类测验（WCST）（精神科和神经外科）
注意力	数字广度测验（DST） 连线测验（TMT）
语言功能	词语流畅性测验（VFT） 波士顿命名测验（BNT） 汉语失语成套测验（ABC） 中国康复研究中心标准失语症检查表（CRRCAE）
视空间结构功能	划销测验 Rey-Osterrieth 复杂图形测验（CFT） Hooper 视觉任务（HVOT） 视觉线段方向判断测验（JLO）

（二）情绪状态评估

情绪是人们对待客观事物的主观体验，反映着客观事物与主体需要之间的关系。情绪由生理唤醒、主观体验和外部表达组成，是一个复杂的感觉过程。随着年龄的增加，老年人生理功能、生活适应能力逐渐降低，容易出现各种情绪问题，其中以焦虑和抑郁最为常见。长期处于不良的情绪状态会引起老年人神经系统功能紊乱、免疫力降低，甚至引起器官功能障碍，导致疾病发生风险增高。因此，对老年人的情绪状态进行评估，发现老年人的情绪问题，对老年人的身心健康尤为重要。

1.焦虑　焦虑是一种紧张且不愉快的情绪体验，常由具有潜在危险的、难以预测或难以应付的事件所引起。焦虑不仅危害老年人的心理健康，导致其生活质量和生活满意度下降，还可能导致心血管疾病等疾病的发生，增加老年人的死亡率和自杀发生率。

（1）评估内容

1）主要表现：焦虑主要表现为三个方面。①精神症状：紧张、恐惧、害怕等，对未来的事充满担忧，无法安静下来。②躯体症状：出现头痛、头晕、心悸、胸闷、憋气、恶心、呕吐等，可伴随出汗、手抖、脸红等表现，甚至可能出现濒死感等严重的表现。③行为症状：如白天坐立不安，走来走去，夜间翻来覆去、难以入睡，同时小动作增多，如抠手、搓手等。

2）严重程度：焦虑可能会对注意力、记忆力产生不良影响，程度较轻者日常生活基本不受影响，程度严重者可出现生活、社交及工作能力等方面功能的损害，导致自理能力降低，生活质量下降。

（2）评估工具

1）焦虑筛查工具：①工具介绍：该工具适用于所有老年人的焦虑症状筛查，用于评定最近1周内焦虑症状的出现频率。该工具由20个条目组成，每个条目采用1～4级评分。②评估说明：此量表应由老年人自评，在向老年人告知指导语后，可让其自己填写；如果老年人阅读困难，可由工作人员逐条念读，老年人进行口头回答，工作人员根据回答代为填写。在测评时，应向老人强调评估的是"最近1周"的状况，同时应该避免在同一周内再次测评（表2-17）。

2）状态—特质焦虑问卷：①工具介绍：对于使用上述筛查工具结果判定为焦虑的老年人，使用状态—特质焦虑问卷可用于评估应激情况下的状态焦虑或治疗过程中焦虑的动态变化。本工具评定的是此时此刻的焦虑水平，状态焦虑描述短暂性的、不愉快的情绪体验，如紧张、忧虑、恐惧，伴随自主神经系统的功能亢进；特质焦虑则描述相对稳定的、作为一种人格特质的焦虑倾向。由20个条目组成，每个条目采用1～4级评分。②评估说明：此量表应由老年人自评。在向老年人告知指导语后，可

表 2-17　焦虑筛查量表

指导语：请仔细阅读以下每一个条目，根据自身**最近 1 周**的实际情况，在每个条目右边适当选项所对应的"□"上打"√"。

序号	条目	没有或很少时间	少部分时间	相当多时间	绝大部分或全部时间
		1 分	**2 分**	**3 分**	**4 分**
1	我觉得比平常容易紧张或着急	□	□	□	□
2	我无缘无故地感到害怕	□	□	□	□
3	我容易心烦或觉得惊恐	□	□	□	□
4	我觉得我可能将要发疯	□	□	□	□
5	我觉得一切都很好，也不会发生什么不幸	□	□	□	□
6	我手脚发抖打颤	□	□	□	□
7	我因为头痛、颈痛和背痛而苦恼	□	□	□	□
8	我感觉容易衰弱和疲乏	□	□	□	□
9	我觉得心平气和，并且容易安静地坐着	□	□	□	□
10	我觉得心跳得很快	□	□	□	□
11	我因为一阵阵头晕而苦恼	□	□	□	□
12	我晕倒过，或觉得要晕倒似的	□	□	□	□
13	我吸气呼气都感到很容易	□	□	□	□
14	我的手脚麻木和刺痛	□	□	□	□
15	我因为胃痛和消化不良而苦恼	□	□	□	□
16	我常常要小便	□	□	□	□
17	我的手脚常常是干燥温暖的	□	□	□	□
18	我脸红发热	□	□	□	□
19	我容易入睡，并且整夜睡得很好	□	□	□	□
20	我做噩梦	□	□	□	□
计分标准	5、9、13、17、19 反向计分，其余条目正向计分				
合计	□分				
结果判定	判定标准： ＞40 分：有焦虑存在	焦虑筛查结果： □正常 □焦虑存在			

让其自己填写，如果老年人阅读困难，可由工作人员逐条念读，老年人进行口头回答，工作人员根据回答代为填写。在测评时，应向老人强调评估的是"此时此刻"的状况（表 2-18）。

表 2-18　状态—特质焦虑问卷

指导语：请仔细阅读以下每一个条目，根据自身**此时此刻**的实际情况，在每个条目右边适当选项所对应的"□"上打"√"。

序号	条目	完全没有	有些	中等程度	非常明显
		1 分	2 分	3 分	4 分
1	我感到心情平静	□	□	□	□
2	我感到安全	□	□	□	□
3	我是紧张的	□	□	□	□
4	我感到紧张束缚	□	□	□	□
5	我感到安逸	□	□	□	□
6	我感到烦乱	□	□	□	□
7	我现在正烦恼，感到这种烦恼超过了可能的不幸	□	□	□	□
8	我感到满意	□	□	□	□
9	我感到害怕	□	□	□	□
10	我感到舒适	□	□	□	□
11	我有自信心	□	□	□	□
12	我觉得神经过敏	□	□	□	□
13	我极度紧张不安	□	□	□	□
14	我优柔寡断	□	□	□	□
15	我是轻松的	□	□	□	□
16	我感到心满意足	□	□	□	□
17	我是烦恼的	□	□	□	□
18	我感到慌乱	□	□	□	□
19	我感觉镇定	□	□	□	□
20	我感到愉快	□	□	□	□
计分标准	1、2、5、8、10、11、15、16、19、20 反向计分，其余条目正向计分				
合计	□分				
结果判定	判定标准： 得分越高，焦虑倾向越明显				

2. 抑郁　抑郁是一种常见的情绪反应，主要表现为长期且连续的情绪低落，出现失眠、自责、悲哀、自责等症状，甚至导致自杀行为的发生，对老年人的生命质量造成极大影响。

（1）评估内容

1）主要表现：①精神症状：表现为长时间的情绪低落，对各种事物兴趣减退，日常活动精力降低等。②躯体症状：出现不同部位的疼痛，如头桶、腰痛、肩痛、肌肉痛等，可能伴随全身各个系统的症状，如以胸闷、气促、呼吸困难为主的呼吸系统症状，食欲减退、消化不良等消化系统症状，心悸、心率加快等心血管系统症状，以及头晕、头疼、抽搐、发抖等神经系统症状。③行为症状：运动明显抑制，行动缓慢，言语减少。日常活动减少，逃避社交，无力学习和工作，出现不语、不动、不吃、不喝，甚至导致自残、自杀等行为。

2）严重程度：程度较轻的抑郁以连续且长期的心情低落为主要表现，而重度抑郁会严重影响老年人的工作、社交，降低日常生活自理能力，甚至出现自残、自杀等行为，直接危害老年人的生命健康。

（2）评估工具

老年抑郁量筛查工具：①工具介绍：该工具专门用于老年人群的抑郁筛查，用于评定最近1周内的抑郁症状，由30个条目组成，每个条目分为"是"与"否"2个选项。②评估说明：此量表应由老年人自评。在向老年人告知指导语后，可让其自己填写，如果老年人阅读困难，可由工作人员逐条念读，老年人进行口头回答，工作人员根据回答代为填写。在测评时，应向老人强调评估的是"最近1周"的状况，同时应该避免在同一周内再次测评（表2-19）。

表 2-19　老年抑郁筛查工具

指导语：下面有30条描述，请回顾您最近1周内的感受，仔细阅读下列每句话，在每个条目右边适当选项所对应的"□"上打"√"。

序号	条目	是（1分）	否（0分）
1	您对生活基本上满意吗？	□	□
2	您是否已放弃了许多活动与兴趣？	□	□
3	您是否觉得生活空虚？	□	□
4	您是否常感到厌倦？	□	□
5	您觉得未来有希望吗？	□	□
6	您是否因为脑子里一些想法摆脱不掉而烦恼？	□	□
7	您是否大部分时间精力充沛？	□	□
8	您是否害怕会有不幸的事落到自己头上？	□	□
9	您是否大部分时间感到幸福？	□	□
10	您是否常感到孤立无援？	□	□
11	您是否经常坐立不安、心烦意乱？	□	□
12	您是否希望待在家里而不愿去做些新鲜事？	□	□
13	您是否常常担心将来？	□	□

（续表）

序号	条目	是（1分）	否（0分）
14	您是否觉得记忆力比以前差？	☐	☐
15	您是否觉得现在活得很惬意？	☐	☐
16	您是否常感到心情沉重、郁闷？	☐	☐
17	您是否觉得像现在这样活着毫无意义？	☐	☐
18	您是否总为过去的事忧愁？	☐	☐
19	您是否觉得生活很令人兴奋？	☐	☐
20	您开始一件新的工作很困难吗？	☐	☐
21	您是否觉得生活充满活力？	☐	☐
22	您是否觉得自己的处境已毫无希望？	☐	☐
23	您是否觉得大多数人比自己强得多？	☐	☐
24	您是否常为一些小事伤心？	☐	☐
25	您是否常觉得想哭？	☐	☐
26	您集中精力有困难吗？	☐	☐
27	您早晨起来觉得很快活吗？	☐	☐
28	您希望避开聚会吗？	☐	☐
29	您做决定很容易吗？	☐	☐
30	您的头脑像往常一样清晰吗？	☐	☐
计分标准	**1、5、7、9、15、19、21、27、29、30 反向计分**，其余条目正向计分		
合计	☐分		
结果判定	判定标准： 0～10分：正常 11～20分：轻度抑郁 21～30分：中重度抑郁	抑郁筛查结果： ☐正常 ☐轻度抑郁 ☐中重度抑郁	

三、社会功能评估

社会功能指个体在社会中生存所应该具备的一系列能力，如自理能力、社交能力、参与工作的能力等，完善的社会功能是健康老龄化的基本要素之一。老年人的社会功能与其生活质量和幸福感密切相关，良好的社会功能体现在对社会环境变化的良好适应，能够被他人所理解，为社会所接受，与他人保持正常与和谐的人际关系。老年人离开原本的工作岗位，同时面临着生理功能降低和认知功能减退等问题，使得社会角色和社交网络发生改变，进而导致社会功能出现下降。社会功能发挥的重要体现是社会参与，而社会支持是社会参与的主要影响因素。本部分主要从社会参与和社会支持两个方面介绍如何评估老年人的社会功能。

（一）社会参与

社会参与是指个体与周围人物和环境的联系与交流。联合国世界老龄大会指出，促进老年人全方位的社会参与已经成为国际社会解决人口老龄化的普遍共识。促进老年人社会参与水平的提高，不仅可以在个体层面上丰富老年人的生活、提高其健康水平，还可以在社会层面上促进老年人人力资源的开发、激发社会活力，从而促进健康老龄化、积极老龄化的实现。

1. 评估内容

（1）生活能力：指老年人在生活中自我照料的行为能力，在生活上能独立地处理饮食、穿衣、家务等日常生活琐事。

（2）工作能力：指老年人担任某个职位的能力，主要体现在老年人运用其知识、技能及行为等方面的能力配合其完成工作上的任务。

（3）定向能力：指老年人对时间、地点、人物以及自身状态的认识能力。

（4）社会交往能力：指老年人在人际交往上能处理好与他人关系的能力，具体表现为能觉察他人的情绪、理解他人并善于同他人进行往来沟通的能力。

2. 评估工具

（1）工具介绍：社会参与能力评估量表是根据行业标准《老年人能力评估》和《老年人能力评估标准表》所制定的评估工具，包括生活能力、工作能力、时间/空间定向能力、人物定向能力和社会交往能力 5 个维度，每个维度 0 ～ 4 分（表 2-20）。

（2）评估说明：对于主诉或照护者反映参与社会活动的程度发生变化的老年人，应及时进行老年人的社会参与能力评估。评估过程中，可以根据老年人的主诉，结合老年人的动作、手势做出判定，也可以听取照护者的描述进行评估。

表 2-20　社会参与能力评估量表

指导语：下面包括对社会参与 5 个方面的评估。请根据老年人的情况，写出对应分数。

评估维度	评分标准	得分
维度 1 生活能力	0 分：除个人生活自理外（如饮食、洗漱、穿戴、二便），能料理家务（如做饭、洗衣）或当家管理事务	□分
	1 分：除个人生活自理外，能做家务，但欠好，家庭事务安排欠条理	
	2 分：个人生活能自理；只有在他人帮助下才能做些家务，但质量不好	
	3 分：个人基本生活事务能自理（如饮食、二便），在督促下可洗漱	
	4 分：个人基本生活事务（如饮食、二便）需要部分帮助或完全依赖他人帮助	

（续表）

评估维度	评分标准	得分
维度2 工作能力	0分：原来熟练的脑力工作或体力技巧性工作可照常进行	□分
	1分：原来熟练的脑力工作或体力技巧性工作能力有所下降	
	2分：原来熟练的脑力工作或体力技巧性工作明显不如以往，技能部分遗忘	
	3分：对熟练工作只有一些片段保留，技能全部遗忘	
	4分：对以往的知识或技能全部磨灭	
维度3 时间/空间定 向能力	0分：时间观念（年、月、日、时）清楚；可单独出远门，能很快掌握新环境的方位	□分
	1分：时间观念有些下降，年、月、日清楚，但有时相差几天；可单独来往于附近街道，知道现住地的名称和方位，但不知道回家路线	
	2分：时间观念较差，年、月、日不清楚，可知道处于上半年还是下半年；只能单独在家附近行动，对现住地只知道名称，不知道方位	
	3分：时间观念很差，年、月、日不清楚，可知道处于上午还是下午；只能在左邻右舍间串门，对现住地不知道名称和方位	
	4分：无时间观念；不能单独外出	
维度4 人物定向能力	0分：知道周围人们的关系，知道祖孙、叔伯、姑姨、侄子侄女等称谓的意义；可分辨陌生人的大致年龄和身份，可用适当称呼	□分
	1分：只知家中亲密近亲的关系，不会分辨陌生人的大致年龄，不能称呼陌生人	
	2分：只能称呼家中人或只能照样称呼，不知其关系，不辨辈分	
	3分：只认识常同住的亲人，可称呼子女或孙子女，可辨熟人和陌生人	
	4分：只认识保护人，不辨熟人和生人	
维度5 社会交往能力	0分：参与社会，在社会环境中有一定的适应能力，待人接物恰当	□分
	1分：能适应单纯环境，主动接触人，初见面时难让人发现有智力问题，不能理解隐喻语	
	2分：脱离社会，可被动接触，不会主动待人，谈话中有很多不适词句，容易上当受骗	
	3分：勉强可与人交往，谈吐内容不清楚，表情不恰当	
	4分：难以与人接触	
合计	□分	
结果判定	判定标准： 0～2分：能力完好 3～7分：轻度受损 8～13分：中度受损 14～20分：重度受损	社会参与水平： □能力完好 □轻度受损 □中度受损 □重度受损

（二）社会支持

社会支持指来自社会各层面的精神或物质上的帮助和支持系统，社会层面包括工作单位、家庭、亲人、朋友、同事等组织或个人层面。社会支持对社会参与水平的提高有重要意义，对社会功能的发挥具有重要作用。老年人往往有着更丰富的人生阅历，并经历过更多样的生活事件，如离退休、躯体疾病、亲人离世等，导致他们更容易出现社会支持降低的问题。如果老年人得到充分的社会支持，可有效缓解其心理压力和焦虑情绪，从而提高老年人的社会参与水平，提升老年人的生活质量和生活幸福感，帮助其更好地融入社会。

1.评估内容

（1）客观社会支持：指客观的、可见的或实际的支持，包括获得的物质支持、团体关系和社会网络，社会支持的提供者来自外在环境，如家庭、婚姻、同事、朋友等。

（2）主观社会支持：指主观的、自我体验到的情感支持，以及个体被尊重、被支持的情感体验，社会支持水平与个体主观感受有关。

（3）社会支持利用度：指老年人对所获取的社会支持的利用情况。

2.评估工具　可采用老年人自述法或量表评估法。其中老年人自述法的具体操作为让老年人陈述自己在某一时间段内获得过哪些人的帮助、与这些人的社会关系、具体是哪些方面的帮助。本节主要介绍常用的社会支持评定量表和领悟社会支持量表。

（1）社会支持评定量表：①工具介绍：该量表包括3个维度，即客观支持（第2、6、7题）、主观支持（第1、3、4、5题）、支持利用度（第8、9、10题），共10个问题（表2-21）。②评估说明：评估过程中，可以根据老年人的主诉，结合老年人的动作、手势做出判定，也可以听取照护者的描述进行评估。

表 2-21　社会支持评定量表

指导语：下面的问题用于评价您在社会中所获得的支持，请根据您的实际情况，在相应处写出得分。

序号	问题	选项		得分
1	您有多少关系密切、可以得到支持和帮助的朋友？（只选1项）	1分：1个也没有		□分
		2分：1～2个		
		3分：3～5个		
		4分：6个或6个以上		
2	近1年来您（只选1项）	1分：远离家人，且独居一室		□分
		2分：住处经常变动，多数时间和陌生人住在一起		
		3分：和同学、同事或朋友住在一起		
		4分：和家人住在一起		

（续表）

序号	问题	选项		得分
3	您与邻居（只选1项）	1分：相互之间从不关心，只是点头之交		□分
		2分：遇到困难可能稍微关心		
		3分：有些邻居很关心您		
		4分：大多数邻居都很关心您		
4	您与同事（只选1项）	1分：相互之间从不关心，只是点头之交		□分
		2分：遇到困难可能稍微关心		
		3分：有些同事很关心您		
		4分：大多数同事都很关心您		
5	从家庭成员得到的支持和照顾（在无支持、极少支持、一般支持、全力支持4个选项中选择）	A. 夫妻	1分：无支持	□分
			2分：极少支持	
			3分：一般支持	
			4分：全力支持	
		B. 父母	1分：无支持	□分
			2分：极少支持	
			3分：一般支持	
			4分：全力支持	
		C. 儿女	1分：无支持	□分
			2分：极少支持	
			3分：一般支持	
			4分：全力支持	
		D. 兄弟姐妹	1分：无支持	□分
			2分：极少支持	
			3分：一般支持	
			4分：全力支持	
		E. 其他成员（如嫂子）	1分：无支持	□分
			2分：极少支持	
			3分：一般支持	
			4分：全力支持	
6	过去，在您遇到急难情况时，曾经得到的经济支持或解决实际问题的帮助的来源有	0分：无任何来源		□分
		下列来源：（可选多项） A.配偶；B.其他家人；C.朋友；D.亲戚；E.同事；F.工作单位；G.党团工会等官方或半官方组织；H.宗教、社会团体等非官方组织；I.其他（请列出_____）		□分 （选择几项计几分）

（续表）

序号	问题	选项	得分
7	过去，在您遇到急难情况时，曾经得到的安慰和关心的来源有	0分：无任何来源	□分
		下列来源：（可选多项）A.配偶；B.其他家人；C.朋友；D.亲戚；E.同事；F.工作单位；G.党团工会等官方或半官方组织；H.宗教、社会团体等非官方组织；I.其他（请列出＿＿＿＿＿＿）	□分（选择几项计几分）
8	您遇到烦恼时的倾诉方式（只选1项）	1分：从不向任何人诉述	□分
		2分：只向关系极为密切的1～2个人诉述	
		3分：如果朋友主动询问，您会说出来	
		4分：主动诉说自己的烦恼，以获得支持和理解	
9	您遇到烦恼时的求助方式（只选1项）	1分：只靠自己，不接受别人帮助	□分
		2分：很少请求别人帮助	
		3分：有时请求别人帮助	
		4分：有困难时经常向家人、亲友、组织求援	
10	对于团体（如党团组织、工会、学生会等）组织活动，您（只选1项）	1分：从不参加	□分
		2分：偶尔参加	
		3分：经常参加	
		4分：主动参加并积极活动	
合计	□分		
结果判定	判定标准：		社会支持水平：
	＜20分：支持水平较低		□较低 □正常 □一般 □较高
	≥20分：支持水平正常	20～29分：支持水平一般	
		30～40分：支持水平较高	

（2）领悟社会支持量表：①工具介绍：领悟社会支持主要指个体自我理解和自我感受的社会支持，反映了个体感知到的社会支持程度，与社会支持评定量表的区别是本量表仅评价老年人的主观社会支持。量表共12个条目，包括家庭内支持（条目3、4、8、11）和家庭外支持（条目1、2、5、6、7、9、10、12）2个维度，每个条目采用1～7级评分（表2-22）。②评估说明：评估过程中，可以根据老年人的主诉，结合老年人的动作、手势做出判定，也可以听取照护者的描述进行评估。

表 2-22 领悟社会支持量表

指导语：请您根据自己的实际情况在每句后面选择一个最适合您的答案，并在对应处写出得分。

序号	问题	选项	得分
1	在我遇到问题时，有些人（领导、亲戚、同事）会出现在我的身旁	①极不同意：1 分 ②很不同意：2 分 ③稍不同意：3 分 ④中立：4 分 ⑤稍同意：5 分 ⑥很同意：6 分 ⑦极同意：7 分	□分
2	我能与有些人（领导、亲戚、同事）共享快乐与忧伤	①极不同意：1 分 ②很不同意：2 分 ③稍不同意：3 分 ④中立：4 分 ⑤稍同意：5 分 ⑥很同意：6 分 ⑦极同意：7 分	□分
3	我的家庭能够切实具体地给予我帮助	①极不同意：1 分 ②很不同意：2 分 ③稍不同意：3 分 ④中立：4 分 ⑤稍同意：5 分 ⑥很同意：6 分 ⑦极同意：7 分	□分
4	在有需要时我能够从家庭中获得感情上的帮助和支持	①极不同意：1 分 ②很不同意：2 分 ③稍不同意：3 分 ④中立：4 分 ⑤稍同意：5 分 ⑥很同意：6 分 ⑦极同意：7 分	□分
5	当我有困难时，有些人（领导、亲戚、同事）是我得到安慰的真正源泉	①极不同意：1 分 ②很不同意：2 分 ③稍不同意：3 分 ④中立：4 分 ⑤稍同意：5 分 ⑥很同意：6 分 ⑦极同意：7 分	□分

（续表）

序号	问题	选项	得分
6	我的朋友能真正地帮助我	①极不同意：1分	□分
		②很不同意：2分	
		③稍不同意：3分	
		④中立：4分	
		⑤稍同意：5分	
		⑥很同意：6分	
		⑦极同意：7分	
7	在有困难时，我可以依靠我的朋友们	①极不同意：1分	□分
		②很不同意：2分	
		③稍不同意：3分	
		④中立：4分	
		⑤稍同意：5分	
		⑥很同意：6分	
		⑦极同意：7分	
8	我能与自己的家庭成员谈论我的难题	①极不同意：1分	□分
		②很不同意：2分	
		③稍不同意：3分	
		④中立：4分	
		⑤稍同意：5分	
		⑥很同意：6分	
		⑦极同意：7分	
9	我的朋友们能与我分享快乐与忧伤	①极不同意：1分	□分
		②很不同意：2分	
		③稍不同意：3分	
		④中立：4分	
		⑤稍同意：5分	
		⑥很同意：6分	
		⑦极同意：7分	
10	在我的生活中，有些人（领导、亲戚、同事）关心着我的感情	①极不同意：1分	□分
		②很不同意：2分	
		③稍不同意：3分	
		④中立：4分	
		⑤稍同意：5分	
		⑥很同意：6分	
		⑦极同意：7分	

（续表）

序号	问题	选项	得分
11	我的家庭成员能心甘情愿地协助我做出各种决定	①极不同意：1分	□分
		②很不同意：2分	
		③稍不同意：3分	
		④中立：4分	
		⑤稍同意：5分	
		⑥很同意：6分	
		⑦极同意：7分	
12	我能与朋友们讨论自己的难题	①极不同意：1分	□分
		②很不同意：2分	
		③稍不同意：3分	
		④中立：4分	
		⑤稍同意：5分	
		⑥很同意：6分	
		⑦极同意：7分	
合计	□分		
结果判定	判定标准： 12～36分：支持状态较差		社会支持状态： □支持状态较差 □支持状态正常 □支持状态中等 □支持状态较好
	≥37分：支持状态正常	37～60分：支持状态中等	
		61～84分：支持状态较好	

四、老年人综合能力判断（表2-23）

表2-23 老年人综合能力评估表

姓名＿＿＿＿＿＿ 性别＿＿＿＿（1男 2女） 出生＿＿＿＿年＿＿＿＿月＿＿＿＿日

婚姻＿＿＿＿＿＿（1未婚 2已婚 3离异 4丧偶）

出生地＿＿＿＿＿＿省（市）＿＿＿＿＿＿县 民族＿＿＿＿ 国籍＿＿＿＿

身份证号＿＿＿＿＿＿＿＿＿＿＿＿

现住址＿＿＿＿＿＿＿＿＿＿＿＿＿

电话＿＿＿＿＿＿＿＿＿＿＿＿＿

联系人姓名＿＿＿＿＿＿＿ 关系＿＿＿＿ 电话＿＿＿＿＿＿＿＿＿

血型＿＿＿＿（0不明 1A 2B 3AB 4O）

Rh＿＿＿HBsAg＿＿＿HCV-Ab＿＿＿HIV-Ab＿＿＿（备注：0未做 1阴性 2阳性）

（续表）

疾病诊断名称	ICD-10 编码	疾病诊断名称	ICD-10 编码

用药情况（写明目前所用药物的名称、浓度、剂量、用法）：

药物过敏：0 无 1 有（请列出＿＿＿＿＿＿＿＿＿＿＿＿＿＿＿＿＿＿＿＿＿＿＿ ）

身体指标 身高＿＿＿＿cm；体重＿＿＿＿kg；BMI＿＿＿＿kg/m²；腹围＿＿＿＿cm；
体温＿＿＿＿℃；脉搏＿＿＿＿次/分；呼吸＿＿＿＿次/分

血压 收缩压＿＿＿＿mmHg；舒张压＿＿＿＿mmHg

评估内容	编码/评分
居住类型：1 与子女同住 2 与老伴同住 3 在社区或养老机构集中居住 4 独居	
照护类型：1 居家照护 2 养老机构 3 社区照护	
Barthel 指数：0 生活自理 1 轻度依赖 2 中度依赖 3 重度依赖	
日常生活能力评定分级：0 完全正常 1 功能下降 2 明显功能障碍	
呼吸困难：0 无 1 有	
英国医学研究理事会（MRC）的呼吸困难指数：0～4 级	
Hoffer 步行能力分级：1 不能步行 2 治疗性步行 3 家庭性步行 4 社区内步行	
功能性步行量表分级： 0 不能行走或在两人帮助下行走 1 需在一人连续扶持下减重并维持平衡 2 在一人持续或间断扶持下行走 3 不需要他人直接身体扶持，可在监督下行走 4 能在平坦的地面上独立行走，但在上下楼、上下坡或不平路时需要帮助 5 能独立行走	
视功能评估方法得分：0～3 分	
老年人视力评估方法得分： 0 能看清书报上的标准字体 1 能看清楚大字体，但看不清书报上的标准字体 2 视力有限，看不清报纸大标题，但能辨认物体 3 辨认物体有困难，但眼睛能跟随物体移动，只能看到光、颜色和形状 4 没有视力，眼睛不能跟随物体移动	

（续表）

老年人听力快速筛查方法得分： 0 可正常交流，能听到电视、电话、门铃的声音 1 在轻声说话或说话距离超过 2 m 时听不清 2 正常交流有些困难，需在安静的环境或大声说话才能听到 3 讲话者大声说话或说话很慢，才能部分听见 4 完全听不见	
汉化版 HHIE-S 量表得分：0～25 分	
交流沟通能力简易评估量表： 0 不能表达需要或理解他人的话 1 表达需要或理解有困难，需频繁重复或简化口头表达 2 能够表达自己的需要及理解别人的话，但需要增加时间或给予帮助 3 无困难，能与他人正常沟通和交流	
社会参与能力评估量表得分：0～20 分	
社会支持评定量表得分：0～40 分	
领悟社会支持量表得分：12～84 分	
抑郁症状：0 无 1 有	
ICU 谵妄筛查表得分：0～8 分	
进食评估问卷调查工具 -10（EAT-10）：0～40 分	
洼田饮水试验评价分级：0～5 级	
营养不良通用筛查工具（MUST）：0～6 分	
微型营养评定表：0～30 分	
国际尿失禁咨询委员会尿失禁问卷表简表（ICI-Q-SF）：0～21 分	
国际前列腺症状评分表（IPSS）：0～35 分	
便失禁严重指数（fecal incontinence severity index，FISI）：0～61 分	
克利夫兰便失禁评分（CCIS）：0～20 分	
Braden 压力性损伤风险评估量表得分：6～23 分	
Waterlow 压力性损伤风险评估量表得分：0～50 分	
STEADI 老年人跌倒风险自评量表：0～14 分	

第二节　老年常见健康问题评估

一、发热

（一）概念

发热指机体在体温调节中枢功能障碍或外界致热原的作用下，出现产热增多、散热减少，体温升高超出正常范围的异常状态。发热会导致机体能量的消耗、增加身体器官的负荷，对老年人的生理状态带来一系列不良影响。居家照护时应以去除导致发热的因素为原则，若降温措施效果不佳，患者持续发热不退或反复发热，甚至出现神经系统症状等危急情况，应及时送医。

（二）评估内容

发热的表现与引起发热的病因密切相关，应注意观察发热的表现，推断导致发热的因素，为居家照护的措施选择提供依据，同时有助于进一步就医。

1. 发热的分类 根据病因不同可分为感染性发热和非感染性发热两类，以感染性发热多见。

（1）感染性发热：各种病原体，如细菌、病毒、真菌、寄生虫等引起的感染，以及急性或慢性、局部性或全身性的感染，均可出现发热。

（2）非感染性发热：主要有下列原因。①无菌性坏死物质吸收，如大面积烧伤、内出血、大手术、肢体坏死、心肌梗死、恶性肿瘤、溶血反应等；②免疫反应，如风湿热、血清病、药物热、结缔组织病等；③内分泌与代谢障碍，如甲状腺功能亢进症、严重脱水等；④皮肤散热障碍，如广泛性皮炎、慢性心力衰竭等；⑤体温调节中枢功能失常，如中暑、催眠药中毒、脑出血、颅脑外伤等；⑥自主神经功能紊乱，如夏季低热、精神紧张等。

2. 发热的分度

（1）体温的正常范围：体温的测量部位一般为腋窝、口腔、直肠等处，其中腋窝与口腔测量更为常见与方便，而直肠温度（即肛温）最接近人体深部的温度。老人各部位体温测量的正常范围如表 2-24 所示。

表 2-24 不同部位体温的正常范围

测量部位	口腔	腋窝	直肠
正常范围	36.3～37.2℃	36.0～37.0℃	36.5～37.7℃

（2）发热的程度：以口腔温度为例，发热的程度可分为低热、中等热、高热和超高热，具体范围见表 2-25。热射病属于程度最严重的中暑，常见于年老体弱者并且具有极高的致死率，所以应警惕热射病的出现，其主要表现为发热程度高（＞40℃），早期可表现为行为异常，继而出现谵妄、昏迷、休克、心力衰竭，常在 24 小时内死亡，应早期识别并及时送往医院治疗。

表 2-25 发热程度的判断（口温）

分度	低热	中等热	高热	超高热
温度	≥37.3℃，≤38.0℃	＞38.0℃，≤39.0℃	＞39.0℃，≤41.0℃	＞41.0℃

3.发热的热程　根据发热时间的长短可分为：①急性发热，即发热病程少于 2 周，常见于各种急性感染；②慢性发热，即发热持续大于 2 周，见于伤寒、结核病、结缔组织疾病、淋巴瘤等疾病。

4.发热的临床过程

（1）体温上升期：此期产热大于散热，体温持续升高。主要表现为皮肤苍白、无汗、畏寒。体温上升的方式有 2 种：①骤升型，体温在数小时内达 39 ～ 40℃或以上，常伴寒战，见于流行性感冒、急性肾盂肾炎、输液或某些药物反应、疟疾、大叶性肺炎、败血症等；②缓升型，体温逐渐上升，在数日内达到高峰，一般不伴寒战，见于伤寒、结核病等。

（2）高热期：体温升高到一定水平后，产热与散热相对平衡并保持一定时间。主要表现为皮肤潮红、灼热、皮肤和口唇干燥、呼吸加深加快，开始出汗并逐渐增多。高热的持续时间因病因而异，如疟疾可持续数小时，流行性感冒持续数天，伤寒则持续数周。

（3）体温下降期：散热大于产热，体温随病因消除而降至正常水平。主要表现为皮肤潮湿、出汗增多。体温下降的方式有两种：①骤降型，体温于数小时内迅速降至正常，见于输液反应、疟疾、急性肾盂肾炎、大叶性肺炎等；②缓降型，体温在数天内逐渐降至正常，见于伤寒、风湿热等。

5.发热的伴随问题　急性发热时易引起舌炎、齿龈炎、口腔黏膜干燥、食欲减退、恶心、呕吐、腹胀、便秘等；体温上升期和高热期可致神经系统兴奋性增高（出现烦躁不安、头晕、头痛、失眠、谵妄、幻觉）、心率加快、呼吸加快、尿量减少、分解代谢增强、血糖升高等；体温下降期由于大量水、电解质排出，易致电解质失衡；长期发热时可致体重减轻；高热或长期发热患者可出现焦虑甚至恐惧情绪。

二、口腔问题

口腔问题是老年人常见的健康问题，对老年人的生活质量产生重要影响。老年人常见的口腔问题有龋病、牙周病、牙列缺损和缺失、口干症、口腔癌等。第三次全国口腔健康流行病学调查显示，老年人群患龋率为 98.40%，牙周健康率仅为 13.60%，平均失牙数 9.86 个，义齿修复率仅为 40.20%。口腔问题不仅影响老年人的日常饮食，而且会引发一系列病理和心理问题，引起营养不良和体重减轻，对老年人的生活质量产生负面影响。本节主要介绍老年人常见口腔问题的表现与评估。

（一）龋病

1.龋病的概念　龋病是一种牙体的慢性破坏，是老年人最常见的口腔问题。龋病的主要致病因素是细菌，共同致病因素是食物、宿主等。龋病好发于不易清洁的部位，最常见的牙齿为下颌第一磨牙，其次为下颌第二磨牙，最好发的部位为牙面及咬合面点隙窝沟。老年人由于牙龈萎缩、牙齿间隙变大、牙颈露出，导致进食时更容易出现食物残留，牙菌斑易于积累在牙根表面，不易清理，因此更容易患龋病，尤其以根面龋常见。

2.龋病的评估内容

（1）发生牙齿与部位：龋病发生在下颌多于上颌，后牙多于前牙，牙齿窝沟、邻接面和牙颈部是常见部位。

（2）龋病表现：临床上可见龋齿有颜色、形状、性质的变化，根据龋坏程度分为浅龋、中龋、深龋三个阶段，各自表现如表2-26所示。

表2-26　龋齿损坏程度

分度	损坏部位	表现
浅龋	局限于釉质	无自觉症状。初期于平滑面表现为脱矿所致的白垩色斑块，随着时间的延长而呈黄褐色，窝沟处弥散呈浸墨状，一般无明显龋洞，仅探诊时有粗糙感，后期可出现局限于釉质的浅洞
中龋	牙本质浅层	有明显龋洞，探诊时可有疼痛，饮食刺激（如冷、热、甜、酸和食物嵌入等）时可出现疼痛反应，当刺激去除后，疼痛立即消失，无自发性痛
深龋	牙本质深层	一般表现为大而深的龋洞，对外界刺激反应较重，但去除刺激源后，可立即止痛

（二）牙周病

1.牙周病的概念　牙周病是指发生在牙周组织（即牙体的支持组织）的疾病，是老年人常见的口腔疾病，也是导致牙齿脱落、牙列缺失的主要原因之一。引起牙周病最主要的致病因素是牙菌斑，其次为牙结石。牙周病主要表现为牙龈炎症、出血、牙周袋形成、牙齿松动，甚至导致牙齿自行脱落。炎症活动时，局部可出现肿胀、疼痛，形成脓液；长期的炎症刺激导致牙槽骨吸收，出现牙齿松动，最后造成牙齿缺失。牙周病包括牙龈病和牙周炎两大类，前者仅累及牙龈组织，后者波及深层牙周组织（牙周膜、牙槽骨、牙骨质），对老年人的影响更为严重。由于牙周病早期症状不明显，老年人及其照护者缺乏重视，容易引起牙周组织的慢性感染，损害口腔咀嚼功能，对老年人的生活质量和身心健康造成严重影响。

2.牙周病的评估内容

（1）引起牙周病的原因：不良的口腔卫生习惯（如不按时刷牙、刷牙方式不恰当等）导致牙菌斑或牙结石的累积，牙齿咬合力过大或咬合方向异常导致牙周组织发生损伤。

（2）牙周的情况：牙龈是否红肿、出血、疼痛、溢脓，是否形成牙周袋，牙槽骨形状是否正常，牙齿有无松动或移位，有无牙齿脱落，是否伴有口臭、咀嚼无力等表现。

（3）对老年人造成的影响：①牙周炎症引起口腔不适，咀嚼功能下降；②牙周病引起牙齿脱落，造成牙列缺失；③长期的炎症刺激导致老年人出现焦虑、抑郁等负面情绪。

（三）牙齿缺损和牙列缺失

1. 牙列缺失的概念　牙列缺失是老年人的多发病。长期的龋病、牙周病，以及衰老导致的牙龈萎缩、外伤等均可导致牙齿磨损，逐渐导致牙齿或牙列的缺损，甚至缺失。前牙区的牙列缺损会降低面部的美观度，严重时可影响老年人的心理健康；后牙区的缺损会导致唇颊软组织的支撑缺少、软组织凹陷，从而出现皱纹加深、口角下垂等苍老的表现。牙齿缺损和牙列缺失还会直接影响咀嚼功能、语言发音，从而肠胃消化吸收负担加重，产生焦虑、抑郁、信心降低等负面情绪，还可引发新的龋病和牙周疾病，甚至发生颞下颌关节症状，导致咀嚼功能进一步丧失。因此，应早期评估老年人的牙列情况，进行及时修复、义齿安装或种植等，避免牙列缺损和缺失的不断进展。

2. 牙列缺失的评估内容

（1）引起缺损和缺失的原因：评估老年人是否存在慢性口腔疾病（如龋病、牙周病等）、外伤、不良饮食习惯（如食用酸性食物、坚硬食物、饮用碳酸饮料等）、不良修复体等。

（2）缺损和缺失的情况：评估牙齿缺损的部位，即牙冠、牙颈或牙根；牙齿缺失的部位，即切牙（门牙）、尖牙（虎牙）、前磨牙或磨牙，以及前牙列或后牙列；牙列缺失的程度，即缺失牙齿的个数、部分或全牙列缺失等。

（3）对老年人造成的影响：①咀嚼功能下降、饮食种类受限导致的营养不良；②发音不清，软组织塌陷引起皱纹加深，面容出现苍老改变；③自信心下降，甚至焦虑、抑郁、恐惧等心理问题。

（四）口干症

1. 口干症的概念　引起口干症的直接原因是唾液分泌减少，主观表现为口腔黏膜干燥、萎缩，有异物感、烧灼感。30%～50%的老年人存在口干症，并且患病率随着年龄的增长而增加。患有口干症的老年人在进食时没有充足的唾液润滑食物，从而导致难以吞咽，影响其消化吸收功能；此外，唾液减少导致没有足够的唾液对口腔黏膜和牙齿表面进行冲刷，从而导致口腔的自洁能力下降，增加患龋病、牙周病的风险。主要表现为：①唾液分泌减少，饮水后缓解效果不佳。②口腔黏膜：干燥、萎缩、有烧灼感。③舌面：舌质颜色加深、舌苔减少、舌背出现沟纹。

2. 口干症的评估内容

（1）口干的评估：方糖试验是判断口干的简便方法，具体见表2-27。

表 2-27　方糖试验

步骤	结果	判定标准
置一般食用方糖于舌背上，闭口，记录方糖完全溶化的时间	小于 10 分钟完全溶化	正常
	10 ～ 30 分钟之间溶化	可能为口干
	超过 30 分钟未完全溶化	口干症

（2）口腔状况的评估：口腔黏膜的湿润度、舌面的湿润度，是否伴随龋病、牙周病等，主观是否有干燥、灼烧感。

（3）对老年人造成的影响：①唾液分泌减少导致食物不能顺利进入消化道而引起吞咽困难；②由于进食困难引起老年人食欲降低，食物种类和性质的限制导致老年人营养不良；③口干症会对老年人心理状态造成影响。

（五）口腔癌

1. 口腔癌的概念　口腔癌占头颈部癌发生率的80%以上，是发生在口腔的恶性肿瘤的总称，包括舌癌、牙龈癌、软硬腭癌、颌骨癌、口咽癌、涎腺癌、唇癌、上颌窦癌，以及发生于颜面部皮肤黏膜的癌症等。引发口腔癌的主要原因有长期吸烟饮酒、咀嚼槟榔、口腔卫生状况差、对口腔黏膜的长期刺激（如牙齿尖锐、义齿形状不恰当引起口腔黏膜的反复破坏等）、缺乏维生素和微量元素等。典型表现为：口腔组织出现肿块或结节，口腔黏膜表面光滑度和颜色改变，口腔溃疡长期不愈合，无明显原因反复出血，感觉异常（如干燥、灼烧、麻木感），吞咽困难；晚期出现淋巴结转移，淋巴结肿大且触之坚硬、粗糙，不可移动。

2. 口腔癌的评估内容　口腔癌的评估目的主要在于早期识别癌前病变，若老年人口腔出现以下表现，应前往医疗机构进行进一步检查。

（1）超过 2 周不愈合的口腔溃疡或水疱、黏膜下纤维变性、黑斑。

（2）口腔黏膜出现白色、红中带白的表现，即白斑和增生性红斑，如舌尖出现深红中带有白色斑点等。

三、吞咽障碍

吞咽障碍又称为吞咽困难，是指由于下颌、双唇、舌、软腭、咽喉、食管等器官结构和（或）功能受损，不能安全有效地把食物输送到胃内的一种功能性损伤。吞咽障碍会导致吞咽安全性和有效性受损，发生误吸、吸入性肺炎、营养不良、脱水等并发症，严重时可造成窒息死亡。由于衰老、生理功能减退和疾病增多等因素，吞咽障碍在老年人中发病率高，已成为危害老年人健康的重要问题。因此，应进行老年人吞咽障碍评估，以预防并发症的发生，减少老年人意外死亡。

（一）吞咽障碍临床表现

常见的临床表现有：口、鼻反流，流涎，口咽部食物残留，吞咽疼痛或咀嚼困难，进食或饮水时呛咳或吞咽后咳嗽，频发的清嗓动作，声音嘶哑，湿性嗓音，进食习惯改变、进食费力、进食时间延长、进食量减少或不能进食某些食物，不明原因发热或反复发作的肺炎，以及体重下降等。

（二）吞咽障碍评估流程

评估流程由筛查开始，初步判断是否存在吞咽障碍及其风险程度，如果有或高度怀疑有风险，则做进一步的临床功能评估和（或）仪器检查（图 2-2）。

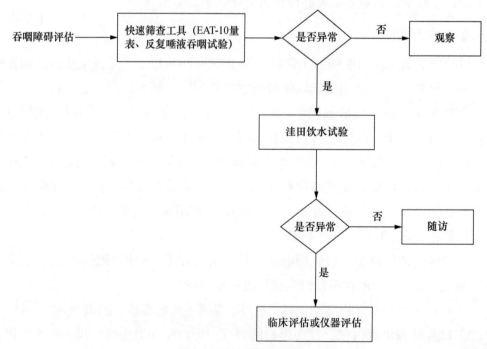

图 2-2　吞咽障碍评估流程

（三）吞咽障碍评估工具

常用的吞咽障碍评估工具有进食评估问卷调查工具 -10（EAT-10）、吞咽障碍自评量表、反复唾液吞咽试验和洼田饮水试验。

1. 吞咽障碍筛查工具

（1）吞咽障碍自评量表：可用于快速识别吞咽障碍高风险人群，无需培训。该量表是基于 EAT-10 量表，使用 3 个问题快速自评是否存在吞咽障碍风险。当任一问题回答为"是"，提示可能存在吞咽障碍风险，则需要进一步进行临床评估或仪器检查。具体量表见表 2-28。

表 2-28　吞咽障碍自评量表

题目	评定	
1. 吞咽疼痛或费力	□是	□否
2. 吞咽时呛咳或吞咽后咳嗽	□是	□否
3. 进食习惯改变或进食紧张	□是	□否

（2）反复唾液吞咽试验：反复唾液吞咽试验是一种常用的评定吞咽反射诱发功能和反复吞咽能力的评估方法，可由照顾者进行评定。该方法基于干吞咽，无需摄入食水，安全便利，可初步判断患者是否存在吞咽障碍。

1）方法：取坐位或半坐卧位，检查者将手指放于患者喉结及舌骨处，嘱老年人快速反复吞咽，观察 30 s 内吞咽次数和喉上抬的幅度。

2）判定：30 s 内吞咽次数＜ 3 次视为异常。

2. 吞咽功能等级评定　洼田饮水试验是临床最常用的吞咽障碍评估方法，可用于吞咽功能评估和吞咽障碍康复后的疗效评定。

（1）方法：取坐位，饮用 30 ml 温水。

（2）判定：根据饮水情况将吞咽功能分为 5 个等级，见表 2-29。

表 2-29　洼田饮水试验评估分级

等级	表现
1 级	5 s 内能将 30 ml 温水顺利地一次咽下
2 级	5 s 以上分两次不呛咳地将 30 ml 温水咽下
3 级	5 s 以上能一次咽下但有呛咳
4 级	5 s 以上分两次以上咽下，有呛咳
5 级	饮水时间超过 10 s，且屡次有呛咳等异常

（3）评估注意事项

①要求老年人意识清楚并能够按照指令完成试验。

②尽量不要告诉老年人正在测试以防止紧张。

③饮水量需准确。

④对于 3 级以上的老年人，应给予相应的指导和措施：

3 级：指导自行吞咽训练；

4 级：给予吞咽训练及指导自行吞咽训练；

5 级：留置胃管。

四、呼吸系统问题

（一）咳嗽

1.咳嗽的概念　咳嗽指呼吸道黏膜受刺激后引发的一种保护性反射动作，其作用是清除呼吸道内的分泌物或异物。引起咳嗽最常见的原因为感染（如急性上呼吸道感染、肺炎、慢性支气管炎等），此外，支气管肺癌、心力衰竭、哮喘、异物吸入等也可引起咳嗽。老年人由于机体的衰老，更容易出现肺部感染、心力衰竭等疾病，从而更容易出现咳嗽，并且咳嗽呈现顽固化、持续化，严重影响老年人的日常活动及夜间睡眠，甚至伴随体力的过度消耗，导致生活质量的降低。

2.咳嗽的评估要点

（1）咳嗽的特点：包括咳嗽的发生时间、起病急缓、咳嗽性质、持续时间、音色，有无咳痰等伴随症状，如出现咳痰，则提示为下呼吸道咳嗽，若为干咳，则提示为上呼吸道咳嗽。

（2）病因与诱因：引起老年人咳嗽的常见原因有呼吸系统、心血管系统、中枢神经系统及胃食管反流性疾病；此外，致咳嗽的药物使用史、吸烟史及粉尘接触史、气候变化等也可引起咳嗽。

（3）咳嗽的严重程度及影响：咳嗽症状较轻的老年人，可通过简单治疗得到缓解与治愈，或通过身体的免疫调节而自行好转，而咳嗽症状严重者可出现长期的、剧烈的咳嗽，可能引起呼吸肌疲劳，出现食欲减退、睡眠质量降低、焦虑抑郁、日常活动能力受限等表现，甚至引起自发性气胸或咯血等并发症。

3.咳嗽的评估内容　咳嗽评估的主要方面有咳嗽的病程、性质、时间与规律和咳嗽的音色，具体见表 2-30。

（二）咳痰

1.咳痰的概念　咳痰指借助咳嗽将呼吸道内过多的分泌物排出体外的过程，咳痰常与咳嗽共同发生，是老年人最常见的呼吸问题之一。正常情况下，支气管黏膜分泌少量黏液，使呼吸道黏膜保持湿润。当呼吸道分泌物增多时，形成痰液，并刺激呼吸道咳嗽排出体外。引起咳痰的主要原因是感染，而老年人由于免疫力降低，更容易出

表 2-30 老年人咳嗽的评估内容

评估方法	评估内容	特点	表现与原因
问诊	持续时间	①急性咳嗽	咳嗽持续时间＜3周
		②亚急性咳嗽	咳嗽持续时间3～8周
		③慢性咳嗽	咳嗽持续时间＞3周
	时间与规律	①突发性咳嗽	常由于吸入刺激性气体或异物、淋巴结或肿瘤压迫气管或支气管分叉处所引起
		②发作性咳嗽	可见于百日咳、支气管哮喘（咳嗽变异性哮喘）等
		③长期慢性咳嗽	多见于慢性支气管炎、支气管扩张症、肺脓肿及肺结核
		④夜间咳嗽	常见于左心衰竭、咳嗽变异性哮喘
听诊	咳嗽性质	①干性咳嗽	咳嗽无痰或痰量极少，听诊为干啰音。常见于急性或慢性咽喉炎、急性支气管炎初期、气道受压狭窄、胸膜疾病、原发性肺动脉高压以及二尖瓣狭窄等
		②湿性咳嗽	咳嗽伴有咳痰，听诊为湿啰音。常见于慢性支气管炎、支气管扩张症、肺炎、肺脓肿和空洞型肺结核等
	音色	①咳嗽声音嘶哑	多为声带炎症或肿瘤压迫喉返神经所致
		②鸡鸣样咳嗽	表现为连续阵发性剧咳伴有高调吸气回声，多见于百日咳，会厌、喉部疾患，气管受压
		③金属音咳嗽	常见于纵隔肿瘤、主动脉瘤或支气管癌直接压迫气管所致
		④咳嗽声音低微或无力	见于严重肺气肿、声带麻痹、声带水肿及极度衰弱者

现下呼吸道感染；此外，随着年龄增加，老年人出现肌肉减少，同时可能伴随多种心肺疾病，引起排痰能力降低。因此，老年人的咳痰问题应做到早期、全面的评估，从而促进及时、有针对性的干预。

2.咳嗽的评估要点

（1）咳痰的特点：包括痰液的性状、颜色和气味、痰液的量，有无伴随症状，如窒息、胸痛、呼吸困难等。

（2）病因与诱因：引起老年人咳痰的常见原因有呼吸道感染、慢性心力衰竭引起的肺淤血、慢性支气管炎等。

（3）咳痰的严重程度及影响：程度较轻、痰量较小的咳嗽一般可通过简单用药而治愈，或机体自行好转。若引起咳嗽的原因是心力衰竭、慢性支气管炎等慢性疾病时，咳痰往往呈现持续时间长、痰量多的特点，导致身体体液丧失，甚至引起呛咳、窒息等危急情况发生，严重影响老年人的日常活动（如饮食、社交等）和生命健康。

3.咳嗽的评估内容 咳痰评估的主要方面有痰液的性状、颜色、气味和量，具体见表2-31。

表 2-31 老年人咳痰的评估内容

内容	特点	表现
性状	①黏液性痰	痰液黏稠、无色透明或稍白，多见于急性支气管炎、支气管哮喘及大叶性肺炎的初期，也可见于慢性支气管炎、肺结核等
	②浆液性痰	痰液稀薄、多泡沫，见于肺水肿
	③脓性痰	痰液质黏稠，含脓细胞、坏死组织等，见于化脓性细菌性下呼吸道感染
	④血性痰	痰中带血，由于呼吸道黏膜受侵害、损害毛细血管或血液渗入肺泡所致，见于肺结核、肺癌等
颜色与气味	①无色透明痰	见于急性支气管炎、支气管哮喘
	②白色黏液痰	见于慢性支气管炎、支气管哮喘；若痰白黏稠且牵拉成丝难以咳出，提示有真菌感染
	③铁锈色或褐色痰	为典型肺炎球菌肺炎、肺梗死的特征
	④黄色或黄绿色痰	提示化脓性感染
	⑤红色或粉红色痰	见于支气管肺癌、肺结核、肺淤血
	⑥绿色痰	见于铜绿假单胞菌感染
	⑦黑色痰	见于由于吸入大量尘埃导致的尘肺
	⑧粉红色泡沫样痰	为急性肺水肿的典型特征
	⑨恶臭痰	提示有厌氧菌感染，见于支气管扩张症、肺脓肿
痰量	①痰量少	见于急性呼吸道炎症
	②痰量多	常见于支气管扩张症、肺脓肿和支气管胸膜瘘，且排痰与体位有关

（三）呼吸困难

1.呼吸困难的概念　呼吸困难指老年人呼吸时主观上感觉费力、空气不足，客观上表现为呼吸用力，出现呼吸频率、深度、节律的改变，严重者可出现鼻翼扇动、张口呼吸、端坐呼吸，甚至出现发绀、意识丧失等缺氧症状。引起老年人呼吸困难的常见原因有慢性阻塞性肺疾病、支气管哮喘、支气管肺癌、肺炎、左心衰竭引起的肺淤血、静脉血栓脱落引起的肺栓塞等。

2.呼吸困难的评估要点

（1）呼吸困难的特点：呼吸困难起病的缓急程度、发作时间、严重程度、有无昼夜差别、呼吸困难类型、加重或缓解因素，以及有无发热、咯血、意识障碍等伴随症状，同时应注意老年人是否出现紧张、焦虑或恐惧等情绪，有无睡眠障碍等表现。

（2）病因与诱因：引起老年人呼吸困难的常见原因有感染、心或肺等基础疾病史、接触过敏原、接触化学毒物、使用吗啡等药物等。

（3）呼吸困难的严重程度：可根据表现分为轻度、中度和重度（表 2-32）。

表 2-32　呼吸困难的严重程度

分度	描述
轻度	可在平地行走，登高及上楼时气促，中度或重度体力活动后出现呼吸困难
中度	平地慢步行走时中途需休息，轻体力活动时出现呼吸困难，完成日常生活活动需他人帮助
重度	洗脸、穿衣甚至休息时也感到呼吸困难，日常生活活动完全依赖他人帮助

（4）呼吸困难的影响：呼吸困难造成最直接的影响是机体获取氧气的能力降低，从而出现体力下降，随着严重程度的增加，老年人的活动能力逐步降低，甚至严重限制其日常活动，生活自理能力下降，甚至导致大脑缺氧而危及生命。

3. 呼吸困难的评估内容　根据引起呼吸困难的病因，可分为肺源性、心源性、中毒性、血源性、神经性和精神性呼吸困难，见表 2-33。

表 2-33　呼吸困难的评估内容

分类		表现
肺源性呼吸困难	①吸气性呼吸困难	表现为吸气显著费力、吸气时间延长，严重者因呼吸肌极度用力，胸腔负压增大，吸气时出现胸骨上窝、锁骨上窝和肋间隙明显凹陷，称为"三凹征"，可伴有干咳和高调吸气性喉鸣。常见于急性喉炎、喉水肿、喉癌、气管肿瘤或气管内异物等
	②呼气性呼吸困难	表现为呼气费力、缓慢、呼气时间明显延长，听诊可闻及呼气期哮鸣音。常见于喘息型慢性支气管炎、慢性阻塞性肺疾病、支气管哮喘等
	③混合性呼吸困难	表现为吸气与呼气均费力、呼吸浅快，可伴有呼吸音异常或病理性呼吸音。常见于重症肺炎、弥漫性肺间质疾病、大面积肺栓塞、重症肺结核、大量胸腔积液、气胸等
心源性呼吸困难	①劳力性呼吸困难	活动时出现或加重，休息时减轻或消失。起初仅在体力活动后出现，随着肺淤血程度加重，逐渐发展到轻微活动即会出现
	②端坐呼吸	肺淤血达到一定程度时，患者不能平卧，被迫采取半坐位或端坐体位呼吸；急性左心衰竭也可表现为端坐呼吸，可伴濒死感
	③夜间阵发性呼吸困难	①严重左心衰竭时，患者常可出现夜间睡眠中突感胸闷气急，被迫坐起。轻者端坐后症状逐渐缓解；重者可见端坐呼吸、面色发绀、大汗、咳粉红色泡沫痰，两肺底或全肺出现湿啰音，心率增快，可有奔马律
		②右心力衰竭所致呼吸困难的程度较左心衰竭轻，多见于肺源性心脏病、某些先天性心脏病或由左心衰竭发展而来
中毒性呼吸困难		代谢性酸中毒时多表现为深长而规则的呼吸；吗啡、巴比妥类药物中毒时，呼吸缓慢、变浅，伴有呼吸节律异常，如潮式呼吸或间停呼吸；亚硝酸盐或急性一氧化碳中毒时可引起深而慢的呼吸
血源性呼吸困难		重度贫血时严重缺氧，老人在平静状态即可出现气促、呼吸困难，伴心率增快的表现；休克或大出血时，缺氧和血压下降可刺激呼吸中枢，也可导致呼吸加快
神经性呼吸困难		表现为呼吸慢而深，常伴有呼吸节律异常，如呼吸遏制（吸气突然停止）、双吸气样（抽泣样）呼吸
精神性呼吸困难		精神性呼吸困难表现为呼吸快而浅，伴有叹息样呼吸，以及口周、肢体麻木或手足搐搦等呼吸性碱中毒的表现

五、疼痛

疼痛是一种与实际或潜在的组织损伤相关的不愉快的感觉和情绪、情感体验，或与此相似的经历，包括感觉、情感、认知和社会维度的痛苦体验。疼痛已被确认为继呼吸、脉搏、体温和血压之后的第五大生命指征。在老年人中，高血压、心脏病、糖尿病、关节炎、胃炎等多种常见慢性病均易诱发疼痛，长期受各种疼痛影响的老年人，常伴有疲劳、焦虑、抑郁、睡眠障碍等不良健康问题，严重影响老年人的健康和生活质量。

疼痛中严重影响老年人健康的是某些致命性病因的存在。在老年人中，头部、胸部、腹部发生的疼痛均可能预示着致命性疾病的存在，如脑出血等脑血管疾病导致的剧烈头痛，心肌梗死等心血管疾病导致的压榨性胸痛，消化道出血、穿孔导致的腹痛等。因此，老年人发生头痛、胸痛、腹痛时，需要重点关注。除此之外，慢性疼痛是老年人疼痛发生率最高的类型，慢性疼痛即持续或反复发作超过 3 个月的疼痛。据统计，在中低收入国家，年龄 ≥ 65 岁的老年人慢性疼痛发生率约为 56%，根据我国 2018 年中国健康与养老追踪调查（China Health and Retirement Longitudinal Study，CHARLS）显示，年龄 ≥ 65 岁的老年人中约有 61% 存在慢性疼痛。虽然老年人慢性疼痛的发生率较高，但老年人对疼痛的认知不足、低估疼痛的严重程度，加之老年人各方面功能普遍退化，对疼痛的感知不够敏感，多数存在治疗疼痛不积极、不及时的现象，可能会延误治疗时机，因此，在老年人主诉疼痛时，应该对老年人的疼痛进行评估并积极应对。老年人的疼痛评估可以遵循以下评估路径（图 2-3）。本节重点介绍头痛、胸痛、腹痛与慢性疼痛。

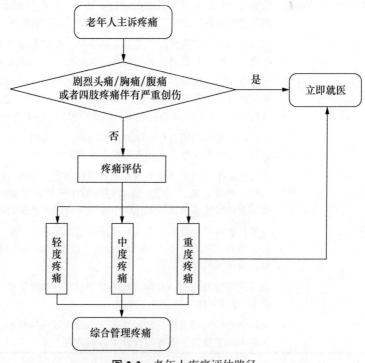

图 2-3 老年人疼痛评估路径

（一）老年人疼痛分类

1. 头痛　是老年人群中的常见症状，但发生剧烈头痛时极有可能是由于某些较为危险的病因，比如脑出血。老年人发生突然的剧烈头痛时，应考虑老年人是否有高血压或脑血管疾病史，快速判断是否为脑出血导致，并及时就医。

2. 胸痛　主要是指胸前区的疼痛和不适感，是一种常见而又危及生命的病症。在老年人中，胸痛常预示着心肌梗死的发生，尤其是在夜间睡眠中发生心前区疼痛，此时要立即采取措施，舌下含服硝酸甘油，并及时就医。

3. 腹痛　多由腹部脏器疾病引起，部分为轻症，但有些可出现生命危险，如老年人消化道出血、穿孔等病因导致的腹痛。老年人消化道出血时，可伴有便血、呕血的症状；当消化道穿孔时，可出现突发剧烈腹痛并伴有压痛，但老年人常隐忍疼痛，腹痛或压痛可能不明显，因此要评估疼痛发生的部位、程度、是否存在导致胃肠道穿孔的病因，并及时就医。

老年人头部、胸部、腹部发生疼痛可能是老年人常见的致命性疾病引起的，因此评估疼痛时，首先应根据疼痛的部位、性质、程度、是否存在高危病史，快速判断是否为致命性疾病所导致，若是，应立即就医。

4. 慢性疼痛　是指持续或间歇性持续 3 个月以上的疼痛。据研究发现，我国老年人慢性疼痛的发生率约为 62%。老年人的慢性疼痛往往是多原因、多部位、多种性质的复杂性疼痛，长期的慢性疼痛可导致老年人的社会活动受限，易出现情绪低落、焦虑等心理问题，因此老年人的慢性疼痛不仅要考虑到躯体疾病，还要考虑心理社会方面。

（二）疼痛的评估

1. 评估内容

（1）疼痛部位：记录老年人指出的疼痛部位，或者使用身体图（见简明疼痛评估量表）帮助老年人进行疼痛定位。

（2）疼痛性质：通过老年人的描述了解老年人疼痛的性质，如刺痛、绞痛、钝痛、麻木样或烧灼样疼痛等，并据此进一步判断可能导致该老年人疼痛的原因。

（3）疼痛程度：主要依赖于老年人的主观描述，有多种评估工具可以使用，具体内容见下文疼痛的评估工具。

（4）疼痛诱因：了解老年人的病史，判断是否有引发疼痛的病因。

2. 疼痛的评估工具

（1）单维度疼痛评估工具：单维度疼痛评估工具简单易行、方便快捷，更适合居家老年人进行疼痛自评。因此，单维度疼痛评估工具是居家老年人进行疼痛评估的首选。

1）数字评分法：请老年人用 0 ～ 10 分来表达疼痛的强度，0 代表无痛，10 代表剧痛。若疼痛，但完全不影响睡眠，为 1～3 分，即轻度疼痛；若疼痛影响睡眠，但仍可以自然入睡，为 4～6 分，即中度疼痛；若疼痛导致不能睡眠或睡眠中疼痛，需镇痛药物或其他手段辅助睡眠，为 7～10 分，即重度疼痛。该方法易于理解和表达，是最为常用且简单有效的评估方法，但适用于理解数字并能表达疼痛的老年人（图 2-4）。

2）面部表情法：评估时老年人选择能够表示自己疼痛程度的表情，该方法适用于文化程度较低或存在认知问题的老年人（图 2-4）。

3）口述评分法：该方法采用不同程度的形容词描述疼痛程度。用"无痛""轻度疼痛""中度疼痛"和"重度疼痛"表示，老年人根据自身感受进行选择（图 2-4）。该方法表达清楚具体，但可能会受老年人文化程度和方言等方面的影响。

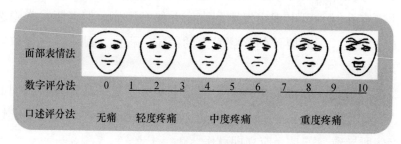

图 2-4　单维度疼痛评估工具

（2）多维度疼痛评估工具：多维度疼痛评估工具较为全面，但工具的计分方式较单维度疼痛评估工具复杂，建议患有慢性疼痛的老年人在社区卫生服务人员的帮助下进行多维度的疼痛评估，根据评估结果对疼痛进行综合管理。

1）简明疼痛评估量表（BPI）：该工具适用于老年人慢性疼痛的全面评估，包括疼痛的部位、程度以及疼痛的影响，其中疼痛程度和疼痛的影响需计分，分数越高说明疼痛以及疼痛带来的影响越严重（表 2-34）。该工具主要用于评估过去 24 h 内的疼痛。

2）整体疼痛评估量表（GPS）：该工具为慢性疼痛的综合性评估工具，包括 4 个维度（疼痛、情绪感受、临床表现、日常行为），采用 11 级评分法，每个条目评分为 0～10 分，总分越高说明疼痛以及疼痛带来的影响越严重（表 2-35）。该工具不仅可以评估老年人的疼痛程度以及对个体的影响，还可以反映慢性疼痛老年人近期的心理状态。

表 2-34　简明疼痛评估量表（BPI）

请您按照实际情况对以下条目进行选择或回答。

序号	条目
1	大多数人一生中都有过疼痛的经历（如轻微头痛、扭伤后痛、牙痛等），除了这些常见的疼痛外，现在您是否还感到有别的类型的疼痛？ 　　　是　　　　否

（续表）

序号	条目
2	请您用阴影在下图中标出您的疼痛部位，并在最疼痛的部位打"×"（可有多部位）。 前面　　　　　后面 右　　左　　左　　右
3	请您圈出一个数字，以表示过去 24 小时内您疼痛最剧烈的程度。 （不痛）0　1　2　3　4　5　6　7　8　9　10（疼痛最剧烈）
4	请您圈出一个数字，以表示过去 24 小时内您疼痛最轻微的程度。 （不痛）0　1　2　3　4　5　6　7　8　9　10（疼痛最剧烈）
5	请您圈出一个数字，以表示过去 24 小时内您疼痛的平均程度。 （不痛）0　1　2　3　4　5　6　7　8　9　10（疼痛最剧烈）
6	请您圈出一个数字，以表示您目前的疼痛程度。 （不痛）0　1　2　3　4　5　6　7　8　9　10（疼痛最剧烈）
7	您希望接受何种药物或治疗来控制您的疼痛？ _____
8	在过去的 24 小时内，由于药物或治疗的作用，您的疼痛缓解了多少？请选择下面的一个百分数，以表示疼痛缓解的程度。 0　10%　20%　30%　40%　50%　60%　70%　80%　90%　100% （无缓解）　　　　　　　　　　　　　　　　　　　　（完全缓解）
9	请您圈出一个数字，以表示过去 24 小时内疼痛对您的影响。 （1）对日常生活的影响 （无影响）0　1　2　3　4　5　6　7　8　9　10（完全影响） （2）对情绪的影响 （无影响）0　1　2　3　4　5　6　7　8　9　10（完全影响） （3）对行走能力的影响 （无影响）0　1　2　3　4　5　6　7　8　9　10（完全影响） （4）对日常工作的影响（包括外出工作和家务劳动） （无影响）0　1　2　3　4　5　6　7　8　9　10（完全影响） （5）对他人关系的影响 （无影响）0　1　2　3　4　5　6　7　8　9　10（完全影响）

（续表）

序号	条目
	（6）对睡眠的影响 （无影响）0　1　2　3　4　5　6　7　8　9　10（完全影响）
	（7）对生活兴趣的影响 （无影响）0　1　2　3　4　5　6　7　8　9　10（完全影响）

疼痛程度评分 （问题 3、4、5 和 6 的平均分数）	疼痛的影响评分 （问题 9 的平均分数）

表 2-35　整体疼痛评估量表

请您按实际情况对每个条目进行打分，0 代表无痛或非常不同意，10 代表最痛或非常同意。

维度	条目	得分
疼痛	我目前的疼痛 （不痛）0　1　2　3　4　5　6　7　8　9　10（最痛）	□分
	过去 1 周，我最轻的疼痛 （不痛）0　1　2　3　4　5　6　7　8　9　10（最痛）	□分
	过去 1 周，我最严重的疼痛 （不痛）0　1　2　3　4　5　6　7　8　9　10（最痛）	□分
	过去 1 周，我感到的平均疼痛 （不痛）0　1　2　3　4　5　6　7　8　9　10（最痛）	□分
	过去 3 个月我感到的疼痛 （不痛）0　1　2　3　4　5　6　7　8　9　10（最痛）	□分
情绪感受	过去 1 周，我因疼痛感到害怕 （非常不同意）0　1　2　3　4　5　6　7　8　9　10（非常同意）	□分
	过去 1 周，我因疼痛感到沮丧 （非常不同意）0　1　2　3　4　5　6　7　8　9　10（非常同意）	□分
	过去 1 周，我因疼痛精疲力竭 （非常不同意）0　1　2　3　4　5　6　7　8　9　10（非常同意）	□分
	过去 1 周，我因疼痛而焦虑 （非常不同意）0　1　2　3　4　5　6　7　8　9　10（非常同意）	□分
	过去 1 周，我因疼痛而紧张 （非常不同意）0　1　2　3　4　5　6　7　8　9　10（非常同意）	□分
临床表现	过去 1 周，疼痛影响我的睡眠 （非常不同意）0　1　2　3　4　5　6　7　8　9　10（非常同意）	□分
	疼痛使我感觉不舒服 （非常不同意）0　1　2　3　4　5　6　7　8　9　10（非常同意）	□分
	使我不能独立完成某些事情 （非常不同意）0　1　2　3　4　5　6　7　8　9　10（非常同意）	□分

（续表）

维度	条目	得分
	使我无法工作 （非常不同意）0 1 2 3 4 5 6 7 8 9 10（非常同意）	□分
	我需要服用更多的药物 （非常不同意）0 1 2 3 4 5 6 7 8 9 10（非常同意）	□分
日常行为	疼痛使我不能去商场购物 （非常不同意）0 1 2 3 4 5 6 7 8 9 10（非常同意）	□分
	无法做家务劳动 （非常不同意）0 1 2 3 4 5 6 7 8 9 10（非常同意）	□分
	无法和家人、朋友愉快相处 （非常不同意）0 1 2 3 4 5 6 7 8 9 10（非常同意）	□分
	无法锻炼，包括散步 （非常不同意）0 1 2 3 4 5 6 7 8 9 10（非常同意）	□分
	无法参加最喜欢的业余爱好 （非常不同意）0 1 2 3 4 5 6 7 8 9 10（非常同意）	□分
合计	将每个条目的分数相加后除以2	□分
结果判定	**总分越高说明疼痛以及疼痛带来的影响越严重**

六、营养不良

营养不良是指由于摄入不足或利用障碍引起能量或营养素缺乏的状态，进而导致人体组成改变，生理和精神功能下降。老年人消化功能的减退、口腔问题的增多、多病共存等使得营养不良的发生风险升高。目前，营养不良在全球老年人口中仍然普遍存在，65岁及以上的老年人中约四分之一存在营养不良或营养不良的风险。在我国，根据中国健康与养老追踪调查（CHARLS）的结果，社区老年人营养不良的发生率为12.6%。在老年人中，营养不良会增加衰弱、骨质疏松、肌少症、认知障碍等不良结局的发生风险，并加剧老年人已存在的慢性病，因此，有必要对老年人进行营养不良的筛查与评估，以便及时发现存在营养不良的老年人，并及时采取措施防止不良结局的发生。

（一）老年人营养不良的相关危险因素

老年人营养不良的危险因素复杂多样，根据已有研究，目前已知的风险因素主要分为以下5类：

- 身体功能低下；
- 食欲缺乏；

- 无法独立进食；
- 口腔卫生差；
- 自我感知营养状况不佳。

（二）营养不良的筛查与评估

为了了解老年人的营养状况，目前已发展了一些营养筛查与评估方法，常用营养不良的筛查、人体测量和评估工具。老年人营养状态的筛查与评估可以遵循图 2-5 进行。

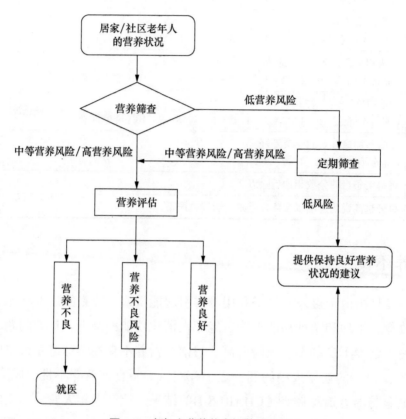

图 2-5 老年人营养状态评估路径图

1. 营养风险筛查 营养不良通用筛查工具（MUST）：居家或社区的老年人进行营养不良风险筛查时工具首选 MUST。该工具最初是为社区应用而设计，目的在于发现成年人存在的营养不良风险，其操作方法简单，目前已成为多种医疗机构的营养筛查工具，筛查内容主要包括体重指数、体重下降程度、疾病所导致的进食量减少，见表 2-36。

2. 营养状态相关指标 常用的营养状态指标包括体重指数、肱三头肌皮褶厚度、上臂围、上臂肌围、握力等。单项营养状态指标的测量方法简便易行、安全有效。可根据老年人各指标的可获得性进行选择。

表 2-36 营养不良通用筛查工具（MUST）

请您根据老年人的实际情况进行选择，并在对应处写出得分。

内容	评分项目	得分
BMI	> 20 kg/m² 计 0 分 18.5 ～ 20 kg/m² 计 1 分 < 18.5 kg/m² 计 2 分	□分
体重下降程度	过去 3 ～ 6 个月体重下降 < 5% 计 0 分 过去 3 ～ 6 个月体重下降 5% ～ 10% 计 1 分 过去 3 ～ 6 个月体重下降 > 10% 计 2 分	□分
疾病原因导致近期禁食时间	≥ 5 天计 2 分	□分
合计	□分	
结果判定	判定标准： 总分 ≥ 2 分判定为高营养风险 1 分判定为中等营养风险 0 分判定为低营养风险	□高风险 □中风险 □低风险

（1）体重指数（BMI）：BMI 的评估见第二章第一节综合评估的基本特征评估。

（2）肱三头肌皮褶厚度：皮褶厚度是皮下脂肪的厚度，是衡量个体营养状况和肥胖程度的较好指标。肱三头肌皮褶厚度的正常参考值：男性 8.3 mm，女性 15.3 mm。实测值相当于正常值的 90% 以上为正常，80% ～ 90% 为轻度营养不良，60% ～ 80% 为中度营养不良，< 60% 为重度营养不良，> 120% 为肥胖。

测量方法：老年人自然站立，将肩部与上臂充分暴露，测量人员标记老年人右臂 / 左臂后侧肩峰到尺骨鹰嘴（肘部骨性突起）两个部位连线的中点，在其中点上 1 ～ 2 cm 处，用手指将皮肤和皮下组织提起，测量其厚度。

（3）上臂围与上臂肌围

1）上臂围：用软皮尺测量上臂中点的周长。

我国男性上臂围平均值为 27.5 cm，女性 28.5 cm，测量值大于平均值的 90% 为营养正常、测量值时平均值的 80% ～ 90% 为轻度营养不良，60% ～ 80% 为中度营养不良，小于 60% 为重度营养不良。

2）上臂肌围：该指标是评价蛋白质、热量、营养不良的常用指标之一。

上臂肌围 = 上臂围 － 3.14 × 肱三头肌皮褶厚度

正常参考值：男性 24.8 cm，女性 21.0 cm。实测值为正常值的 90% 以上为正常，80% ～ 90% 为轻度营养不良，60% ～ 80% 为中度营养不良，< 60% 为重度营养不良。

（4）握力：握力是指前臂和手部的肌肉力量，能够反映老年人的营养状况和衰弱状态，该指标使用握力计进行测试。测试时，老年人手持握力计，用最大力紧握上下两个握柄，测试两次，读取最大值。男性握力不可低于 28 kg，女性握力不可低于 18 kg。

3. 营养不良的综合性评估工具　微型营养评定（MNA）法是目前最适合、也是最常用的老年人营养状况的评估工具。评估内容包括人体测量、一般评估、饮食评价、自身评价 4 部分，见表 2-37。

表 2-37　微型营养评定表

请您根据老年人的实际情况进行选择，并在对应的分数前的方框中打勾。

内容	评分方法	得分
人体测量		
1. 体重指数 BMI（kg/m²）：体重（kg）/ 身高的平方（m²）	BMI ＜ 19（0 分） 19 ≤ BMI ＜ 21（1 分） 21 ≤ BMI ＜ 23（2 分） BMI ≥ 23（3 分）	□分
2. 上臂肌围 AMC（cm） 测量方法：见"人体测量"部分	AMC ＜ 21（0 分） 21 ≤ AMC ＜ 22（0.5 分） AMC ≥ 22（1 分）	□分
3. 小腿围（CC, cm） 测量方法：腿部放松状态下，用软尺测量小腿在最宽处的周长	CC ＜ 31（0 分） CC ≥ 31（1 分）	□分
4. 近 3 个月内的体重下降情况	＞ 3 kg（0 分） 不知道（1 分） 1～3 kg（2 分） 无体重下降（3 分）	□分
一般评估		
5. 独立生活（无护理或不住院）？	否（0 分） 是（1 分）	□分
6. 每日应用处方药超过三种？	是（0 分） 否（1 分）	□分
7. 近 3 个月内有无重大心理变化或急性疾病？	有（0 分） 无（2 分）	□分
8. 活动能力	需卧床或长期坐着（0 分） 不依赖床或椅子，但不能外出（1 分） 能独立外出（2 分）	□分
9. 精神心理问题	严重痴呆或抑郁（0 分） 轻度痴呆（1 分） 无精神心理问题（2 分）	□分
10. 有压疮或皮肤溃疡	是（0 分） 否（1 分）	□分
饮食评价		
11. 每日吃几餐完整的餐食？	1 餐（0 分） 2 餐（1 分） 3 餐（2 分）	□分

（续表）

内容	评分方法	得分
12. 蛋白质摄入情况： 每日至少一份奶制品？是？否？ 每周两次或以上蛋类？是？否？ 每日肉、鱼或家禽？是？否？	0 或 1 个"是"（0 分） 2 个"是"（0.5 分） 3 个"是"（1 分）	□分
13. 每日食用两份或两份以上蔬菜或水果？	否（0 分） 是（1 分）	□分
14. 近 3 个月内是否由于食欲下降、消化问题、咀嚼或吞咽困难而摄食减少？	食欲完全丧失（0 分） 食欲中等度下降（1 分） 食欲正常（2 分）	□分
15. 每日饮水量（水、果汁、咖啡、茶、奶等）一杯约 200 ml	＜3 杯（0 分） 3～5 杯（0.5 分） ＞5 杯（1 分）	□分
16. 进食能力	无法独立进食（0 分） 独立进食稍有困难（1 分） 完全独立进食（2 分）	□分
自身评价		
17. 自我评定营养状况	严重营养不良（0 分） 中度营养不良或不能确定（1 分） 营养良好（2 分）	□分
18. 与同龄人相比，你如何评价自己的健康状况？	不如同龄人（0 分） 不清楚（0.5 分） 与同龄人一样好（1 分） 比同龄人好（2 分）	□分
合计	□分	
结果判定	判定标准： 24～30 分表示营养良好 17～23.5 分表示存在营养不良风险 ＜17 分表示存在营养不良	□营养良好 □存在营养不良风险 □营养不良

七、感知觉障碍

（一）视力损伤的评估

与年龄有关的视力损伤是老年人最常见的感觉障碍之一。WHO 2020 年《世界视觉报告》数据显示，全球范围内至少有 22 亿人患有一定程度的视力损伤，约有 1.96 亿人患有老年性黄斑变性和 18 亿老花眼，其中 1040 万人患有更严重眼疾所致的中度或重度远视力损伤或盲症。随着人口老龄化进程加剧和生活方式改变（如户外时间减少、久坐和不健康的饮食习惯）等，视力损伤的人数不断增加。视力损伤不仅影响老年人自理生活能力，还影响参与劳动和生产，甚至引发跌倒、骨折、意外安全事故等安全问题以及焦虑、抑郁等精神心理问题和社会隔离现象，严重影响老年人的身心健康。因此，视力评估和管理是维持老年人健康的重要内容。本小节将重点介绍老年人视力损伤的危险因素、评估及视力保护措施。

1. 视力损伤相关概念　视力损伤是指眼睛或视觉系统受到损害，导致视力减退或完全丧失的状况。它可以由各种原因引起，包括眼部疾病、眼部创伤、遗传缺陷、老化以及其他健康问题。视力损伤可能是临时的或永久的，它可以影响一个人的日常生活和能力。

2. 老年人视力损伤的危险因素　老年人视力损伤的危险因素是多方面的，包括疾病相关因素和生活方式等。

（1）疾病相关因素

1）眼疾：常见的与视力损伤相关的眼疾包括白内障、年龄相关性黄斑变性、角膜混浊、糖尿病性视网膜病变、青光眼、屈光不正、眼底栓塞、沙眼、眼外伤等。

2）慢性疾病：糖尿病、高血压、慢性肾病等。

（2）不健康生活方式：吸烟（包括接触二手烟）、饮酒、熬夜、缺乏运动或体育锻炼、营养不良（如维生素 A 缺乏）等。

3. 老年人视力评估推荐流程（图 2-6，表 2-38）

表 2-38　我国低视力及盲的标准

类别	级别	最佳矫正视力（双眼中较好眼）
低视力	二级低视力	0.1 到 < 0.3
	一级低视力	0.05 到 < 0.1
盲	二级盲	0.02 到 < 0.05，或视野半径 < 10°
	一级盲	无光感到 < 0.02，或视野半径 < 5°

（二）听力损失的评估

与年龄有关的听力损失是老年人最常见的感觉障碍之一。WHO 2021 年《世界听力报告》数据显示，全球范围内有 15 亿人患有一定程度的听力损失，其中约 11.6 亿人为轻度听力损失，约 4.3 亿人为中等程度以上听力损失。随着年龄增长，中度以上听力损失的患病率在 12.7%～58% 之间波动。听力损失不仅会导致言语交流障碍，还可能导致认知减退和认知障碍症的风险增加，引发孤独感、猜疑感、焦虑、抑郁等精神心理问题和社会隔离现象。因此，听力评估和管理是维持老年人健康的重要内容。本小节将重点介绍老年人听力损失的危险因素、评估及听力保护措施。

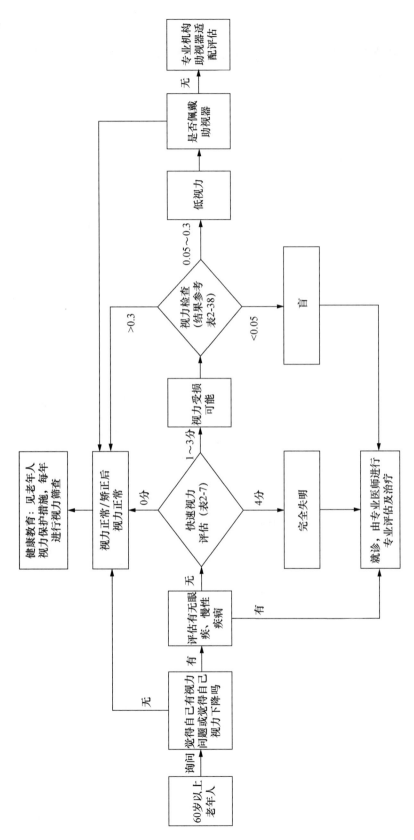

图 2-6　推荐的老年人视力评估流程

1.听力损失相关概念 听力损失是指一个人在听觉系统受损或功能受限的情况下，能力降低或无法正常听取声音的情况。它可以由多种因素引起，包括遗传因素、疾病、药物使用、外伤或老化等。

2.老年人听力损失的危险因素 老年人听力损失的危险因素包括先天性和后天性因素。

（1）先天性听力损失

（2）后天性听力损失

1）耳部疾病：①已知的耳病：如耳硬化症、中耳炎、耵聍栓塞等；②耳毒性药物的使用：如氨基糖苷类和大环内酯类抗生素（庆大霉素、链霉素等）、喹啉抗疟药（奎宁）、铂类抗肿瘤药物（如顺铂）、循环利尿剂（如呋塞米）；③耳或头部外伤；④感染：如脑膜炎、腮腺炎等。

2）慢性疾病：老年人常见的慢性病（如高血压、糖尿病等）均可能与听力损失有关。

3）不健康的生活方式：吸烟（包括接触二手烟）、酗酒、熬夜、缺乏运动或体育锻炼、营养不良（如维生素A、铁、锌等）等。

4）环境因素：①噪声/强声暴露；②与职业相关耳毒性化学物质暴露，如涉及印刷、油漆、造船、建筑、胶水制造、金属产品、化学品、石油、皮革产品、家具制造、采矿等。

3.老年人听力评估流程（图2-7，表2-39）

表2-39 2021年WHO听力损失分级标准

分级	好耳的听力阈值（dB）	多数成年人在安静环境下的听力体验	多数成年人在噪声环境下的听力体验
正常听力	＜20	听声音无困难	听声音无困难或轻度困难
轻度听力损失	20到＜35	交谈无困难	交谈可能有困难
中度听力损失	35到＜50	交谈可能有困难	倾听或参与交谈有困难
中重度听力损失	50到＜65	交谈有困难，提高音量后没有困难	多数情况下倾听或参与交谈有困难
重度听力损失	65到＜80	大部分交谈内容都听不到，提高音量后也有困难	倾听或参与交谈特别困难
极重度听力损失	80到＜95	提高音量后也特别困难	听不到交谈声
完全听力损失/全聋	≥95	听不到言语声和大部分环境声	听不到言语声和大部分环境声
单侧聋	好耳＜20 差耳≥35	可能没有困难，除非声音靠近差耳 声音定位可能有困难	倾听或参与交谈可能有问题 声源定位可能有困难

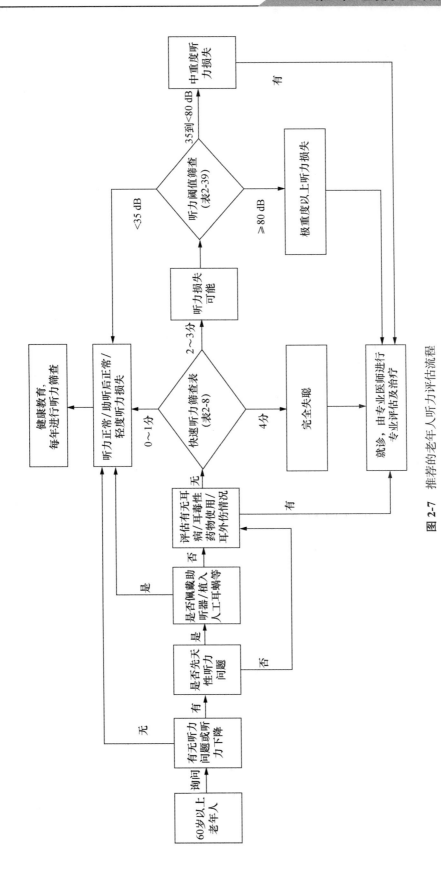

图 2-7 推荐的老年人听力评估流程

八、晕厥与谵妄

（一）晕厥

晕厥是老年人的一种常见表现，其发病率随年龄增加呈上升趋势。70岁以上老年人晕厥的发病率是年轻人的2倍，80岁以上老年人晕厥发生率是年轻人的3～4倍。老年人晕厥可导致跌倒、颅脑损伤等意外伤害，甚至死亡等。老年人晕厥可涉及多种因素，及时、正确评估老年人的晕厥有助于确定晕厥的原因，以帮助确定治疗护理计划，减少跌倒等不良事件的发生，维护和促进老年人的健康。

1.晕厥的概念　晕厥是指各种原因引起的短暂性意识丧失，以发生迅速、持续时间短、可自行恢复为特征。根据病理生理特征，晕厥可分为神经介导性晕厥（反射性晕厥）、直立性低血压晕厥及直立不耐受综合征、心源性晕厥和低血糖晕厥（表2-40）。

表 2-40　晕厥分类及其主要临床表现特点

晕厥类型	临床特点
神经介导性晕厥（反射性晕厥）	（1）排尿性低血压：常在立位排尿时发生；颈动脉窦性晕厥：常在颈部突然转动时发生；血管抑制性晕厥常在看见鼻血或献血、情绪紧张、焦虑、恐惧、疼痛、疲劳时发生；咳嗽性晕厥常在剧烈咳嗽时发生 （2）发作后可有头晕、面色苍白、出汗、脉搏缓慢、血压下降等表现
直立性低血压晕厥及直立不耐受综合征	（1）常在立位或由卧位、蹲位或坐位转为立位时发生 （2）出现头晕、心悸、震颤、全身乏力、视物模糊、运动不能耐受等
心源性晕厥	（1）可在任何体位发生，常继发于某种心脏疾病（心律失常或器质性心血管疾病） （2）发作时表现：突然意识丧失、颜面口唇青紫、大小便失禁、脉搏和血压测不到；发作后多有胸闷、出汗、面色苍白、低血压、脉搏异常等
低血糖晕厥	（1）常见于有糖尿病的老年人，多在劳累、饮食不足、发热等情况下（特别是在上述情况下，糖尿病老年人仍按常规服用降糖药或注射胰岛素后） （2）发病前有头晕、黑矇、物理、出汗、腿软、饥饿感等；发作时迅速发生晕厥；服用糖类物质后病情可较快缓解

注：本表内容引自《中华全科医师杂志》"晕厥的现场判断、危险性评估和院前急救原则"

2.晕厥评估的内容　老年晕厥的病因多样，包括低血糖性晕厥、心源性晕厥、低血压性晕厥、神经介导性晕厥、不明原因晕厥等。典型的晕厥表现为完全性意识丧失、持续时间短暂（意识丧失时间很少超过30 s）、完全自行恢复且无后遗症，以及肌紧张消失。部分患者在晕厥发作之前可出现头晕、耳鸣、出汗、视物模糊、面色苍白、全身不适等前驱症状，发作之后会出现疲乏无力、恶心、呕吐、嗜睡，甚至二便失禁等症状，因此整个过程可能持续数分钟或更长。晕厥评估分为初步评估和进一步评估。初步评估的内容主要包括最近一次晕厥发生（发生前、发生时、发生后）的具体情况、病史和体格检查（表2-41），以及心电图等。进一步评估是在初步评估的基础上，由专业医务人员进行相应的辅助诊断性试验、实验室检查和影像学检查等。

表 2-41 晕厥初始评估表

评估项目	评估内容	评定条目	
晕厥发生的具体情境	发生前	体位	□卧位 □坐位 □站立位
		动作	□休息 □体位改变 □正在活动或活动之后 □排尿／排便时或之后 □打喷嚏 □咳嗽 □吞咽
		诱因	□长期站立 □进食后 □处于拥挤或高温的地方
			□紧张、恐惧 □疼痛 □颈部活动
	发生时	前驱症状	□恶心 □呕吐 □腹部不适 □畏寒 □出汗 □颈部或肩部疼痛 □视物模糊
		典型症状	□完全性意识丧失 □发作时间持续时间短，一般不超过30 s □完全自行恢复且无后遗症 □肌紧张消失
	发生后情况	伴随症状	□恶心 □呕吐 □腹部不适 □畏寒 □出汗 □慌乱 □肌痛 □皮肤颜色改变 □受伤 □胸痛 □心悸 □大便失禁 □小便失禁

（续表）

评估项目	评估内容	评定条目	
病史	年龄	_____ 岁	
	性别	□男 □女	
	既往病史	□糖尿病 □既往低血糖史 □心脏疾病（如心律失常、心肌梗死、急性肺动脉血栓栓塞症、肥厚性心肌病、主动脉瓣狭窄、心脏压塞、急性主动脉狭窄、腹主动脉瘤破裂等） □神经系统疾病（如帕金森病、癫痫、发作性睡病、多系统萎缩等） □既往晕厥史 □安装有起搏器	
	家族史	□猝死 □晕厥	
	用药史	□降糖药 □抗心律失常药（如 β 受体阻滞剂、乙胺碘呋酮、心律平、地高辛、可延长 Q-T 间期的药物等） □降压药（如血管紧张素转换酶抑制药、血管紧张素 Ⅱ 受体阻滞药、钙通道阻滞药、利尿药、β 受体阻滞剂、α 受体阻滞剂、血管舒张药等）	
体格检查	生命体征	血压	卧位血压：_____mmHg 站立位血压：_____ mmHg □直立 3 min 内收缩压下降＞20 mmHg 或舒张压下降＞10 mmHg
		脉搏或心率	_____ 次 / 分
		呼吸	_____ 次 / 分
		体温	_____℃
	血糖	_____ mmol/L	

注：请在相应方框内打√或在相应横线上填写具体数值。

3. 晕厥评估的方法　图 2-8 是建议的晕厥评估路径。

（二）谵妄

随着社会人口老龄化进程的加速，老年人谵妄的发病率不断升高，已成为严重影响老年人健康状况和生活质量的重要疾病。谵妄是一组以注意力和意识受到干扰，短期内病情严重波动，出现认知、记忆功能障碍等表现为特征的急性认知障碍综合征。老年人由于神经细胞、树突细胞、神经受体及小胶质细胞的损害积累，大脑的储备功能下降，是谵妄的易感人群，我国老年人谵妄的发病率达 17%，65 岁的老年人每增加

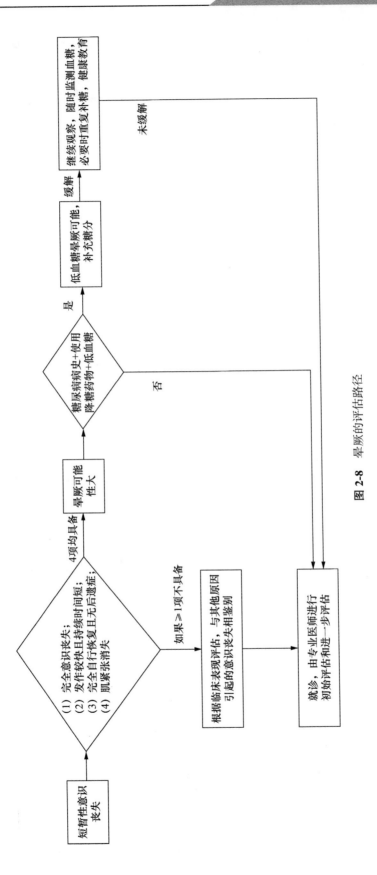

图 2-8　晕厥的评估路径

1岁谵妄的发病风险则增加2%。老年人发生谵妄可增加老年人发生痴呆的风险或让痴呆进展更快、增加跌倒风险、延缓康复和增加住院时长等不良后果。因此，早期正确评估谵妄可以帮助识别谵妄的危险因素，从而及时采取预防和处理措施，减少谵妄带来的不良影响，提高老年人的生活质量和安全性。

1.谵妄的概念　谵妄是一种急性的神经精神性症状，以意识状态的急性改变和反复波动、注意力缺损和思维紊乱为特点。谵妄分为安静型、焦虑型和混合型（表2-42），老年人的谵妄常以安静型为主。

表 2-42　谵妄类型及主要表现

类型	主要表现
安静型	对刺激反应减退的孤僻行为、反应迟钝、说话速度慢、动作迟缓
焦虑型	警觉和活动性增强，可出现逃避或攻击行为
混合型	以上两种类型交替发生

2.谵妄的评估　老年人谵妄的评估内容主要包括年龄、滥用酒精和使用精神活性物质史、感染史、代谢异常或障碍、疾病严重程度、疼痛、睡眠剥夺等。

3.谵妄的评估工具与判定　常用的谵妄评估工具主要包括ICU意识模糊评估法（confusion assessment method for the intensive care unit，CAM-ICU）和ICU谵妄筛查检查表（intensive care delirium screening checklist，ICDSC）。

（1）ICU意识模糊评估法：ICU意识模糊评估法（表2-43）评估条目少、操作简便，可用于年龄大于65岁的老年人及痴呆老年人，尤其适用于ICU中因机械通气等不能进行语言交流的老年患者。ICU意识模糊评估法能够评估老年人的意识状态急性改变或波动、注意力障碍、意识水平改变和和思维混乱情况，可提高活动减少型谵妄的筛查率。

推荐的ICU意识模糊评估法评估步骤见图2-9。

表 2-43　ICU 意识模糊评估法

项目	评定内容	记录	判定标准
特征1：意识状态急性改变或波动	（1）是否出现意识状态的突然改变？□是　□否 （2）过去24小时是否有反常行为，如症状时有时无，或时而加重时而减轻？□是　□否 （3）过去24小时RASS评分是否有波动？□是　□否	□阳性 □阴性	3个问题的任意一个结果为"是"，判定为"阳性"
特征2：注意力障碍	指导语：评估人员对老年人说："我给您读10个数字，您任何时候听到数字'1'时，就捏一下我的手。" 朗读数字：8 1 7 5 1 4 1 1 3 6 读到数字"1"时，老人没有捏手或读到其他数字时捏手的次数（即错误次数）：＿＿＿＿次	□阳性 □阴性	错误数＞2次，判定为"阳性"

（续表）

项目	评定内容	记录	判定标准
特征3：意识水平改变	当前 RASS 实际得分（表 2-44）	□阳性 □阴性	RASS 得分不为 0，判定为阳性
特征4：思维混乱	是非题： （1）石头会浮在水面上吗？　□回答正确　□回答错误 （2）海里有鱼吗？　□回答正确　□回答错误 （3）一斤比两斤重吗？　□回答正确　□回答错误 （4）你能用锤子砸烂一颗钉子吗？　□回答正确　□回答错误 执行指令： （5）第一个指令：评估人员在老年人面前伸出 2 根手指，并对老年人说："伸出这几根手指。"□执行正确　□执行错误 （6）第二个指令："现在用另一只手伸出同样多的手指。"（这次评估人员不做示范）如果老年人只有一只手能动，则该指令改为"再增加一个手指"。　□执行正确　□执行错误 执行指令结果：□全部正确　□错误（1 个及以上错误）	□阳性 □阴性	是非题和执行指令的总错误数 ≥2，判定为阳性
结果判定	判定标准： 特征 1、特征 2（和特征 3 或特征 4）均为阳性，判定为阳性	□阳性 □阴性	

表 2-44　RASS 量表

项目	描述	得分
有攻击性	有明显的攻击或暴力行为	4
非常躁动	拔、拽各种管道（如呼吸管、胃管或静脉滴注等），或对接触的人有过激行为	3
躁动焦虑	身体激烈移动，无法配合呼吸机（人机对抗）	2
不安焦虑	焦虑紧张但身体只有轻微的移动	1
清醒平静	清醒自然状态	0
昏昏欲睡	没有完全清醒，但可保持清醒超过 10 s	−1
轻度镇静	无法维持清醒超过 10 s	−2
中度镇静	对声音有反应	−3
重度镇静	对身体刺激有反应	−4
昏迷	对声音及身体刺激都无反应	−5

　　（2）ICU 谵妄筛查检查表：ICU 谵妄筛查检查表是 Bergeron 等基于第 4 版 DSM 谵妄定义修订制定的谵妄筛查工具，可早期发现谵妄状态。ICDSC 由 8 项指标组成，总分范围为 0～8 分，总分 ≥4 分提示存在谵妄。该评估内容丰富，包含了定向力、幻觉、言语和情绪、睡眠-觉醒周期等多个方面，因此对谵妄筛查的阳性率更高（表 2-45）。

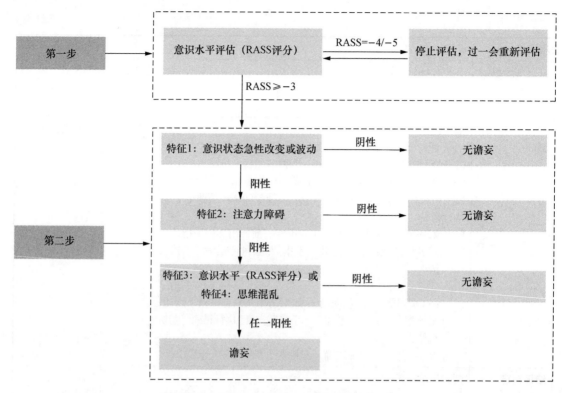

图 2-9 谵妄评估流程（ICU 意识模糊评估法）

表 2-45　ICU 谵妄筛查检查表

项目	评估标准	评分结果	备注
意识变化水平	A. 无反应：□是（暂停评估）　□否（0 分） B. 对于加强的和重复的刺激（如疼痛刺激）有反应：□是（暂停评估）　□否（0 分） C. 对于轻度或者中度刺激（如呼喊或轻拍）有反应：□是（1 分）　□否（0 分） D. 正常清醒：：□是（0 分）　□否（评 A、B、C、E 项） E. 对正常刺激产生夸大的反应：□是（1 分）　□否（0 分）	□分	五项分数任一为 1 分，计 1 分，计入评分结果
注意力不集中	指导语：评估人员对老年人说："我给您读 10 个数字，您任何时候听到数字'1'时，就捏一下我的手。" 朗读数字：8　1　7　5　1　4　1　1　3　6 读到数字"1"时，老人没有捏手或读到其他数字时捏手的次数（即错误次数）：_____次（□≥2 次：1 分　□<2 次：0 分）	□分	
定向障碍	（1）时间定向力：现在是什么时候（早上、中午还是晚上）？ 　　□回答正确　□回答错误 （2）地点定向力：你现在在哪里？□回答正确　□回答错误 （3）人物定向力：□回答正确　□回答错误	□分	任一定向力问题回答错误计 1 分，计入评分结果

（续表）

项目	评估标准	评分结果	备注
幻觉或错觉	过去 24 小时是否有： （1）可疑幻觉或幻觉导致的行为（幻觉：没有刺激，对不存在的事物的感知）：□有　□无 （2）妄想或与真实性测试完全不符合（妄想：坚定不变地相信某个错误的概念，如被害妄想等）：□有　□无	□分	有任一异常计 1 分，计入评分结果
精神运动型兴奋或迟缓	（1）精神激动需要使用药物或限制束缚：□有　□无 （2）反应迟缓：□有　□无	□分	有任一异常计 1 分，计入评分结果
不恰当的言语和情绪	（1）不恰当的混乱或不流畅的言语：□有　□无 （2）与环境或事物相关的不恰当的情绪（如对目前的症状或事物无动于衷或无理要求等）：□有　□无	□分	有任一异常计 1 分，计入评分结果
睡眠－觉醒周期紊乱	（1）晚上睡眠＜4 小时：□有　□无 （2）晚上频繁醒（不包括被周围的人唤醒或环境吵闹导致）：□有　□无 （3）日间睡眠≥4 小时：□有　□无	□分	有任一异常计 1 分，计入评分结果
症状波动	24 小时内，以上指标（项目）的波动：□有　□无	□分	有波动计 1 分，计入评分结果
合计	□分		
结果判定	判定标准： 总分≥4 分提示存在谵妄	□存在谵妄 □无谵妄	

九、认知障碍

随着年龄的增长，老年认知障碍的患病率越来越高。据估计，中国 60 岁及以上的轻度认知障碍患者 3877 万例，痴呆患者 1507 万例。认知障碍严重影响老年人生活质量，增加照护者和家庭经济负担。因此，及时进行认知障碍评估有助于了解老年人的认知功能情况，提供治疗和管理建议，以延缓疾病的进展，改善生活质量，同时也为家庭和照顾者提供支持和教育。本节将重点介绍老年人认知障碍的危险因素和评估流程。

（一）老年人认知障碍相关的概念

老年人认知障碍是指因各种原因导致的不同程度的认知功能损害，涉及定向力、记忆力、计算力、注意力、语言功能、执行功能、推理功能和视空间功能等一个或多个认知域，可以不同程度地影响患者的社会功能和生活质量，严重时甚至导致患者死亡。认知障碍按其严重程度分为轻度认知障碍（MCI）和痴呆。

（二）老年人认知障碍的危险因素

老年人认知障碍的危险因素是多方面的，可分为不可控危险因素和可控危险因素等。

1. 不可控危险因　遗传因素（载脂蛋白 E 基因的 ε4 等位基因等）、年龄、家族史等。

2. 可控危险因素

（1）环境因素：与老年人认知障碍相关的环境因素包括物理性危险因素（如噪声、电离辐射等）和化学性危险因素（如重金属铝、砷、镉、铅和汞等、杀虫剂、农药和有机溶剂）等。

（2）不健康生活方式：吸烟、饮酒、睡眠障碍、缺乏运动或体育锻炼、肥胖等。

（3）慢性病：心血管疾病、糖尿病等。

（4）神经系统疾病：原发性神经系统疾病、继发性神经系统损伤、神经心理性疾病等。

（三）老年人认知障碍评估流程

推荐的老年人认知障碍评估流程见图 2-10。

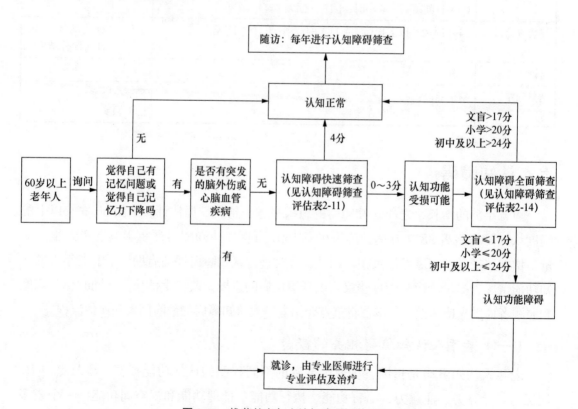

图 2-10　推荐的老年人认知障碍评估流程

十、抑郁／孤独／焦虑

（一）老年抑郁症

抑郁症（major depressive disorder，MDD）是抑郁障碍最常见的类型，其特征包括缺乏正性情感（对普通的事物及娱乐活动失去兴趣和享受）、心境低落，以及其他情绪、认知、躯体症状表现。老年抑郁症（late life depression，LLD）指年龄60岁及以上的老年人中出现的抑郁症状。老年抑郁症通常分为两大类，即轻型抑郁症（阈下和轻度抑郁症）和重型抑郁症（中度和重度抑郁症）。有效量表的阈值作为判断抑郁症严重程度的指标，如患者健康抑郁自评量表（patient health questionnaire，PHQ-9）总分低于16分定义为轻型抑郁症，16分或以上定义为重型抑郁。我国60岁及以上老年抑郁症的总体患病率为22.7%，其中，老年女性患病率约为24.2%，老年男性患病率约为19.4%。老年抑郁症与较高的自杀风险、更频繁的住院治疗、更多的治疗机构咨询和家庭负担有关。因此，认识到老年人的抑郁症并加以控制是非常重要的。

1. 老年抑郁症的症状　老年患者经常少报他们的抑郁症状，他们可能不承认自己悲伤、沮丧或抑郁。许多老年抑郁症患者往往倾向于报告更多的躯体和认知症状，而不是情感症状（表2-46）。据报道，与男性相比，女性更常报告与情感有关的症状。

表 2-46　老年抑郁症的症状

分类	症状
躯体症状	①身体不适主诉突出：表现为慢性疼痛在内的各种躯体不适，历经检查及对症状治疗效果不佳 ②睡眠障碍：表现形式包括入睡困难、易醒、早醒以及矛盾性失眠（也称主观性失眠、睡眠知觉障碍，患者过多地把实际睡眠时间感知为觉醒） ③伴有幻觉、妄想等精神病性症状：疑病、虚无、被遗弃、贫穷和灾难以及被害等是老年期抑郁症患者妄想症状的常见内容 ④自杀行为：与年轻患者相比，老年期抑郁症患者自杀观念频发且牢固、自杀计划周密，自杀死亡率高
认知症状	认知功能损害表现涉及注意力、记忆力和执行功能等
情感症状	焦虑／激越明显：主要表现为过分担心、灾难化的思维与言行以及冲动激惹

2. 老年抑郁症的危险因素　在老年人群中，轻型抑郁症的患病率高于重型抑郁症，研究表明，随着年龄的增长，重型抑郁症的患病率下降，轻型抑郁症的患病率上升。老年人轻型抑郁与残疾显著相关，并伴有焦虑障碍。老年人抑郁的危险因素包括独居、文化水平高、务农、丧偶和无医保等。

3. 老年抑郁症的评估　可借助抑郁自评量表来筛查疑似病例，量表使用方法详见

第二章第一节。

依据根据《国际疾病与分类》第 10 版（ICD-10），抑郁症的症状学标准里包括 3 条核心症状及 7 条其他症状。核心症状：①心境低落；②兴趣和愉快感丧失；③疲劳感、活力减退或丧失。其他症状：①集中注意和注意力降低；②自我评价和自信降低；③自罪观念和无价值感；④认为前途暗淡悲观；⑤自伤或自杀的观念或行为；⑥睡眠障碍；⑦食欲下降。当同时存在至少 2 条核心症状和 2 条其他症状时，才符合抑郁症的症状学标准。如果符合抑郁症的症状学标准，还需同时满足 2 周以上的病程标准，并存在对工作、社交有影响的严重程度标准，同时还应排除精神分裂症、双相情感障碍等重性精神疾病和器质性精神障碍以及躯体疾病所致的抑郁症状群，方可诊断抑郁症（图 2-11）。

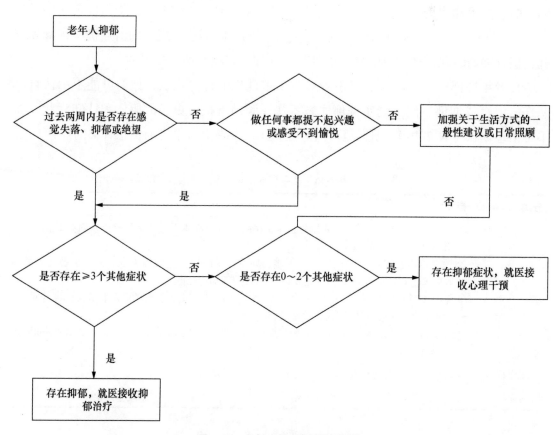

图 2-11　老年人抑郁评估路径图

（二）老年人焦虑

1.焦虑的概念　**焦虑（anxiety）**是一种内心紧张不安，担心或者预感到将要发生某种不利情况，同时又感到难以应对的不愉快情绪体验。并非所有焦虑都是病理的，在日常生活中，焦虑是每个人的防御性情绪，激励我们积极行动，达成更好的结果。病理性焦虑（pathological anxiety）**又称焦虑症状**，指持续的紧张不安、无充分现实依据地感到将要大难临头。焦虑障碍（anxiety disorder）又称焦虑症，是一组以上述病理性焦虑症状为主要临床相的精神障碍的总称。我国老年人焦虑的发生率为5.61%～7.96%，焦虑给老年人带来极大的痛苦，导致老年人日常生活功能受损，因此，认识到老年人的焦虑并加以控制是非常重要的。

2. 焦虑的危险因素 老年人焦虑的危险因素包括居住地所在地理分区，西部地区城市老年人和中部地区农村老年人的焦虑发生风险分别明显高于东部地区城市、农村老年人的焦虑发生风险。女性、患病后不能及时就医、吸烟、口味偏咸、健康状况、经济状况差和睡眠时间不足是老年人焦虑发生的危险因素。

3. 焦虑的症状与评估

（1）焦虑障碍的症状（表2-47）

表 2-47 焦虑障碍的症状

分类	临床表现
精神性焦虑	过度担心、提心吊胆、惶恐不安、警觉性增高、惊跳反应、注意力难以集中、入睡困难、易醒、易激惹
躯体性焦虑	搓手顿足、不能静坐、来回走动、小动作多、肌肉紧张、肌肉酸痛、肢体震颤、语音发颤
自主神经紊乱	心动过速、胸闷气短、头晕头痛、皮肤潮红、出汗或苍白、口干、吞咽梗阻感、胃部不适、恶心、腹痛、腹胀、便秘或腹泻、尿频、早泄、勃起功能障碍、月经紊乱、性欲缺乏等
其他症状	疲劳、抑郁、强迫、恐惧、惊恐发作、人格解体

（2）焦虑障碍的评估：可用焦虑自评量表来筛查疑似病例，使用方法详见第二章第一节（图2-12）。

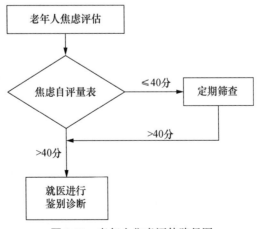

图 2-12 老年人焦虑评估路径图

（三）孤独感

1.孤独感的概念　孤独感是一种主观体验，所以不同的人对孤独的理解是不一样的，这也导致对孤独感的定义尚没有形成共识。比较经典的定义涉及社会和情感两个方面，认为孤独感是由于个体感知到的社会关系和情感的缺失而造成的一种不愉快的情绪体验，是一种消极的主观体验。孤独感会对老年人的生理和心理健康产生极大的影响，可能造成心血管疾病发病率升高，睡眠质量变差，内分泌异常，抑郁等心理疾病发病率升高，死亡风险增大，长期遭受高水平孤独感的老年人更加脆弱和依赖，被虐待的可能性随之增加。

2.老年人孤独感的危险因素　影响老年人孤独感的因素大致可以归纳为四类：人口特征、社会经济状况、社会关系和健康状况。高龄老人比低龄老人更容易感到孤独，女性的孤独感高于男性。丧偶、离婚、未婚的老年人比再婚老年人更容易感到孤独。较高的受教育程度、居住地为城市和有宗教信仰的老年人的孤独感较弱。健康状况较差、生活不能自理和认知缺损的老年人更容易感到孤独。

3.老年人孤独感的评估　定义上的争议也导致孤独感在测量上的差异。有的研究只使用一个问题如"您经常感到孤独吗？"来测量被访者的孤独感，完全依据被访者自己的判断（图2-13）。

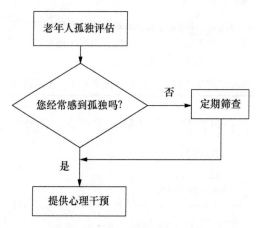

图 2-13　老年人孤独感评估路径

十一、失禁

（一）尿失禁

1.尿失禁评估的重要性　尿失禁（urinary incontinence，UI）是指在任何情况下尿液不自主地流出的症状，分为急性尿失禁和慢性尿失禁。我国老年尿失禁患病率为18.1%～55.4%。尿失禁会引起身体异味、皮肤糜烂及反复尿路感染，这使大多数老年人自尊心受损，出现焦虑、抑郁等心理问题。因此，老年人尿失禁的评估和护理尤为重要。

2.尿失禁的危险因素 高龄、肥胖、多次妊娠、卒中、心力衰竭、便失禁和便秘、慢性阻塞性肺疾病、慢性咳嗽、糖尿病、抑郁、活动能力和日常生活能力下降。另外，降糖药、α受体阻滞剂、雌激素、镇静麻醉剂等药物的使用也会增加尿失禁的发生风险。

3.尿失禁的评估 评估流程由筛查开始，初步判断是否存在尿失禁及其失禁程度，如果有或高度怀疑有风险，则做进一步的临床功能评估和（或）仪器检查（图2-14）。

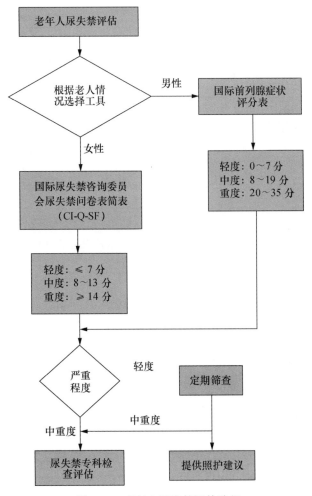

图2-14 老年人尿失禁评估路径

4.尿失禁评估工具 女性常用的尿失禁评估工具是国际尿失禁咨询委员会尿失禁问卷表简表（ICI-Q-SF），男性常用的尿失禁评估工具是国际前列腺症状评分表。

（1）国际尿失禁咨询委员会尿失禁问卷表简表（ICI-Q-SF）：主要应用于女性老年人，用于调查尿失禁的发生率及其对个体的影响程度（表2-48）。

表 2-48　国际尿失禁咨询委员会尿失禁问卷表简表（ICI-Q-SF）

指导语：请您仔细回想近 4 周的情况，尽可能回答以下问题。

条目	记录
1. 您的出生日期	＿＿＿年＿＿月＿＿日
2. 性别（在空格处打✓）	□男　□女
3. 您漏尿的次数？（在一个空格内打✓）	
从来不漏尿	□ 0 分
1 周大约漏尿 1 次或不到 1 次	□ 1 分
1 周漏尿 2 次或 3 次	□ 2 分
每天大约漏尿 1 次	□ 3 分
一天漏尿数次	□ 4 分
一直漏尿	□ 5 分
4. 我们想知道您认为自己漏尿的量是多少 　　在通常情况下，您的漏尿量是多少？（不管您是否使用了防护用品）（在一个空格内打✓）	
不漏尿	□ 0 分
少量漏尿	□ 2 分
中等量漏尿	□ 4 分
大量漏尿	□ 6 分
5. 总体上看，漏尿对您日常生活的影响程度如何？请在 0（表示没有影响）～ 10（表示有很大影响）之间的某个数字上画圈。	
0　1　2　3　4　5　6　7　8　9　10 　　没有影响　　　　　　　　有很大影响	□分
ICI-Q-SF 评分（把问题 3、4、5 的得分相加）：＿＿＿分	
6. 您在什么时候发生漏尿？（请在与您情况相符的那些空格中打✓）	
从不漏尿	□
未能到达厕所就会有尿液漏出	□
在咳嗽或打喷嚏时漏尿	□
在睡着时漏尿	□
在活动或体育运动时漏尿	□
在小便完和穿好衣服时漏尿	□
在没有明显理由的情况下漏尿	□
在所有时间内漏尿	□
合计　　　第 3、4、5 个问题的分数相加	□分
结果判定　　判定标准： 　　≤ 7 分为轻度尿失禁 　　8 ～ 13 分为中度尿失禁 　　≥ 14 分为重度尿失禁	□轻度 □中度 □重度

（2）国际前列腺症状评分表（international prostate symptom score，IPSS）：主要应用于男性尿失禁者，尤其适用于合并前列腺增生的老年人。评估人员向老年人询问表中有关排尿症状的 7 个问题来确定尿失禁的轻重程度。每个问题包括 6 个选项，分别计为 0 ～ 5 分（表 2-49）。7 个问题的得分相加为总分，范围是 0 ～ 35 分。

表 2-49　国际前列腺症状评分表

您在过去 1 个月中有无以下症状?	没有	在两次中少于一次	少于半数	大约半数	多于半数	几乎每次
1. 是否经常有尿不尽感	0	1	2	3	4	5
2. 两次排尿间隔是否＜ 2 h	0	1	2	3	4	5
3. 是否经常间断性排尿	0	1	2	3	4	5
4. 是否经常排尿不能等待	0	1	2	3	4	5
5. 是否经常尿线变细	0	1	2	3	4	5
6. 是否经常需要用力才能开始排尿	0	1	2	3	4	5
7. 夜间需要起来排尿几次	没有	1 次	2 次	3 次	4 次	＞ 4 次
	0	1	2	3	4	5
合计	□分					
结果判定	判定标准： 0 ～ 7 分为轻度尿失禁 8 ～ 19 分为中度尿失禁 20 ～ 35 分为重度尿失禁				□轻度 □中度 □重度	

（3）尿失禁评估的注意事项

1）评估人员对老年人进行评估时应该注意保护老年人隐私，消除老年人自卑、焦虑等不良情绪。

2）评估人员应宜用温水清洗、擦拭老年人的会阴部，必要时局部涂凡士林或鞣酸软膏，评估老年人会阴部的皮肤，若出现破溃，则应该叮嘱老年人及时就医。

3）告知老年人穿着方便穿脱的裤子，少穿有纽扣的裤子，选择腰部有松紧带或有魔术贴的裤子。

（二）便失禁

1. 便失禁评估的重要性　便失禁是指难以控制粪便排出的症状，反复且不少于 1 个月；对于个体而言，上述病程不少于 4 年。因缺乏诊断标准，便失禁的真实发病率难以统计。我国农村地区老年人（65 岁以上）的患病率为 12.3%。便失禁对患者有很深的精神影响，患者常隐藏自己的症状，变得越来越孤独。有的患者因餐后便失禁加重，往往不愿在公共场合进餐。便失禁最常见的并发症是会阴部、骶尾部皮炎及压力性溃疡，这是因为粪便刺激了皮肤，使会阴部皮肤经常处于潮湿和代谢产物浸湿的状态，加上皮肤间的摩擦，或皮肤与床单位便器的摩擦，形成皮肤红肿破溃，给患者带来极大的痛苦。

2.便失禁的危险因素 老年人便失禁的危险因素包括患者的认知水平、行动能力、年龄、性别及有无腹泻、有无肛门括约肌和骨盆底部肌肉组织的损伤等。患者的认知水平越低，对排便的控制能力就越差，行动受限、生活自理能力下降的患者也易发生便失禁，女性远高于男性。

3.便失禁的筛查与评估 评估流程由筛查开始，初步判断是否存在便失禁及其失禁程度，如果有或高度怀疑有风险，则做进一步的临床功能评估和（或）仪器检查（图2-15）。

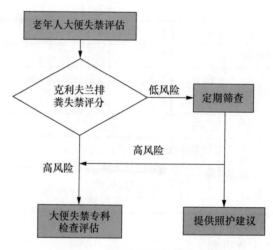

图 2-15 老年人便失禁评估路径

4.便失禁评估工具 使用评分工具可以对便失禁的类型、发生频率及其对生活质量的影响进行描述和评价。常用评分工具包括排粪失禁严重指数（fecal incontinence severity index，FISI）和克利夫兰排粪失禁评分（Cleveland clinic incontinence score，CCIS）等。这里主要介绍克利夫兰排粪失禁评分，该评分在国际上使用广泛。

该评分系统以症状的严重程度，患者根据自身客观情况选择每个事件对应发生频率，分别对应0～4分，故不同于问卷，为客观评价患者的症状，翻译成中文后不需验证可直接使用，目前在国内已有应用。该评分系统从干便失禁、稀便失禁、气体失禁、生活方式改变和使用衬垫或止泻药5个事件来评估患者便失禁症状的严重程度（图2-50）。患者根据自身情况选择每个事件发生的频率：从来没有（从未出现过）、偶尔发生（出现的频率＜1次/月）、有时发生（出现的频率＝1次/月至1次/周）、经常发生（出现的频率＝1次/周至1次/天）、总是发生（出现的频率＞1次/天），分别对应 0、1、2、3、4 分。每道题得分相加得到总分，分数越高，提示患者便失禁的症状越重。

表 2-50　克利夫兰排粪失禁评分

条目	从来没有	偶尔发生	有时发生	每周发生	每天发生
1. 干便失禁	0	1	2	3	4
2. 稀便失禁	0	1	2	3	4
3. 气体失禁	0	1	2	3	4
4. 生活方式改变	0	1	2	3	4
5. 是否使用衬垫或止泻药	否		是		
	0		4		
合计	□分				

十二、压力性损伤

（一）压力性损伤评估的重要性

老年人压力性损伤（pressure injury，PI）位于骨隆突处，是在医疗或其他器械下的皮肤和（或）软组织的局限性损伤，可表现为完整皮肤或开放性溃疡，可能会伴有疼痛。压力性损伤的临床治疗难度大，护理周期长，医疗费用昂贵，给家庭和社会带来了沉重的负担。准确的压力性损伤风险评估及正确的预防措施，能够极大地降低压力性损伤的发生率，从而提高老年人的生活质量。

（二）压力性损伤的危险因素

移动受限、限时活动及有高摩擦力和剪切力隐患的患者存在发生压力性损伤的风险。既往和现存的压力性损伤都有再发的风险。受压皮肤状态变化、受压部位疼痛对压力性损伤具有潜在影响。糖尿病、灌注和循环不足、氧合不足、营养状况受损、皮肤潮湿、体温升高、高龄、感官感受器受损都导致压力性损伤的发生风险增加。

（三）压力性损伤的评估

评估流程由筛查开始，初步判断是否存在压力性损伤及其严重程度，如果有或高度怀疑有风险，则做进一步的临床功能评估（图 2-16）。

（四）压力性损伤的评估工具

选择合适的评估量表对老年人发生压力性损伤的风险进行准确评估，能够有效筛选出高危人群，从而积极主动地预防压力性损伤，降低压力性损伤的发生率。常用的

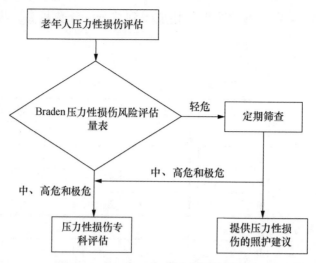

图 2-16　老年人压力性损伤评估路径

压力性损伤风险评估量表包括 Braden 压力性损伤风险评估量表和 Waterlow 压力性损伤风险评估量表等。后者是欧洲评估老年人压力性损伤风险的主要工具，所以这里主要介绍 Braden 压力性损伤风险评估量表。

1. Braden 压力性损伤风险评估量表　该量表由美国的 Braden 和 Bergstrom 于 1987 年编制，是临床上广泛使用且操作简便的压力性损伤风险评估工具之一。该量表包括感知、潮湿、活动能力、移动能力、营养、摩擦力和剪切力 6 个项目，除 "摩擦力和剪切力" 评分为 1～3 分外，其他项目评分均为 1～4 分。该量表总分为 6～23 分，得分越低，发生压力性损伤的危险性越高（表 2-51）。

表 2-51　Braden 压力性损伤风险评估量表

内容	评分	记录
1. 感知：机体对压力所引起的不适感的反应能力		
完全受限：对疼痛刺激没有反应（没有呻吟、退缩或紧握）或绝大部分机体对疼痛的感觉受限	1	□分
非常受限：只对疼痛刺激有反应，能通过呻吟或烦躁表达机体的不适，或机体一半以上的部位对疼痛或不适感存在感觉障碍	2	□分
轻度受限：对讲话有反应，但不是所有时间都能用语言表达不适感，或机体的 1～2 个肢体对疼痛或不适存在感觉障碍	3	□分
未受损害：对讲话有反应，机体没有对疼痛或不适的感觉缺失	4	□分
2. 潮湿：皮肤处于潮湿状态的程度		
持久潮湿：由于出汗、小便等原因皮肤一直处于潮湿状态，每当移动或翻身时就可发现皮肤是湿的	1	□分
非常潮湿：皮肤经常但不总是处于潮湿状态，床单每天至少需要换一次	2	□分
偶尔潮湿：每天大概需要额外换一次床单	3	□分

（续表）

内容	评分	记录
很少潮湿：皮肤通常是干的，只需按常规换床单	4	□分
3. 活动能力：躯体活动的能力		
卧床不起：限制在床上	1	□分
局限于轮椅：行动能力严重受限或没有行走能力	2	□分
偶尔步行：白天在帮助或不需要帮助的情况下偶尔可以走一段路，每天大部分时间在床上或椅子上度过	3	□分
经常步行：每天至少2次室外行走，白天醒着的时候至少每2小时行走一次	4	□分
4. 移动能力：改变/控制躯体位置的能力		
完全受限：在没有帮助的情况下不能完成轻微的躯体或四肢的位置变动	1	□分
严重受限：偶尔能轻微地移动躯体或四肢，但不能独立完成经常的或显著的躯体位置变动	2	□分
轻度受限：能经常独立地改变躯体或四肢的位置，但变动幅度不大	3	□分
不受限：能独立完成经常性的大幅度躯体位置的变动	4	□分
5. 营养：平常的食物摄入模式		
重度营养摄入不足：从来不能吃完一餐饭，很少能摄入所给食物量的1/3；每天能摄入2份或以下的肉或乳制品，很少摄入液体，没有摄入流质饮食，或禁食和、清流摄入或静脉输入大于5天	1	□分
可能营养摄入不足：很少吃完一餐饭，通常只能摄入所给食物量的1/2；每天能摄入3份肉或乳制品；偶尔能摄入规定食物量，或可摄入略低于理想量的流质或者管饲食物	2	□分
营养摄入适当：可摄入食物供给量的一半以上；每天能摄入4份肉或乳制品，偶尔拒绝肉类，如果供给食物通常会吃掉，或管饲/全肠外营养（total parenteral nutrition，TPN）能达到绝大部分的营养所需	3	□分
营养摄入良好：每餐能摄入绝大部分食物，从来不拒绝食物，通常吃4份或以上的肉或乳制品，两餐间偶尔进食，不需要其他补充物	4	□分
6. 摩擦力和剪切力		
已成为问题：移动时需要中到大量的帮助，不可能做到完全抬起而不碰到床单，在床上或椅子上时经常滑落；需要在大力帮助下重新摆体位；痉挛、挛缩或躁动不安，通常会产生摩擦	1	□分
有潜在问题：躯体移动乏力，或需要一些帮助，在移动过程中，皮肤在一定程度上会碰到床单、椅子、约束带或其他设施；在床上或椅子上可保持相对好的位置，偶尔会滑落下来	2	□分
无明显问题：能独立在床上或椅子上移动，并有足够的肌肉力量在移动时完全抬起躯体；在床上和椅子上总是保持良好的位置	3	□分

合计	□分		
结果判定	判定标准： 15～18分为压力性损伤风险轻危 13～14分为压力性损伤风险中危 10～12分为压力性损伤风险高危 ≤9分为压力性损伤风险极危		□轻危 □中危 □高危 □极危

2.压力性损伤风险评估注意事项

（1）对评估量表的各个评估条目及选项进行了详细的说明，评估时应严格按照说明进行评定。

（2）在评估结束后需要对照结果评定标准进行仔细评定。

第三节　安全风险评估

一、走失风险

（一）走失风险评估的重要性

走失行为是指在日常生活中老年人不能确认自己的位置，不能找到目的地或起始地点的位置，而迷途不返或下落不明，给自己带来安全威胁的状态。全国走失老人一年约为 50 万，平均每天走失老人约 1370 人。走失老人平均年龄为 75.89 岁，其中男性占比为 42%，女性占 58%，走失老人中女性比例略高于男性，并且 75 岁以上老年人走失比较高。关注老年人走失问题，不仅是因为老年人走失数量巨大，而且是因为老年人走失后果严重。一般而言，老年人走失后致死概率较大。国外学者的研究表明，老年人走失后面临低温、脱水、溺水、高处坠落等危及生命的情形。有研究表明，老年人走失后死亡率高达 27%。因此要识别老年人走失的危险因素，准确评估走失的风险，从而采取恰当的预防措施。

（二）走失的危险因素

老年人走失的危险因素包括：女性、70 岁以上的高龄、低学历、丧偶和独居等，老年人走失前多没有正式工作。我国老年人多从农村和中小城镇走失，主要从家庭走失，走失事件容易发生在暖季（5—10 月）的白天，绝大部分老年人是步行走失。老人走失主要是由于失智而造成，但是人口流动带来的疏于照顾和老人贫困同样加剧了走失风险。

1.生理因素　老年人的感知觉功能逐渐减退，视力、听力减退，记忆力下降，生活能力及沟通、辨识能力减退。

2.病理因素　精神疾病，颅脑损伤，阿尔茨海默病。

3.环境因素　楼道密集，楼梯、电梯及各种通道繁多。

4.药物因素　老年人对某些药物的副作用反应尤为敏感，从而使药物不良反应发生率增加。某些药物的使用会导致患者出现定向障碍。

5.心理因素　老年人对于自身疾病缺乏正确的认识，容易出现抑郁情绪。某些老年人由于长期受到一些慢性疾病的折磨，也容易对治疗失去信心，从而出现走失情况。

（三）走失的筛查和评估

1. 老年人走失风险的直接评估 一般包括以下几个部分（图 2-17）。

（1）走失史：评估老年人有无走失史，对有走失史的老年人要更加注意。

（2）疾病状况：评估老年人有无痴呆或精神病史；有无记忆力减退；有无定向障碍。

（3）精神状态：评估老年人有无幻觉或妄想、有无焦虑或抑郁。

（4）出走前异常表现：观察评估老年人有无出走前的异常表现，如焦虑、坐卧不安、东张西望、频繁如厕、一反常态等。

（5）用药情况：评估老年人的用药情况，尤其是是否服用镇静药、抗抑郁药、抗焦虑药等。

（6）评估老年人对周围环境的了解程度和辨别程度。

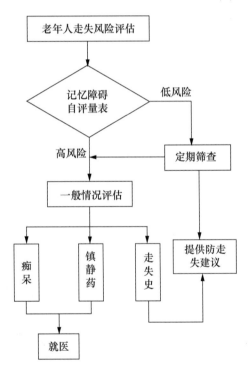

图 2-17 老年人走失风险评估路径

2. 老年人走失风险评估工具 用于评估老年人记忆力使用记忆障碍自评量表，使用方法详见第二章第一节。痴呆量表有简明精神状态检查量表（mini-mental state examination，MMSE）、蒙特利尔认知评估量表（Montreal cognitive assessment，MOCA）等，具体评估内容和方法见第二章第一节。

二、跌倒风险

（一）跌倒风险评估的重要性

跌倒指突发、不自主的、非故意的体位改变，倒在地上或更低的平面上。老年人跌倒发生率高、后果严重，是老年人伤残和死亡的重要原因之一，严重威胁老年人的身心健康和活动能力，增加家庭和社会负担。据统计，全球 65 岁及以上老年人跌倒发生率为 28% ～ 35%，跌倒已经成为我国 65 岁以上老年人因伤致死的首位原因。为了减少或避免跌倒的发生，需对跌倒风险进行准确、客观的评估。本节主要介绍老年人跌倒风险的常用筛查和工具，以协助确定老年人跌倒的风险因素，降低跌倒的发生和减轻跌倒后的不良后果。

（二）跌倒风险的筛查与评估的常用工具

跌倒风险筛查和评估流程见图 2-18。

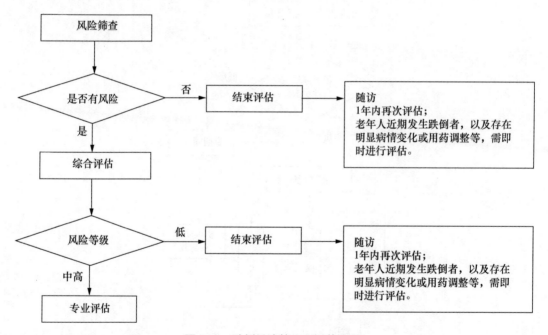

图 2-18 跌倒风险筛查和评估流程

1.跌倒风险的筛查　通过 3 个关键问题进行跌倒风险的初筛（表 2-52）。

2.跌倒风险综合评估

（1）跌倒的风险因素：跌倒的危险因素涉及生理因素（如女性、年龄大于 80 岁、低体重指数、直立性低血压等）、病理因素（下肢无力、跌倒史、步态和平衡功能障碍、视力损害、功能和认知损害、眩晕、尿失禁等）、药物因素（如多重用药、精神疾病药物等）及心理因素（抑郁、害怕跌倒等）等。

表 2-52　跌倒风险筛查表

评估内容	得分	
（1）过去 1 年是否发生跌倒？	0	1
（2）在站立或行走时是否感觉不稳定？	0	1
（3）是否对跌倒感到担忧？	0	1
总分		
结果判定：总分＞1 分提示有跌倒风险，需要进一步进行综合评估。 总分 0 分提示跌倒风险低，1 年以后进行再评估。对于老年人近期发生跌倒者，以及存在明显病情变化或用药调整等，需即时进行评估。		

（2）常用综合评估工具：老年人跌倒风险评估的量表包括 Morse 评估表、老年住院患者托马斯跌倒风险评估工具、老年人跌倒风险评估表、STEADI 老年跌倒风险自评量表等。本章重点介绍老年人跌倒风险评估表。所有老年人每年至少进行一次跌倒风险综合评估；老年人近期发生跌倒者，以及存在明显病情变化或用药调整等，需即时进行评估。

中华人民共和国原卫生部于 2011 年 9 月颁布了《老年人跌倒干预技术指南》并设计了老年人跌倒风险评估表（表 2-53），包括运动、睡眠状况、跌倒史、用药史、精神不稳定状态、自控能力、感觉障碍、相关病史 8 个方面，共 35 个条目。

表 2-53　老年人跌倒风险评估表

评估内容	权重	得分
运动		
步态异常 / 假肢	3	
行走需要辅助设施	3	
行走需要旁人帮助	3	
跌倒史		
有跌倒史	2	
因跌倒住院	3	
精神不稳定状态		
谵妄	3	
痴呆	3	
兴奋 / 行为异常	2	
意识恍惚	3	
自控能力		
大便 / 小便失禁	1	

（续表）

评估内容	权重	得分
频率增加	1	
保留导尿	1	
感觉障碍		
视觉受损	1	
听觉受损	1	
感觉性失语	1	
其他情况	1	
睡眠状况		
多醒	1	
失眠	1	
夜游症	1	
用药史		
新药	1	
心血管药物	1	
降压药	1	
镇静、催眠药	1	
戒断治疗	1	
糖尿病用药	1	
抗癫痫药	1	
麻醉药	1	
其他	1	
相关病史		
神经科疾病	1	
骨质疏松症	1	
骨折史	1	
低血压	1	
药物／乙醇戒断	1	
缺氧症	1	
年龄 80 岁及以上	3	
总分		

结果判定：总分≥10 分为跌倒风险高危，3～9 分为跌倒风险中危，1～2 分为跌倒风险低危。

注：一般情况下，≥75 岁的老年人应该直接评定为跌倒风险高危。

（3）跌倒风险的专业评估：对于综合性评估为具有中高跌倒风险的老年人，可以对相关风险因素进行单独的专业性评估（表 2-54），如居家环境危险因素评估、躯体心理功能评估等。专业性评估需由医务工作人员进行（表 2-55）。

表 2-54　老年人居家环境危险因素评估表

序号	评估内容	评估方法	选项		
			是	否	无此内容
地面和通道					
1	地毯或地垫平整，没有褶皱或边缘卷曲	观察			
2	过道上无杂物堆放	观察			
3	室内使用防滑地砖	观察			
4	未养猫或狗	询问			
客厅					
1	室内照明充足	测试、询问			
2	取物不需要使用梯子或凳子	询问			
3	沙发高度和软硬度适合起身	测试、询问			
4	常用椅子有扶手	观察			
卧室					
1	使用双控照明开关	观察			
2	躺在床上不用下床也能开关灯	观察			
3	床边没有杂物影响上下床	观察			
4	床头装有电话	观察			
厨房					
1	排风扇和窗户通风良好	观察、测试			
2	不用攀高或不改变体位即可取用常用厨房用具	观察			
3	厨房内有电话	观察			
卫生间					
1	地面平整，排水通畅	观察、询问			
2	不设门槛，内外地面在同一水平	观察			
3	马桶旁有扶手	观察			
4	浴缸／淋浴房使用防滑垫	观察			
5	浴缸／淋浴房旁有扶手	观察			
6	洗漱用品可轻易取用	观察			

表 2-55　专业性评估工具列表

评估内容	测试工具举例
步态	Tinetti 步态量表（Tinetti performance oriented mobility gait assessment，TPOM-G）判定是否存在步态异常，具体见躯体功能评估章节
平衡功能	计时起立行走测试（time up and go test，TUG）判定是否存在动态失衡，见躯体功能评估章节
下肢肌力	采用椅子测试（5 times chair stand）或 30 秒坐立测试，见躯体功能评估章节
日常生活活动能力	可采用 Barthel 指数，评估得分大于 20 分但小于 60 分提示有跌倒风险，见躯体功能评估章节
感知觉	包括视觉、听觉、前庭功能、足部 / 踝部感觉等，具体见躯体功能评估章节
认知功能	可采用简易精神状态量表（MMSE）或简易智力状态评估量表（MiniCog），见心理功能评估章节
抑郁状态	可采用简版老年抑郁量表（geriatric depression scale，GDS），见心理功能评估章节
疾病和用药	疾病评估： 神经系统疾病：帕金森病、痴呆、外周神经系统病变、糖尿病周围神经病变；心血管系统疾病：高血压、直立性或餐后低血压、心率 / 心律失常；骨骼肌肉系统：骨质疏松风险或者诊断、骨吸收、骨密度、骨关节疾病；脑血管疾病：卒中、小脑疾病；泌尿系统疾病：夜尿增多、尿失禁、男性前列腺肿大 用药评估：使用抗精神病药物、抗抑郁药物、抗癫痫药物、镇静催眠药物、降压药、利尿药、Ia 类抗心律失常药、降糖药、多重用药等

三、误吸

（一）误吸评估的重要性

误吸（aspiration）是口咽部异物（包括口咽部分泌物、食物、药物、反流的胃内容物和病原微生物等）经声门进入下呼吸道的过程。由于误吸的程度各异，所以症状各不相同，重者可引起致命性的下呼吸道感染或气道堵塞，严重者甚至会窒息死亡。老年人由于机体组织衰老和生理功能减退以及疾病增多，误吸的发生率较高，因此，应评估老年人的误吸风险，以预防老年人误吸的发生，减少老年人意外死亡。

（二）误吸的危险因素

1.疾病因素　①老年人易患的一些疾病常伴有意识障碍、吞咽困难、气道痉挛，如脑血管疾病、阿尔茨海默病、晚期肿瘤等，易引起误吸。②由于治疗的需要，常留置鼻饲给予营养支持及药物治疗或胃管进行胃肠减压，环状括约肌因咽部受胃管反复刺激可出现不同程度损伤，导致功能障碍；同时，留置的胃管易使食管相对关闭不全，胃内容物反流至口咽部而发生误吸。

2.年龄因素　随着年龄的增长，老年人口腔黏膜萎缩，咽及食管的蠕动功能减退，喉部感觉减退，吞咽反射功能渐趋迟钝而致误吸。年龄越大，发生误吸的概率越大。

3.体位因素　老年人患病后身体虚弱，进食时如采取卧位或半坐位（抬高床头 ＜30°），在进食过快、过急、过多或由家人协助进食时都将增加误吸机会。

4.照料人员因素　老年人患病住院后常需家人或护工照料饮食起居，如照料人员缺乏必要的照料常识，不能正确掌握喂食技巧，均可引起呛咳或误吸。

（三）误吸的筛查与评估

对患有脑部肿瘤、脑卒中、肺炎、慢性阻塞性肺疾病、痴呆、帕金森病、多发性硬化症、重症肌无力、癫痫等，以及有误吸史的老年人，需进行误吸风险评估。具体评估内容包括危险因素（年龄、疾病、用药情况等）、吞咽功能等（图 2-19）。常用的误吸评估方法和量表主要包括洼田饮水试验，评估内容详见第二章第二节。

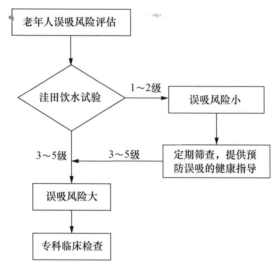

图 2-19　老年人误吸风险评估路径

四、用药

老年人常合并一种或多种疾病，需进行药物治疗。但由于老年人对药物的基本知识和药理作用、正确的用药方法和技术以及用药后的疗效和反应等掌握不佳，可能会导致不合理、不准确和不安全用药情况的发生。因此针对老年人特殊的生理以及疾病的特点，有针对性地合理用药，有利于达到安全且有效治疗的目的，从而提高其机体素质和生命质量。本节主要介绍老年人常见用药问题潜在风险的评估重点。

（一）单一用药风险评估

1.服药与饮水

（1）任何口服药物，无论是片剂、丸剂、胶囊还是散剂等，都要溶解于水中才易于吸收而产生药效。尤其是长期卧床的老年人，应加强服药与饮水的指导。

（2）服药时应注意，在服药前先饮一口水以湿润口腔后，服药中和服药后还需多喝水（不少于 100 ml），以防止药物在胃内形成高浓度药液而刺激胃黏膜，不可将药片干吞，以免药物黏附在食管壁上或滞留在食管的狭窄处。

（3）服药应用温开水吞服，避免用茶水服用，以免因茶叶的化学成分影响药物的吸收。

（4）夜间服用催眠药时，最好用热开水吞服，可使药效发生较快，特别是用胶囊装药者。

（5）磺胺药、解热药服后要多喝水，前者由肾排出，尿少时易析出结晶，引起肾小管堵塞；后者起发汗降温作用，多饮水可增强药物疗效。止咳糖浆对呼吸道黏膜起安抚作用，服后不宜饮水，以免冲淡药物，降低疗效，同时服用多种药物，则应最后服用止咳糖浆。

（6）不宜用热水送服的药品：①助消化药：如胃蛋白酶合剂、胰蛋白酶、淀粉酶、多酶片、乳酶生、酵母片等，此类药中多是酶、活性蛋白质或益生菌（如双歧杆菌），受热后即凝固变性而失去作用，达不到助消化的目的；②维生素类：维生素中的维生素 C、维生素 B_1、维生素 B_2 性质不稳定，受热后易被破坏而失去药效；③止咳糖浆类：此类糖浆为复方制剂，若用热水冲服，会稀释糖浆，降低黏稠度，不能在呼吸道形成保护性薄膜，影响药效。

2. 服药时间　由于各种药物的吸收和排泄速度不同，要做到延长药效并保持药物在体内维持时间的连续性和有效的血药浓度，必须注意服药的时间要准确，并设计合理的用药时间。

（1）抗生素类药，每日 3 次口服，应在早 7 时、下午 3 时、晚 10 时服药，而不是按 8、12、16 时服药。

（2）抗心律失常药、抗心绞痛药（日服量）应根据疾病发作规律给药，一般应在发作前服药。

（3）促进食欲的药，如胃蛋白酶合剂应在饭前 30 分钟服。对胃有刺激的药应饭后服用。

（4）降糖药的服药时间：二甲双胍，餐中或餐后；阿卡波糖，随第一口食物；瑞格列奈，餐前 15 分钟。

3. 服药方式

（1）不可嚼服：缓释、控释片、肠溶片、胶囊应整片吞服，如降磷药司维拉姆。

（2）需要嚼服的药物：①复方氢氧化铝片嚼碎后进入胃中很快地在胃壁上形成一层保护膜，从而减轻胃内容物对胃壁溃疡的刺激；②酵母片，因其含有黏性物质较

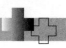

多，不嚼碎在胃内形成黏性团块，会影响药物的作用；③降磷药碳酸钙、碳酸镧随餐嚼服。

4. 服药与食物　食物与药物的吸收有密切的关系，有的食物成分能促进药物的吸收，增强疗效，如酸性食物可增加铁剂的溶解度，促进铁的吸收；而有的食物中的某些成分能与药物发生反应，会影响药物的吸收和利用，应给予评估和指导。

（1）服用四环素、多西环素时，不要吃豆制品、蚌、螺、蟹、海蜇、海带等，因这些食物中的铝、钙、镁能与四环素类药物结合而影响疗效。

（2）补充钙剂时不宜同时吃菠菜，以免菠菜中的草酸与钙结合成草酸钙，降低药物的疗效。

（3）口服硫酸亚铁时不要吃动物肝、海带、芝麻酱等，以免影响铁的吸收。

（4）服用可的松类药应采用低盐饮食，以防血钠过高。

（5）一些食物可改变尿的酸碱度，降低药效。用药期间，一般不要饮酒，以免加重不良反应和肝损害。

5. 特殊药物的服用

（1）对牙齿有腐蚀作用的药物，如酸类和铁剂，应用吸水管吸服，以保护牙齿，服后漱口。

（2）缓释片、肠溶片、胶囊吞服时不可嚼碎；舌下含片应放舌下或两颊黏膜与牙齿之间待其溶化，不可吞服。

（3）健胃药宜在饭前服，助消化药及对胃黏膜有刺激性的药物宜在饭后服，催眠药在睡前服，驱虫药宜空腹或半空腹服用。

（4）抗生素及磺胺类药物应准时服药，以保证有效的血药浓度。

（5）服用强心苷类药物时需加强对心率及节律的监测，脉率低于60次/分或节律不齐时应暂停服用，并告知医生。

（二）多种用药风险评估

1. 抗酸药是胃酸多的老年人经常服用的药，如氢氧化铝、碳酸氢钠等，这些药物与许多药物不能合用。如氨基糖苷类抗生素、四环素类、多酶片、乳酶生、泼尼松、地高辛/普萘洛尔、地西泮（安定）、维生素C、阿司匹林、铁剂等均不能与抗酸药合用，如果合用，将降低药物的疗效，甚至丧失疗效。有的药物如强心剂，在与抗酸剂合用时，可加大不良反应。

2. 钙剂和铁剂不能与四环素类药同用，以免钙离子和铁离子与四环素形成络合物，使其作用下降。

（三）药物保管评估

1. 分类放置，妥善保管

（1）防止过期：应定期检查药箱，已经过期的药物应及时更换补充，并按照有效期的先后顺序放置，先使用有效期短的，再使用有效期长的。

（2）防潮：易挥发、潮解、风化的药物须装瓶、盖紧，放在干燥的地方保存，如乙醇、过氧乙酸、酵母片等。

（3）防高温：易被热破坏的药物，须放冰箱内保存，如疫苗、抗毒血清、酶类、益生菌类等；易燃烧的药物，应远离明火，如乙醚、乙醇等。

（4）防日晒：西药是化学制剂，阳光中的紫外线会加速药物的变质。特别是维生素类和抗生素类药，遇光后颜色会改变，药效也会降低，甚至会变成有害、有毒的物质。应该将药物存放在储物柜等阴凉的地方，避免阳光照射。

（5）防变质：不能使用变质药物。如药物出现下列情况，提示药物可能已经变质：片剂颜色变黄，或出现花斑、松散、发霉；糖衣片发生褪色，呈花斑状或崩裂、粘连；针剂出现沉淀物、絮状物，甚至变色、混浊；膏剂出现干涸、油水分离。

（6）有序放置：内服药和外用药、成人用药和小儿用药必须分开，并按一定顺序放置，以方便使用。药物不能与杀虫剂、灭鼠药、强酸、强碱、来苏儿等消毒药水混放，以防紧急情况下拿错、误服，发生危险。

（7）标签完整：原包装瓶、盒上的使用标签应完整、清晰。没有标签和标签不完整、不清晰的应及时将内装药物的名称、用途、用法、注意事项和有效期等详细标明。不能确定内装药物名称的应将药物丢弃，以免误食而引发危险。

2. 合理贮存

（1）药物应贮存于清洁、避光、阴凉、干燥处，防止因光、热、潮湿、酸、碱、温度、微生物等外界因素影响而变质失效。

（2）应根据药物不同的性质采用不同的保存方法，如：①需密闭存放的药物（如酵母片、复方甘草片易受潮变质）应装入瓶内，将盖拧紧，密封保存；②易受温度影响的药物，如球蛋白、胰岛素等，必须放入冰箱内冷藏保存；③乙醇、碘酊等易挥发失效的制剂，应密闭存放于阴凉干燥处，但而不能放入冰箱中保存。

3. 药箱用毕最好加锁，或放在儿童拿不到的地方，防止误服而发生危险。

4. 为保证老年人按时按量服药，可准备1周服药药盒和服药记录卡，由子女或医务人员将1周的药分装好放在药盒里，老年人服药后于服药卡上记录。

五、烫伤

烫伤是一种常见的外伤急症，通常包括热液或蒸汽对肉体或皮肤造成的伤害。发生烫伤后，烫伤部位出现红、肿、热、痛、水疱，不仅会对老年人造成身体伤害，增加经济负担，还可导致老年人对自身维持日常活动能力丧失信心。由于皮肤变薄、感觉下降、精神警觉性降低等原因，老年人是烫伤的高危风险人群，因此对老年人进行烫伤风险评估，有助于减少烫伤事件发生，维持老年人正常身心功能。本节主要介绍老年人烫伤风险的评估重点。

（一）烫伤的高危场景

1.厨房　厨房是老年人发生烫伤的高危场景，由于厨房中通常存在较多的热源和火源，老年人容易因为火焰灼伤、烹饪事故、液体灼伤等导致烫伤。因此对于厨房要重点评估潜在和现存的火源与热源。

（1）家庭明火：在乡村地区，主要包括棚屋地面上用来做饭和取暖的开放性炉灶、蜡烛，以及小型煤油和石脑油炉及油灯；在城市地区，主要包括煤气灶、天然气灶等用于做饭的炉灶。

（2）厨房构造及可燃物：居住在某些不符合安全标准的房屋（如移动房屋、出租房）、缺乏明火护栏、火源及炉子位于地面、电气设备不稳定，周围堆放挥发性易燃燃料、易燃的衣物和建筑材料，以及缺少出口都可增加明火造成烧伤的风险。

（3）烟雾报警装置：住宅中没有有效的烟雾报警器时，出现家庭火灾相关损伤的风险将会增加，即使安装了烟雾报警器，也需评估是否能正常使用，以及老年人是否可以对其警报做出反应。

（4）热源：①暖瓶：避免摆放在经常走动的地方，或过高的地方，防止拿取的时候打翻；②饮水机：用杯子接饮水机里的热水的时候，避免杯口离接水口过远，防止喷溅到皮肤上引起烫伤；③油锅：在厨房做饭的时候，尤其是油炸食物的时候，避免热油过多，或者加入的食物中含水较多，防止引起热油溅射烫伤皮肤；④微波炉：加热食物的时候，避免加热了纸包装袋、鸡蛋、泡沫塑料盒、金属器皿、封闭容器等，防止增加火灾和爆炸风险，引起老年人烫伤，而在拿取微波炉里的食物的时候，应当尽量佩戴隔热手套；⑤炉灶：在厨房做饭的时候，避免长时间离开煤气或天然气，不用时关掉总开关。

2.浴室　浴室也是老年人烫伤的风险场所，通常由于老年人错误操作热水设备或者皮肤反应迟缓，容易引起水温控制不佳，进而导致烫伤。因此针对浴室场景，应重点评估热水设备。

（1）热水设备种类：不同热水设备的制热温度和调温范围存在差异，如太阳能热水器受天气影响影响较大，制热温度可能过高，且热水量较少；电热水器制热效率较为稳定，但受水压影响，水压较低时，热水不连续且量不足。

（2）沐浴方式：淋浴可调整温度范围较大，但由于出水迅速，若温度一开始调节不当，可导致水温过高而引起皮肤烫伤；浴缸水温较为恒定，但受老人感知能力影响，当老人皮肤反应迟缓，浴缸内水温可能过高，老人沐浴时，可出现全身烫伤。

（二）烫伤的高危人群

1.吸烟、酗酒　吸烟是老年人烫伤的主要危险因素之一，老年人由于反应力下降，烟头可能意外掉落至沙发、床铺等易燃物品上，引起火灾，烫伤皮肤。酗酒的老年人认识能力和反应能力大幅下降，可能误触、误饮高温开水，引起皮肤和消化道烫伤。

2.活动受限和反应迟钝　活动受限的老年人，如患有关节炎等疾病，或需长期卧床或借助轮椅，其在进食或饮水时，由于活动范围有限，可能误触，引起较热食物或热水倾溅，引起皮肤烫伤。

3.感觉功能损害

（1）视力损害：如白内障、黄斑变性、糖尿病性视网膜病变和青光眼等疾病，可引起老年人视物困难，增加其误触烫热食物或开水的风险。

（2）听力损害：由于中耳炎、长期噪声暴露等因素，老年人听力功能下降，不易察觉热水壶等热源声响，误触风险增加。

（3）温度感知损害：某些疾病如糖尿病足可引起肢端神经组织受损，导致温度感知功能下降，可使老年人在洗脚时被热水烫伤。

4.认知能力下降　良好的认知能力有助于老年人正确、合理地使用热源和避免烫伤发生。由于高血压、糖尿病和高胆固醇血症等危险因素，或轻度认知损害、阿尔茨海默症等疾病，老年人的认知功能处于较低水平，对于多种日常生活情景中的热源，如盆浴热水、烫的食物和液体以及烧热的烹饪油等，老年人的判断力和精神警觉性均会降低，容易出现烫伤。

六、出血

出血是指血液从伤口流至组织间隙、体腔内或体外的现象。失血总量达总血量的20%时，老年人会出现头晕头昏、脉搏增快、血压下降、肤色苍白、出冷汗及尿量减少等症状，当失血量超过总血量的40%则会引起生命危险。因此对于有出血倾向或风险的老年人进行评估，有利于预防出血现象发生，或提前制定相关诊疗策略，促进老年人身心健康。根据出血的部位，可将出血分为外出血和内出血。本节主要介绍外出血和内出血风险评估重点。

（一）外出血

外出血的临床表现较为典型，即受到外伤冲击后引起的血液流出，根据出血血管的类型，可将外出血分为动脉出血、静脉出血和毛细血管出血三类，其中前两种出血量较大，需要及时止血，而毛细血管出血多为表皮擦伤，通常可以自动凝固止血。老年人由于身体平衡性下降，以及感知觉衰退等，其外出血多因自我划伤和摔倒等意外伤害引起。针对老年人外出血的特点，应重点评估以下方面。

1.生理因素 老年人的步态和平衡功能（如步幅变短、行走不连续等）、感觉系统（如视觉、听觉、触觉、本体感觉等）、中枢神经系统（如反应能力、协同运动能力等）以及骨骼肌肉系统（如股四头肌力量减弱、骨质疏松等）均可影响日常生活活动，其损伤可增加老年人意外伤害的风险，进而引起出血。

2.病理因素 神经系统疾病（如卒中、帕金森病等）、心血管疾病（如直立性低血压、脑梗死等）、眼部疾病（如白内障、青光眼等）、心理及认知疾病（如抑郁症、痴呆等）以及其他如偏瘫、足部疾病等均可增加老年人自我伤害和意外伤害的风险。

3.药物因素 精神类药物（如抗抑郁药、催眠药等）、心血管药物（如降压药、利尿剂等）、降糖药和镇痛剂等药物可影响老年人神志、精神、步态和平衡等方面的功能，从而增加跌倒等外伤事故的风险，引起外出血。

4.心理因素 负性情绪如沮丧、抑郁、焦虑、情绪不佳等及其导致的与社会的隔离可削弱老年人的注意力，降低其对环境危险因素的感知和反应能力，进而增加老年人自残行为和跌倒的危险，引起外出血。

（二）内出血

内出血的临床表现较为隐匿，包括吐血、咯血、便血和尿血等局部表现，或面色苍白、出冷汗、四肢发冷、脉搏快弱、昏迷、呕吐及胸、腹部肿痛等全身表现。根据出血部位，可重点评估以下几类内出血的风险。

1.颅内出血 通常指出血性脑卒中，包括自发性脑出血和蛛网膜下腔出血。对于患有高血压、糖尿病、高胆固醇血症、心房颤动、无症状性颈动脉粥样硬化、偏头痛、睡眠呼吸障碍、高同型半胱氨酸血症等疾病，有个人既往卒中史、卒中家庭史，有吸烟、饮酒、缺乏锻炼等不良生活方式，以及肥胖的老年人，其发生颅内出血的风险较高，应进行针对性的重点评估。

2.黏膜出血

（1）鼻出血：引起鼻腔黏膜出血的常见原因可分为局部、全身因素和环境因素。局部因素包括鼻部受到外伤撞击或挖鼻过深、鼻中隔偏曲、鼻炎等非特异炎症、鼻结核等特异性感染、鼻腔肿瘤等。全身原因包括动脉压过高（如高血压、动脉硬化等）、静脉压升高（如二尖瓣狭窄、肺水肿等）、急性发热性传染病（如上呼吸道感染、流感等）、血液疾病（白血病、血友病、紫癜等）、维生素（如维生素C、K、P及微量元素钙等）缺乏、药物（如水杨酸类药物）。环境因素主要包括气候干燥、大气压变化过快等。

（2）牙龈出血：患有糖尿病的老年人的牙床毛细血管缺氧，抵抗细菌能力下降，易发生牙床感染出血。某些患有高血压、冠心病的老年人长期口服阿司匹林等药物，如有牙龈炎症，更容易出血。此外，长期卧床不起、生活不能自理的老年人，由于口腔护理不佳，容易引起牙周炎症疾病，进而牙龈出血。

（3）皮肤出血：通常表现为皮肤出血点。紫癜等血管内外因素可导致血管周围组织变性、萎缩和松弛，以及周围血管脆性、通透性增加，进而引起血液渗出。特发性血小板减少症、继发性血小板减少症（可由再生障碍性贫血、白血病、癌肿骨转移引起）、重度感染（如伤寒、流脑、败血症等）也可导致血小板生成障碍或破坏过多，使老年人出血倾向增加。先天性凝血因子缺乏、肝病等可引起凝血因子减少，导致凝血障碍，进而引发皮肤出血。

3. 上消化道出血

（1）上消化道病变：是上消化道出血的主要病因，其中以消化性溃疡、上消化道肿瘤、应激性溃疡、急慢性上消化道黏膜炎症最为常见。

（2）药物使用：主要包括阿司匹林等非甾体类抗炎药、华法林等抗凝药等。

（3）全身性疾病：肝肾功能障碍性疾病（如肝硬化、肝炎等）可导致食管和胃底静脉高压，出现静脉曲张和血管壁变薄，并可引起门静脉高压，造成胃肠道淤血、消化黏膜水肿和糜烂等，同时也可引起肝合成的凝血因子减少和脾功能亢进，造成血小板破坏增加和凝血机制障碍，进而诱发出血。凝血机制障碍性疾病（如血友病等）也可通过影响血液凝固过程，导致老年人出现出血倾向。

4. 下消化道出血　下消化道出血主要由下消化道疾病本身引起。老年人由于抵抗力较差，容易出现肠道感染，并常常合并心脏病等慢性疾病，是下消化道疾病的高危人群。下消化道疾病主要可分为解剖异常（肠道憩室）、血管源性（包括血管发育畸形、缺血性肠病、放射性肠病等）、炎症性（炎症性肠病和感染性肠炎）以及肿瘤性（包括良性及恶性大肠肿瘤、小肠肿瘤等）。

第三章　互联网＋老年常见健康问题的照护

第一节　常见躯体健康问题照护技术

随着年龄增长，机体各个器官、组织功能逐渐衰退，出现多系统功能退行性改变，影响老年人身体健康和正常机体功能，同时，高血压、糖尿病等老年常见疾病也会导致老年人出现多种躯体问题，影响老年人生理、心理健康以及社会功能。老年人常见躯体健康问题可分为口腔问题、吞咽障碍、呼吸系统问题、疼痛、营养不良、失禁六个方面。本节将从这六个方面进行阐述，为老年人常见躯体健康问题提供照护指导。

一、口腔问题

由于口腔各组织退行性改变及全身状况影响，老年人好发多种口腔问题。牙龈及口腔唾液腺萎缩使老年人多发口干症及各种口腔感染，导致老年人唾液分泌减少、口臭、食物嵌塞或吞咽困难、牙痛、咀嚼无力、牙齿脱落等。口腔感染迁延不愈易形成病灶，引起牙槽骨和颌骨炎症，重者可引起全身炎性疾病。此外，龋病、牙周疾病、牙槽骨吸收等因素会导致老年人出现牙列缺损和缺失，不同程度地影响老年人的生活质量。

拥有健康的口腔功能可促进老年人日常饮食摄入、沟通表达，维持老年人的心理健康以及社会功能。同时，保障口腔健康可在一定程度上预防部分老年人常见躯体问题如疼痛、营养不良等。因此，本部分内容选择老年人常见的四种口腔问题——龋病、牙周病、牙列缺损和缺失、口干症，从预防及照护两个方面提供老年人口腔问题照护指导。

（一）口腔问题的照护原则

1.应指导并帮助老年人培养正确的口腔清洁习惯，及时预防口腔疾病的发生。

2.应遵照医嘱协助已存在口腔问题的老年人进行治疗或日常照护，避免口腔问题进一步加重。

（二）口腔问题的照护措施

1. 龋病的居家照护

（1）龋病的预防：老年人需定期进行口腔健康检查，以 6～12 个月检查一次为宜。对于未患龋病的老年人，照护者应指导并帮助老年人进行正确的口腔清洁。常用的口腔清洁方式有刷牙、口腔洁治等。

1）刷牙：照护者应指导老年人根据自身情况选择合适的刷牙方式，对于牙龈情况较好的老年人，照护者应指导其使用水平颤动法（Bass 法）进行牙齿清洁；若老年人存在牙龈退缩的情况，照护者应指导老年人使用竖转动法（Rolling 法）进行牙齿清洁，避免造成牙龈损伤。若老年人无法自主进行刷牙操作，则照护者应定时为老年人进行口腔护理。若老年人佩戴义齿，应在饭后及睡前正确清洁义齿。具体口腔清洁技术见第四章第一节"生活照护适宜技术—清洁卫生技术"。

2）口腔洁治：老年人宜每年进行 1～2 次口腔洁治或预防性清洁术，以维护口腔健康。

（2）龋病的照护：对于已患有龋病的老年人，照护者需先评估其牙齿状况，牙齿侵袭程度，是否有牙齿松动、疼痛，是否急性发作等，并根据龋病严重程度选择居家照护或就医治疗。具体评估方法见第二章第二节"老年常见健康问题评估—口腔问题"。

1）居家照护：对于已患有龋病的老年人，照护者在居家环境下应着重协助老年人根据其龋病表现进行对症照护，改变其不良饮食习惯以延缓龋病进展，避免牙齿脱落、牙髓炎等并发症的发生。

①对症照护：照护者应遵医嘱指导老年人用药。协助老年人正确进行口腔清洁，保持口腔卫生。

②饮食照护：照护者可协助老年人改变易于加重龋病的不良饮食习惯。可减少糖的摄入量及频率或使用木糖醇等不致龋的代糖，应在摄入糖后及时漱口，建议老年人保证淀粉类食物、新鲜蔬菜与水果的摄入，以促进全身健康，增强龋病抵抗力。

③口腔检查：已患有龋病老年人应至少每 6～12 个月进行一次口腔健康检查。

2）急性发作期护理：若老年人突发牙痛、出血、肿胀、牙齿脱落等急性改变，应协助老年人就医。

2. 牙周病的居家照护

（1）牙周病的预防：照护者应指导并帮助老年人定期进行口腔健康检查并正确进行口腔清洁（具体口腔清洁方式见"龋病的预防"）。牙周病的发生和老年人全身情况相关，因此照护者应帮助并指导老年人补充全身营养，积极治疗并控制全身性疾病，如糖尿病、高血压等。

（2）牙周病的照护：对于已患有牙周病的老年人，照护者需先评估其牙周及牙龈状况、是否急性发作等，并根据牙周病严重程度进行居家照护或就医治疗。具体评估方法见第二章第二节"老年常见健康问题评估—口腔问题"。

对于已患有牙周病的老年人，照护者应重点提供照护以延缓牙周病进展，避免疼痛、口臭、溢脓等并发症的发生。

1）药物治疗：应遵医嘱协助并指导老年人用药，观察并记录药物疗效以及不良反应，若出现严重不良反应，应及时就医。

2）去除危险因素：照护者应帮助老年人戒烟。吸烟是牙周病的危险因素之一，其刺激牙龈、影响口腔卫生、降低口腔抵抗力等。因此，照护者应倡导并帮助老年人戒烟或降低吸烟频率，减少烟草对口腔的危害。照护者应及时观察老年人是否存在食物嵌塞、创伤性咬合、不良生活习惯等易造成或加重牙周病的危险因素，并及时去除此类危险因素。

3. 牙列缺损和缺失的居家照护

（1）牙列缺损和缺失的预防：牙列缺损和缺失多与老年人龋病及牙周病迁延不愈、病情加重相关。应及时协助老年人至少每6～12个月进行一次口腔健康检查，及时发现并积极治疗牙周炎、牙龈炎、龋病等口腔疾病，保持口腔清洁以预防牙列缺损和缺失。

（2）牙列缺损和缺失的照护：照护者需首先评估老年人牙齿情况，评估其口腔黏膜及义齿情况，若存在口腔炎症，口腔黏膜改变，义齿佩戴不适、损坏或丢失等情况，应尽快就医治疗。居家环境下，照护者应协助老年人进行义齿护理及义齿保护。

1）义齿护理：对于佩戴活动性义齿的老年人，应指导其每次进食后均进行义齿清洁，定期使用软毛刷和肥皂水进行清洁。睡前应将义齿取出并使用冷水或义齿清洁剂浸泡。对于失能老人，照护者应帮助其进行义齿护理。

2）义齿的保护：佩戴义齿前，应用软毛牙刷清洁口腔，尤其是牙龈口腔上壁与舌头处；佩戴义齿时动作轻柔，避免损伤牙周组织；睡前应该摘下义齿并将其放置于盛有清水的固定的盒子中，但不要用热水或酒精，以免加速义齿的变形或老化；尽量不吃生硬食物，尽量少吃软糖等黏性食物，防止义齿的损坏；每年定期复查1次，如果是全义戴时间超过3～5年后需要进行全面的检查和修理。

4. 口干症的居家照护

（1）口干症的预防：老年人口干症的发生可由药物因素和生理因素引起。若老年人服用抗胆碱能药物、抗帕金森药物等，均有可能导致唾液分泌减少，引起口干症发生，此种情况可与医生协商，调整药物种类或剂量，预防药物性口干症的发生。生理因素的口干症的发生多与老年人唾液腺退行性改变相关，可通过增加饮水量、减少口呼吸的方式进行预防。

（2）口干症的照护：照护者需先评估老年人口腔干燥的程度，若口腔干燥程度较重或已存在吞咽障碍，需就医治疗。具体评估方法见第二章第二节"老年常见健康问题评估—口腔问题"。

1）促进唾液分泌：可根据导致老年人口干症的原因分为消除药物因素影响及唾液腺功能锻炼两个方面。

①消除药物因素影响：若老年人因病情要求需服用镇静类药物、降压药、利尿剂等导致唾液分泌减少并可引发口腔并发症的药物，可告知医生调整药物剂量或更换药物种类，并严格按照医嘱协助老年人用药。

②锻炼残存唾液腺：若老年人仍有部分唾液腺保留分泌功能，可嘱老年人通过咀嚼口香糖刺激唾液分泌，维持原有唾液腺功能。

2）口腔清洁：可自行进行口腔卫生清洁的老年人需对其进行口腔清洁健康指导，引导老年人采用正确的方式进行口腔清洁并养成正确的口腔清洁习惯，指导老年人使用正确的方法、以正确的频率、在正确的时间进行漱口、刷牙以及使用牙线。对于无法自行进行口腔清洁的老年人，照护者需帮助老年人进行口腔护理，维持口腔卫生。口腔护理方式见第四章第一节"生活照护适宜技术—清洁卫生技术"。

3）心理调适：若老年人因口腔问题导致社交能力下降、社会交往减少，照护者可与老年人进行交流，协助老年人改善口臭、干燥等口腔问题，帮助老年人消除自卑、孤独感等负性情绪，恢复自信，恢复其原本的社会交往能力。若老年人孤独感、自卑等情绪症状较为严重，则需尽快就医，遵医嘱进行治疗。

4）牙齿保健：可协助老年人进行牙龈按摩，促进牙龈血液循环，以增强牙周组织功能及抵抗力，保持牙齿稳固。牙龈按摩方式：每日晨起或入睡时上下牙齿轻轻对叩；用坚实的手法压口唇角中心顶部及底部以按摩牙龈，每日 2～3 次，每次 2～3 min。指导老年人进行牙龈保健，指导老年人选择适宜的牙刷并正确进行保管，指导老年人进行正确刷牙，并按时进行牙科检查，治疗口腔疾病。

5）饮食调理：照护者可指导存在口腔干燥的老年人进行饮食调理，多食用清热生津的食物和水果，如芹菜、黄花菜、西瓜、橙子、梨等；忌饮咖啡、茶水、酒等，忌食油炸食品、羊肉、辣椒、花椒、葱姜蒜等。

二、吞咽障碍

吞咽障碍是由于下颌、双唇、舌、软腭、咽喉、食管口括约肌或食管功能受损所致进食或饮水时的咽下困难。吞咽障碍可由衰老、唾液腺及口腔黏膜萎缩、食管黏膜萎缩等退行性改变以及神经系统、颅脑外伤、肿瘤等疾病导致。吞咽障碍会影响老年人机体功能、营养状况，进而影响老年人健康及生活质量。吞咽障碍还可引起一系列并发症，如营养不良、呛咳、误吸、肺炎、呼吸困难甚至窒息等。本部分将介绍老年人吞咽障碍的照护原则及照护措施。

（一）吞咽障碍的照护原则

应积极帮助老年人预防吞咽障碍的发生。对于已存在吞咽障碍的老年人，应遵循以下照护原则：

1.帮助老年人积极治疗，延缓疾病进展。

2.帮助老年人进行口腔康复训练，助其恢复吞咽功能，减轻吞咽障碍程度。

3.保障吞咽障碍老年人营养摄入，避免因吞咽障碍导致营养不良等并发症的发生。

4.预防误吸、噎食等风险的发生，并掌握海姆利希急救法。

（二）吞咽障碍的居家照护

1.吞咽障碍的预防　对于未患病老年人，可在日常生活中通过改变饮食习惯、避免危险因素、保持口腔健康、维持喉部锻炼的方式进行吞咽障碍的预防。

（1）养成良好的饮食习惯：良好的饮食习惯及进食方式可有效预防老年人吞咽障碍的发生。老年人进食过程中应保持良好坐姿；注意细嚼慢咽，避免吞咽大块食物或快速进食；同时应防止食用过热、过冷、刺激性食物或饮料刺激喉部。

（2）避免危险因素：应协助老年人避免过度饮酒及抽烟，宜禁烟禁酒，防止口腔及喉部黏膜损害，维持正常吞咽功能。

（3）保持口腔健康：良好的口腔健康可以有效避免口腔疾病，进而维持正常吞咽功能。具体口腔清洁技术见第四章第一节"生活照护适宜技术—清洁卫生技术"。

（4）喉部锻炼：维持喉咙周围肌肉的锻炼，保持喉部通畅，可维持老年人吞咽功能。常用训练方式为喉上提运动：对于喉可以上抬的老年人，让其空吞咽并保持上抬位置。吞咽时让老年人以舌部顶住硬腭、屏住呼吸，以此位置保持数秒。同时让老年人示指置于甲状软骨上方、中指置于环状软骨上，感受喉上抬。对于喉上抬无力的老年人，可以按摩其颈部、上推喉部，促进吞咽。

2.吞咽障碍的监测与照护　对于已患有吞咽障碍的老年人，照护者应持续定期评估老年人是否存在吞咽障碍以及吞咽障碍程度，常用洼田饮水试验、EAT-10等，具体评估方法见第二章第二节"老年常见健康问题评估—吞咽障碍"。吞咽障碍程度加重、进食减少、体重下降明显或因吞咽障碍无法进食或出现脱水、吸入性肺炎、营养不良、心理社会交往障碍等并发症的老年人，应及时就医治疗。若老年人病情稳定，无明显病情变化或进展，全身健康状况良好，可于居家环境进行照护，照护重点为：保持口腔健康、协助进食、协助功能训练以及心理调适。

（1）维持口腔健康：照护者应鼓励并指导老年人进行口腔清洁，消除口腔异味，保持口腔卫生。可于晨起、饭前及睡前使用漱口液含漱 3～5 min。若老年人可自行进行口腔清洁，应指导老年人使用正确方式刷牙，宜在晨起、饭后及睡前各一次。若老年人无法自行进行口腔清洁，照护者应帮助老年人进行口腔护理，详细技能操作方式见第四章第一节"生活照护适宜技术—清洁卫生技术"。

（2）协助进食：对于可经口进食的吞咽障碍老年人，照护者应给予安全、舒适的进食环境，需确保餐桌和餐具的摆放合理，避免干扰老年人的吞咽过程，老年人进食过程中不催促、不打扰。照护者需为老年人提供适合吞咽的食物和饮品，包括切碎食物、增加液体含量等，以减少其吞咽困难。另外，照护者应帮助老年人改善饮食结构，根据实际体质给予能量供给，摄入适量的糖类、蛋白质、脂肪，补充足量矿物质、维生素并控制钠盐的摄入。对于无法经口进食的老年人，需使用鼻胃管进行管饲，按医嘱给予肠内营养液，并冲洗胃管。管饲操作技术具体内容见第四章第二节"特殊护理适宜技术—各种管道维护技术"。

（3）协助功能训练：照护者应协助老年人进行呼吸功能训练、吞咽器官训练以及摄食训练，帮助老年人恢复吞咽功能，预防误吸等并发症。

1）呼吸功能训练：照护者应指导老年人采用腹式呼吸、缩唇呼吸训练、主动循环呼吸训练，提高呼吸系统的反应性，可达到排出分泌物、预防误吸的目的。

2）吞咽器官训练：可预防失用性功能低下，改善吞咽相关器官的运动及协调动作，主要为喉上提运动，具体方法可见吞咽障碍的预防。

3）摄食训练：意识清醒、病情稳定、能产生吞咽反射的老年人可在照护者监护下进行摄食训练。摄食训练要点有进食体位、食物选择、进食量、喂食方法。

①进食体位：应取坐位或半卧位。坐位：身体坐直，前倾约20°，颈部稍前屈，身体偏向健侧；半卧位：上身垫起30°～60°，头部前屈，偏瘫侧肩部垫枕头。

②食物选择：根据老年人饮食习惯及吞咽障碍程度进行食物选择，以易被老年人接受为宜。吞咽功能较差的老年人可减少固体食物摄入，选取蛋羹、浓汤、菜泥等食物。

③进食量：应为最适于患者吞咽的每次喂食量，可从 1～4 ml 起始，逐步增加至适宜老年人吞咽的量，每次进食量最大不宜超过 300 ml。

④喂食方法：喂食前照护者应协助老年人进行口腔清洁；若老年人偏瘫，应于老年人健侧喂食，食物应放置于健侧舌后或颊部，每次喂食量见"进食量"部分；照护者应在每次喂食时嘱老年人做多次吞咽动作，以确保食物全部咽下，观察老年人口腔无食物残留后再进行下一步喂食；喂食时照护者可交替喂食固体食物和流食以刺激吞

咽反射，需注意避免呛咳及误吸。进食后，照护者可嘱老年人做点头样吞咽或侧方吞咽以清除口腔及咽部滞留的食物，保持口腔与咽部清洁卫生。点头样吞咽：头部后仰，挤出会厌处滞留食物，然后低头做吞咽动作，反复数次可清除咽部的滞留食物。侧方吞咽：将头扭向左、右侧做点头样吞咽动作，可去除并咽下滞留于两侧梨状隐窝的食物。喂食后 30 min 内不宜进行翻身、叩背、体位引流等操作。

（4）心理调适：照护者应给予老年人充分的陪伴与支持，帮助其应对生活和疾病的压力，稳定老年人情绪，积极治疗原发疾病，积极进行康复训练，减轻吞咽障碍程度，提高生活质量。

3.吞咽障碍的风险防范　已存在吞咽障碍的老年人易在进食或饮水过程中发生噎食、呛咳、食物卡喉等危险情况，危及老年人生命健康，因此照护者需掌握海姆利希急救法及时解除危险。

海姆利希急救法：若老年人进食过程中发生误吸或呛咳，应及时使用海姆利希法进行急救，并送至医院进行检查与治疗。海姆利希法操作站位：老年人在前，照护者在后，照护者双臂环绕老年人腰部，双手放置于老年人脐部与剑突之间。海姆利希法手法：一只手握拳，另一只手包裹握拳的手，双手拇指关节向上，快速向内上方冲击压迫老年人腹部。连续重复冲击，直至食物从口中排出。若老年人失去意识，应首先使其平卧于硬板床或地面，照护者骑跨在老年人上方。两手叠加，手指交叉，掌根部位于患者上腹部正中。快速向内上方冲击压迫老年人腹部，连续重复冲击，直至食物从口中排出。

三、呼吸系统问题

由于鼻咽部黏膜及淋巴组织萎缩、气管及支气管黏膜上皮及黏膜腺退行性改变、纤毛运动受损、肺泡萎缩而弹性回缩能力下降、肋软骨钙化使胸廓顺应性变小、呼吸道黏膜分泌性免疫球蛋白合成分泌减少、局部防御屏障减弱等生理改变，老年人易患呼吸道感染、肺部感染、肺通气能力下降，易出现多种呼吸系统问题。老年人常见的呼吸系统问题包括咳嗽、咳痰、呼吸困难等。本部分内容将重点介绍老年人咳嗽、咳痰、呼吸困难等常见呼吸系统问题的照护原则以及照护措施。

（一）呼吸系统问题的照护原则

1.应协助老年人提高抵抗力，避免上呼吸道感染，预防咳嗽、咳痰的发生。

2.积极治疗呼吸系统疾病，预防呼吸困难的发生。

3.应对患病老年人进行疾病风险监测及对症照护，改善老年人生活质量。

4.应协助老年人进行呼吸功能锻炼，增强肺功能，延缓疾病进展，预防并发症发生。

149

（二）呼吸系统问题的照护措施

1. 咳嗽、咳痰的居家照护

（1）咳嗽、咳痰的预防：咳嗽、咳痰的发生多与上呼吸道感染、肺部感染相关，因此照护者可通过合理饮食、适当锻炼、戒烟、积极治疗全身疾病等方式帮助老年人提升机体抵抗力，预防呼吸道疾病的发生。

（2）咳嗽、咳痰的监测与照护：照护者应持续评估老年人咳嗽、咳痰情况，评估其咳嗽次数、频率，痰液颜色、性质、量，若咳嗽频率较高，影响老年人睡眠、进食甚至正常呼吸功能，应立即就医。若老年人痰液较多，影响呼吸功能，痰液颜色、性质较往常有变化，应及时就医。若老年人咳嗽、咳痰症状较为稳定，营养状况及呼吸功能良好，则可于居家环境进行照护。

1）改善环境：照护者应为老年人提供安静、舒适的居住环境，保持室内空气清新、干净、通风，维持室内的温度及湿度，室温以 18 ～ 20 ℃、湿度 50% ～ 60% 为宜。休息时可采取坐位或半坐卧位，易于改善呼吸状态，易于咳痰。

2）饮食：若老年人存在长期慢性咳嗽、咳痰症状，应给予老年人热量充足的饮食，补充能量消耗。宜增加蛋白质与维生素 C、维生素 E 的摄入，避免油腻、辛辣刺激食物。除心功能与肾功能障碍等需要限制水分摄入的老年人，其他老年人应摄入充足水分，每日以 1.5 ～ 2 L 为宜。

3）戒烟：向老年人说明吸烟是加重咳嗽、咳痰的重要危险因素，协助老年人降低吸烟频率，戒烟，避免烟草刺激。

4）促进有效排痰：照护者应指导老年人深呼吸、有效咳嗽的方法，若老年人体力较差，无法自行咳出痰液，照护者应掌握胸部叩击、体位引流、气道湿化方法，协助老年人将痰液排出。具体技能操作方法见第四章第二节"特殊护理适宜技术—促进呼吸的护理技术"。

5）辅助用药：照护者应指导老年人遵医嘱安全用药，并观察药物疗效及不良反应。若出现严重不良反应，应及时就医。

2. 呼吸困难的居家照护

（1）呼吸困难的预防：呼吸困难多为呼吸系统疾病严重或急性加重的表现，因此老年人应积极治疗呼吸系统疾病，避免疾病加重或急性发作，预防呼吸困难的发生。

（2）呼吸困难的监测与照护：照护者应持续评估呼吸困难的类型及程度，有条件时可持续监测老年人血氧饱和度变化，若老年人出现口唇发绀、胸痛、神志改变等呼吸困难严重指征，应立即就医治疗。若老年人呼吸困难症状程度较轻且较为平稳，则可在居家环境下进行照护，照护内容主要包括风险监测、改善环境、呼吸道清理、功能训练、心理调适等。

1）风险监测：对于已患有呼吸困难的老年人，照护者应为其准备监测设备——血氧仪，定时监测老年人血氧水平。老年人血氧水平，应维持在95%～98%，若低于正常水平，应及时居家吸氧或就医。

2）改善环境：应保持老年人居住场所安静、舒适，空气清新、流通，温度、湿度适宜，若老年人合并哮喘，应注意避免过敏原刺激。避免穿着厚重衣物或盖厚被子而加重胸部压迫，进而加重呼吸困难。

3）清理呼吸道：应协助老年人清理呼吸道分泌物，指导老年人有效咳嗽、正确排痰，如需使用药物，应严格按照医嘱用药并观察药物疗效与不良反应，如呼吸道分泌物过多无法排出，应及时就医。

4）功能训练：可指导呼吸困难老年人进行呼吸训练以及全身训练，练习腹式呼吸及缩唇呼吸，以提高通气效率，降低呼吸困难程度，增强肺活量及活动耐力。

①缩唇呼吸：老年人闭嘴经鼻吸气，嘴唇呈吹口哨样缓慢呼气，同时收缩腹部。吸气与呼气时间比为1∶2或1∶3，呼气流量以能使距15～20 m处与口唇等高水平的蜡烛火焰随气流倾斜又不至于熄灭为宜。

②腹式呼吸：老年人可取立位、卧位或半卧位，两手分别放于前胸部和上腹部。经鼻缓慢吸气时，腹部凸出，手感到腹部向上抬起。呼气时经口呼出，腹肌收缩，手感到腹部下降。

③全身训练：照护者可指导并协助老年人进行全身活动，以不感觉疲乏的有氧运动为宜，如散步、快走、慢跑、打太极拳等，以提高肺活量及全身耐力。

5）心理调适：呼吸困难老年人易产生烦躁、焦虑、恐惧等负性情绪，进一步加重呼吸困难程度，照护者应及时陪伴并安抚老年人，给予老年人安全感，保持其情绪稳定。

6）其他：可建议呼吸困难老年人戒烟、禁酒，少吃易产气食物如大豆、萝卜、土豆等，在身体许可的范围内多饮水。

四、疼痛

疼痛是由感觉刺激而产生的一种生理心理反应及情感上的不愉快经历。老年人疼痛是晚年生活中经常存在的一种症状。随着年龄增长，准确感觉和主诉疼痛的能力逐渐下降，而不明确的疼痛和由此引发的不适感明显增加，疼痛已成为老年人群体的常见健康问题。老年人易患致痛疾病包括风湿、关节炎、骨折、胃炎、溃疡病、糖尿病、心绞痛、卒中和癌症等。老年人疼痛特点为持续性疼痛、骨骼肌疼痛、导致功能障碍及日常生活活动受限。另外，疼痛亦可影响老年人心理健康，增加老年人经济负担。本部分将重点介绍老年人常见疼痛居家照护原则及照护措施。

（一）疼痛的照护原则

1. 应帮助老年人积极治疗全身疾病，增强营养状况，适当运动以预防疼痛的发生。

2. 应帮助老年人缓解疼痛症状，增加舒适度，提升老年人生活质量。

3. 应避免疼痛加剧诱因，预防疼痛加重。

（二）疼痛的照护措施

1. 疼痛的预防　老年人疼痛的发生多与老年人衰弱及多种身体疾病相关，因此照护者应帮助老年人进行合理饮食规划、制定运动计划，增强机体抵抗力；积极治疗老年人原发疾病，预防疼痛的发生。

2. 疼痛的监测　照护者应持续定期评估老年人疼痛状况，包括疼痛持续时间、部位、强度、性质、发作频率以及增强或减弱因素。具体评估方式见第二章第二节"老年常见健康问题评估—疼痛"。若老年人首次出现疼痛或疼痛性质、部位、强度、发作频率出现改变，如突发头痛、胸痛、腹痛，应及时就医治疗。

3. 疼痛的照护　对于已患有疼痛且病情较平稳的老年人，照护者可通过药物治疗及非药物治疗的方式帮助老年人缓解疼痛，提高其生活质量。

（1）药物治疗：常用止痛药物可分为非阿片类止痛药、阿片类止痛药以及辅助药物。照护者应指导老年人遵医嘱用药，嘱老年人严格按照剂量及时间用药，照护者记录并观察药物的疗效及不良反应。

1）非阿片类止痛药：照护者应严密监测老年人是否有胃肠道反应、凝血功能障碍、肾功能改变。若发现老年人使用非阿片类止痛药后有食欲不振、恶心、呕吐、牙龈出血、皮下出血等表现，应及时就医，与医生协商调整药物种类及药物剂量。

2）阿片类镇痛药：照护者应严格控制老年人阿片类止痛药的使用剂量以及使用频率，观察老年人是否出现药物耐受，便秘、恶心、呕吐、嗜睡、头晕等不良反应，若老年人出现药物耐受或严重不良反应，则应及时就医，向医生反馈并调整药物种类与剂量。

3）辅助药物：照护者应遵医嘱协助老年人用药，观察并记录药物疗效及不良反应，并及时复查。

（2）非药物治疗：除使用镇痛药物外，照护者还可鼓励并协助老年人通过物理治疗、精神心理治疗等方法帮助老年人减轻或控制疼痛。常用物理治疗包括按摩、热疗、冷疗、放松运动；精神心理治疗包括放松、分散注意力、音乐疗法等。非药物治疗方式可有效缓解较轻的疼痛以及辅助增强药物治疗的效果。

1）去除疼痛原因：若老年人首次出现疼痛或疼痛状况改变，照护者应及时协助老年人就医，寻找并治疗疼痛原发疾病，了解并去除引起疼痛的原因。了解疼痛知识，去除或减少疼痛加重因素。

2）运动锻炼：照护者可依据老年人病情鼓励其进行适当的体育锻炼。运动锻炼可以增强其骨承受负荷及肌肉牵张的能力，减缓骨质疏松的进程，帮助恢复身体的协调和平衡，在改善全身状况的同时，可调节情绪、振奋精神、缓解抑郁症状；帮助老年人缓解并控制疼痛。

3）心理调适：照护者应陪伴、安慰老年人，缓解老年人紧张情绪，鼓励老年人参加感兴趣的社会活动，转移其对疼痛的注意力，减轻疼痛，增加疼痛耐力。

4）生活照护：照护者应为老年人提供舒适、安静的休息环境，保障老年人的休息质量。若老年人关节疼痛，应在休息时协助老年人采取舒适卧位，可抬高患侧肢体并保持关节功能位，避免疼痛部位受压。对于慢性疼痛老年人，照护者应给予高热量、高蛋白、高维生素饮食以保证足够的能量及营养素摄入。头痛老年人应避免饮用酒、浓茶、咖啡或吃巧克力等刺激性食品，骨质疏松的老年人注意钙的摄入，对于痛风老年人应注意采取低嘌呤饮食。

五、营养不良

营养不良是指摄入的能量和营养物质不足、过度或失衡。老年人的营养健康受机体老化、功能障碍、疾病及社会经济情况影响。其中消化系统退行性改变及感官障碍与老年人营养不良关系密切，味觉及嗅觉减退、口腔健康状况不佳、吞咽障碍、孤独抑郁等不良心理状况均易导致老年人丧失食欲，机体抵抗能力改变，增加多种疾病的易感性。除此之外，随着老年人衰老，其身体成分改变，脂肪增加，肌肉组织减少，因此，蛋白质摄入不足的老年人易患骨骼肌减少症、骨质疏松症和免疫反应受损等。本部分将重点介绍老年人营养不良的分类、照护原则及照护措施。

（一）老年人常见的营养不良分类及影响因素

根据老年人摄入能量及营养物质与实际消耗、代谢之间的区别，老年人常见的营养问题包括脱水、营养缺乏、营养过剩等。

1.脱水 脱水指体液丢失量大于体液摄入量。老年人脱水常表现为肢体软弱、头晕、性格异常、口腔黏膜干燥。严重者常表现为神志改变，包括幻觉、谵妄、嗜睡甚至昏迷，尿量减少，低血压，皮肤弹性差等。老年人脱水与老年人衰老相关，随着年龄增长，老年人身体水分含量下降、口渴感受迟钝、肾保水能力下降，使老年人易出现脱水。此外，高热、出汗、疾病等因素会提高老年人脱水的发生率。

2.营养缺乏 营养缺乏是指机体从食物中获得的能量、营养素等不能满足身体需要，从而影响生理功能的现象。老年人营养缺乏常表现为疲倦、烦躁、体重下降、抵抗力减弱等，严重者可见水肿、感染、肝功能障碍等。营养缺乏的影响因素主要分为生理因素、疾病因素、社会经济因素三类。

（1）生理因素：衰老导致的生理功能减退、摄取食物能力下降、消化吸收能力降低、蛋白质摄入减少等因素使老年人容易发生各类营养缺乏性疾病，呈现出消瘦状态，即人体内蛋白质与脂肪减少速度过快，体重下降超过正常标准 20% 的状况。

（2）疾病因素：抑郁症、痴呆症、神经性厌食、地高辛类药物、奎尼丁等药物均可引起老年人食欲下降，进食量减少，体重下降。

（3）社会经济因素：老年人经济状况改变、社会关系改变如丧偶、独居等易引起老年人心理产生变化，出现孤独、抑郁等不良心理状况，抑制食欲，导致营养缺乏。

3. 营养过剩　营养过剩指能量或营养物质的摄入远大于机体消耗。老年人营养过剩常与机体成分改变相关。随着年龄增长，脂肪增多、水分减少、肌肉萎缩、活动减少，均易导致老年人脂肪堆积，引起肥胖。肥胖可进一步导致高血压、冠心病、睡眠呼吸暂停综合征等，影响老年人生命健康。

（二）营养不良的照护原则

1. 应密切关注老年人的营养状况及进食情况，为老年人提供舒适的就餐环境，改善饮食习惯及结构，预防营养不良的发生。

2. 应根据老年人营养不良类型进行能量及营养素补充或控制，提升老年人生活质量。

3. 应及时监测老年人营养不良水平，控制全身疾病进展，避免并发症发生。

（三）营养不良的照护措施

1. 营养不良的预防　老年人营养不良的发生多与老年人退行性胃肠道改变、慢性消耗性疾病、认知障碍、病后康复期等因素相关。照护者可通过饮食指导以及帮助老年人合理运动，预防营养不良的发生。

（1）饮食指导：照护者应指导并协助老年人进行饮食调整，根据营养不良类型及程度进行营养素及能量的补充或减少。

1）改善食物及进食环境：照护者可丰富食物种类，改善食物口味，选择易被老年人接受的食物。应为老年人提供安静、舒适的进食环境及充足的进食时间。可鼓励老年人共同进餐，并适时给予进食协助。可根据老年人进食量少量多餐，给予餐间小食、点心等补充能量或营养素。

2）膳食强化：若老年人经口摄入量少、咀嚼吞咽功能差，可使用自然食物或特殊营养制剂来增加膳食和饮水的营养密度，从而在进食相似食物量情况下增加营养素的摄入。常用食物有鸡蛋、牛奶、酸奶、鲜榨果汁、乳清蛋白粉、肠内营养制剂等。

（2）运动指导：照护者可根据老年人身体状况及病情，指导并协助老年人适度进行体育锻炼，可协助老年人进行户外运动，改善情绪，增进食欲。可在老年人身体状况允许范围内进行有氧或抗阻运动训练，维持或改善老年人肌肉质量。运动建议如下：

1）运动频率：建议每周 2 ～ 3 次。有氧耐力运动总时长大于 150 分 / 周，抗阻运动每周 2 ～ 3 次。

2）运动强度：推荐中等强度运动训练，运动时主观感觉为轻松到有点吃力，可从低强度、12 ～ 15 次重复起始，在 2 ～ 3 周内逐渐增加强度，逐渐达到较高强度、4 ～ 6 次重复次数。

3）持续时间：每次总运动时长以 30 ～ 45 min 为宜。

4）运动类型：运动类型包括平衡及柔韧性训练，如八段锦、太极拳等，抗阻运动如自重训练、哑铃、弹力带等，以及有氧运动如散步、快走、慢跑等。

2. 营养不良的监测　照护者应持续定期监测老年人营养不良程度及类型，具体评估方法见第二章第二节"老年常见健康问题评估—营养不良"，若老年人出现水肿、神志改变、尿量减少或无尿、肝功能障碍等严重营养不良表现，应及时就医。

3. 营养不良的照护　对于营养不良程度较轻、病情稳定的老年人可在居家环境下进行照护，可通过保持口腔清洁、饮食及运动指导、协助用药及心理调适等方式增强老年人机体营养状况，避免并发症的发生，提升老年人生活质量。

（1）保持口腔清洁：照护者应协助并指导老年人正确进行口腔卫生清洁，清除口腔异味，增进食欲。定期进行口腔保健检查，若因口腔问题影响进食，应及时就医治疗。具体口腔清洁技术见第四章第一节"生活照护适宜技术—清洁卫生技术"。

（2）饮食及运动指导：可根据老年人营养不良的类型和程度合理规划饮食及运动方案，增强其营养状况，具体方法可见营养不良的预防。若老年人无法自主经口进食，则应严格遵照医嘱给予胃肠内营养，并进行胃管护理及维护，具体技能操作见第四章第二节"特殊护理适宜技术—各种管道维护技术"。

（3）协助用药：若老年人服用影响食欲、胃肠功能的药物，照护者应与医生协商，进行药物更换或调整，并严格遵医嘱协助老年人用药，观察药物疗效及不良反应。

（4）心理调适：照护者应向老年人讲解营养不良的原因及缓解方法，使其掌握营养知识，鼓励并支持老年人治疗原发疾病、参与社交，调节老年人情绪，避免出现紧张、焦虑等负性情绪，保持心情愉悦，增进食欲。

六、失禁

失禁指控制大小便的器官部分或全部失去控制能力，由生理或病理因素导致的括约肌损伤或神经功能障碍引起。老年人常见的失禁包括尿失禁和便失禁。失禁易导致身体皮肤损伤、糜烂、异味、反复感染，导致老年人社会交往障碍，进一步影响老年人社会功能及心理健康。本部分将介绍老年人失禁的照护原则以及照护措施。

（一）失禁的照护原则

1. 应帮助老年人通过合理运动等方式增强盆底肌功能，预防失禁的发生。

2. 应帮助老年人改变生活习惯，增强肌肉功能，改善膀胱及直肠功能，提高其生活质量。

3. 应保障老年人会阴部、骶尾部皮肤完整，控制感染，促进老年人心理健康及社会功能，避免并发症的发生。

（二）失禁的照护措施

1. 尿失禁的居家照护

（1）尿失禁的预防：老年人尿失禁的发生多与膀胱、盆底肌功能较差以及多种疾病，如糖尿病、前列腺肥大、帕金森病等相关。照护者可通过指导老年人进行盆底肌功能训练、膀胱训练以及治疗原发疾病的方式帮助老年人预防尿失禁的发生。

1）盆底肌训练：可在卧位、坐位、站立时进行训练。仰卧时膝关节微屈约45°，尽量收缩骨盆底肌并保持10 s，然后放松10 s，重复收缩与放松15次；坐位时双脚平放于地面，两膝分开与肩同宽，身体前倾，尽量收缩盆底肌并保持10 s，然后放松10 s，重复收缩与放松15次；站立时双脚分开与肩同宽，尽量收缩盆底肌并保持10 s，然后放松10 s，重复收缩与放松15次。

2）膀胱训练：可让老年人白天每小时饮水150～200 ml，记录饮水时间与饮水量。记录老年人日常排尿间隔并鼓励老年人在感受到尿意前排尿。若老年人能自主控制排尿且2 h未出现尿失禁现象，可延长排尿间隔30 min直至排尿时间延长至3～4 h。

（2）尿失禁的监测：照护者需持续监测老年人尿失禁程度、类型以及是否存在尿液潴留、是否有尿失禁导致的皮肤破损与感染等并发症，具体评估方法见第二章第二节"老年常见健康问题评估—失禁"。若老年人存在严重尿潴留或尿失禁导致皮肤破损或感染的情况，应及时就医治疗。

（3）尿失禁的照护：若老年人尿失禁程度较轻、病情稳定、无并发症发生，则可于居家环境下通过制定饮水计划、协助排尿、协助功能训练、指导用药等方式进行居家照护，延缓尿失禁的进展，提高老年人生活质量。

1）制定饮水计划：照护者应帮助老年人制定合适的饮水计划，避免饮用利尿性饮料如咖啡、茶等，避免入睡前大量饮水，避免夜间排尿。

2）协助排尿：照护者应帮助老年人建立规律排尿习惯，定时排尿，以2～3 h排尿一次为宜；若老年人可自行到卫生间排尿，则应完善卫生间设施，包括地面平整、防滑，卫生间方便进出，设置扶手，光线良好等，方便排尿。若老年人无法自行下床排尿，则应使用合适的便壶或尿垫。

3）协助功能训练：尿失禁老年人行为治疗包括盆底肌训练和膀胱训练，功能训练可有效增强盆底肌强度及膀胱容量与自主控尿能力，有效缓解尿失禁状况。具体方法可见尿失禁的预防。

4）指导用药：应严格遵照医嘱指导老年人用药，若老年人需合并使用利尿剂类降压药，应将老年人尿失禁情况告知医生，与医生协商更换药物种类或调整用药剂量。观察药物疗效以及不良反应，若发现严重不良反应，应及时就医治疗。

5）保持皮肤清洁：应指导并协助老年人保持会阴部清洁、干燥，若衣物打湿，应及时更换。对卧床老年人应掌握老年人排尿规律，及时更换尿片或尿不湿，保持床褥及会阴部、骶尾部皮肤清洁干燥，并使用温水及软毛巾擦洗，必要时涂抹润肤油保护。

6）心理调适：照护者应给予老年人充分理解与尊重，协助排尿时注意保护老年人隐私，给予老年人充分的陪伴，帮助老年人树立治疗信心。在照护老年人时不责难、不打扰、不催促，为老年人创建安全舒适的排尿环境。应鼓励老年人积极治疗影响尿失禁的原发疾病，鼓励老年人持续进行膀胱训练及盆底肌训练。

2. 便失禁的居家照护

（1）便失禁的预防：老年人便失禁的原因多与肛门括约肌松弛或损伤、认知功能障碍、神经系统疾病等因素相关。照护者可通过帮助老年人进行盆底肌训练、原发疾病治疗的方式预防便失禁的发生。

（2）便失禁的监测：照护者应首先评估老年人的排便习惯、次数，粪便颜色、形状、量；了解老年人进食情况。若老年人排便次数，粪便颜色、形状及量突然发生改变，或出现皮肤破溃、感染等并发症，则应立即就医治疗。

（3）便失禁的照护：便失禁程度较轻、病情稳定且无并发症的老年人可在居家环境中进行照护，缓解便失禁程度进展，避免并发症发生，提高老年人生活质量。

1）调整饮食习惯：照护者宜协助老年人调整饮食习惯，宜增加少渣少油食物摄入，如汤、稀粥、营养粉、蛋羹等，腹泻严重时可嘱老年人短暂禁食，腹泻缓解后逐步恢复饮食。

2）建立排便习惯：照护者应鼓励老年人建立正常排便反射，尽量坚持每天同一时间排便，排便时尽量采取坐姿，必要时给予床旁便器帮助老年人如厕。

3）保持皮肤清洁完整：排便后应指导并协助老年人清洁肛周皮肤，必要时可遵医嘱使用氧化锌软膏以防止皮肤破溃，保持皮肤干燥。便失禁严重者可选用失禁垫等器具，尽量保证肛周皮肤干燥。

4）心理调适：照护者应鼓励老年人积极治疗原发疾病，恢复排便控制功能，鼓励老年人进行全身或局部锻炼，进行盆底肌锻炼；鼓励老年人保持积极乐观的精神状态，帮助老年人恢复社会交往能力，消除其紧张、自卑等不良心理情绪。

第二节　感知觉障碍及心理健康问题照护技术

一、视力障碍

（一）视力障碍的常见问题

视力障碍指先天或后天原因导致视觉器官的构造或功能发生部分或全部障碍，经治疗仍对外界事物无法或较难做出视觉辨识。老年人视力障碍的常见问题包括白内障、青光眼、糖尿病视网膜病变、老年性黄斑变性等。主要表现为老年人的视力明显减退甚至失明。另外，衰老导致老年人老视、视敏度和对比视敏度下降，表现为视物的精细感下降、暗适应能力下降和视野缩小。视力障碍的评估具体见第二章第二节。

（二）视力障碍的分级

视力障碍分为盲和低视力。

1.一级盲　最佳矫正视力低于 0.02 或视野半径小于 5 度。

2.二级盲　最佳矫正视力等于或优于 0.02，而低于 0.05 或视野半径小于 10 度。

3.一级低视力　最佳矫正视力等于或优于 0.05，而低于 0.1。

4.二级低视力　最佳矫正视力等于或优于 0.1，而低于 0.3。

（三）视力障碍的照护原则

1.眼科检查与治疗　老年人应接受视力障碍的常规筛查，每年进行眼科检查，有糖尿病、心血管疾病病史的老年人应缩短检查时间。视力障碍的治疗和处理：选择合适的矫正眼镜，对白内障患者进行白内障手术。

2.环境改造　进行适老化环境改造，让视力障碍老年人的生活空间远离障碍物和危险。创造良好的视觉无障碍环境，增加照明，防止炫光（灯光、阳光勿直接入眼，桌面刷亚光漆），增加家具与墙面、地面的颜色反差，加大墙面与门的颜色反差，在门把手上加彩色标识，在楼梯起始级涂上与楼梯颜色反差大的油漆等。

3.助视器的使用　合适的助视器可以辅助视力衰退的老年人进行阅读、观看演出、开展手工活动等，包括手持放大镜、手持 LED 灯放大镜、台式 LED 灯放大镜、老花镜、电子助视器、望远镜、阅读器等。

二、听力障碍

（一）听力障碍的常见问题

由年龄引起的老年人听力减退称为老年性耳聋。调查显示，40% 左右的老年人存在不同程度的耳鸣、听力下降、言语辨别率差等听力障碍问题，不仅危害老年人身心健康，影响生活质量，更对家庭和社会造成不良影响。听力障碍的评估具体见第二章第二节。

（二）听力障碍的分级

听力分级包括正常听力、轻度听力损失、中度听力损失、重度听力损失、极重度听力损失、完全听力损失等，具体见第二章第二节。

（三）听力障碍的照护原则

1. 定期听力筛查　指导居家老年患者定期检查听力，症状加重时及时就诊。应及时识别和处理听力损失问题，提供听力筛查和相应的助听设备。

2. 避免滥用耳毒性药物　常用有耳毒性的药物见表 3-1。

表 3-1　常用有耳毒性的药物

常用有耳毒性药物种类	药物举例
氨基糖苷类抗菌药	链霉素、庆大霉素、卡那霉素、小诺霉素、新霉素、巴龙霉素、妥布霉素、林可霉素
非氨基糖苷类抗菌药	氯霉素、紫霉素、红霉素、万古霉素、卷曲霉素、春雷霉素、多黏菌素 B
解热镇痛抗炎药	阿司匹林、非那西丁、APC、保泰松
利尿剂	呋塞米、利尿酸
抗肿瘤药物	顺铂、氮芥、博来霉素、甲氨蝶呤

3. 正确应用助听器　助听器是用于听觉障碍老年人的聚集、放大和调制声音的装置。助听器包括助听筒、穿戴式（盒式）助听器、耳背助听器、眼镜式助听器、骨导式助听器、耳内助听器等。

（四）助听器使用技术

1. 使用前评估要点　见表 3-2。

表 3-2　助听器使用前评估要点

一般资料
（1）意识：神清□　嗜睡□　昏睡□　昏迷□　谵妄□　意识模糊□
（2）病情：平稳□　危重□
（3）配合程度：能□　否□
局部功能状况
（1）皮肤破损：有□　无□
（2）局部感染：有□　无□
（3）听力损失分级：正常听力□　轻度听力损失□　中度听力损失□　重度听力损失□ 　　极重度听力损失□　完全听力损失□　单侧聋□
（4）助听器是否匹配：是□　否□
环境评估
环境安静、清洁干燥：是□　否□

2. 助听器使用原则　见表 3-3。

表 3-3　助听器使用原则

选择合适的助听器。不合适的助听器不但不能补偿听力，相反还会损伤原有的听力。因此，选择助听器需前往医院或专业的验配机构
助听器是辅助听力产品，在佩戴初期，需要有一个适应过程，这个过程所需时间长短因人而异，一般是 1～3 个月，这期间需要循序渐进佩戴直至适应助听器。在最初的 1 周里，佩戴助听器的时间应该为每天 1～3 h，并且尽量在安静的地方（比如家里）佩戴，然后再逐日增加佩戴时间，慢慢地再适应周围其他一些较复杂环境（比如小区里、公园里）
助听器在使用时要注意避免潮湿。在淋浴、进入浴缸或游泳之前，先摘除助听器。注意避免摔震，如将耳机摔坏，接收到的声音将失真变调，影响助听效果

三、认知障碍

（一）认知障碍的常见问题

认知障碍是一种以获得性认知功能损害为核心，并导致老年人日常生活能力、学习能力、工作能力和社会交往能力明显减退的综合征。老年人的认知功能损害涉及记忆、学习、定向、理解、判断、计算、语言、视空间功能、分析及解决问题等能力，在病程某一阶段常伴有精神、行为和人格异常。

（二）认知障碍的照护原则

1. 积极治疗　药物治疗和非药物治疗可以帮助老年人改善认知功能，减少并发症，提高生活质量。可在专业人员指导下，开展感官刺激、身体和智能锻炼、音乐疗法、环境疗法等非药物治疗。在日常生活中协助而不包办，有助于维持患者现有功能。

2. 提供日常生活能力训练，安排做力所能及的事情。

3. 精神行为问题的管理　观察精神行为问题的表现、持续时间、频次及潜在的隐患。寻找可能的原因或诱发因素，制订相应的预防及应对策略。发生精神行为问题时，以理解和接受的心态去应对和疏导，避免强行纠正及制止。首选非药物管理措施，无效时考虑药物干预。

4. 做好安全防护　注意预防跌倒和走失，做好预防压力性损伤、防冲动及防自杀等安全防护措施。以预防走失为例，提供位置定位或身份识别信息的预防老年人走失的用品，如防丢手环，老年人防走失定位器、定位手表，老年人防走失胸牌等。

5. 进行居家认知训练。

（三）认知功能训练技术

1. 认知功能训练前评估要点　见表 3-4。

2. 认知功能训练主要内容　见表 3-5。

表 3-4　认知功能训练前评估要点

一般资料
（1）意识：神清□　嗜睡□　昏睡□　昏迷□　谵妄□　意识模糊□ （2）病情：平稳□　危重□ （3）配合程度：能□　否□
局部功能状况
（1）简易认知评估 Mini-Cog 得分：_____分 （2）简明精神状态检查（MMSE）量表得分：_____分 （3）记忆功能障碍：是□　否□ （4）执行功能障碍：是□　否□ （5）注意力障碍：是□　否□ （6）定向障碍：是□　否□
环境评估
环境安静、清洁干燥：是□　否□

表 3-5　认知功能训练主要内容

认知功能训练	方法
记忆功能训练	①联想法：选取任意贴近老年人生活实际的物品或照片，或老年人熟悉的人或事等，令其尽量多地描述需要记忆的物品的信息和关联物之间的联系。如老年人无法记忆其最喜欢的水果是橙子，则应引导其通过联想橙子的特征等，使其通过特征对橙子进行记忆 ②背诵法：老年人通过反复的记忆来强化对目标的记忆能力，如家庭住址和家庭联系方式等 ③提示法：通过视觉或语言方面的提示，来帮助老年人进行记忆，例如其午餐吃了米饭，但是无法记忆时，可通过米饭的图片或语言"米……"进行提示，帮助其记忆内容"米饭"

（续表）

认知功能训练	方法
定向功能训练	嘱其经常看日历、钟表，纠正时间定向障碍 介绍周围环境，减少陌生感，可以利用地图等，首先练习患者家庭住址等信息 在常去的房间悬挂颜色鲜艳、简单的标志物 协助其佩戴身份识别腕带
注意力训练	通过患者感兴趣且实践性强的作业活动进行康复训练，如家务劳动、购物等
注意事项：根据认知障碍的特点，实施个体化训练，由易到难。训练环境安静，避免干扰。将认知功能训练融入日常生活中	

四、焦虑和抑郁

（一）老年人焦虑与抑郁问题

焦虑症是一种具有持久性焦虑、恐惧、紧张情绪和自主神经活动障碍的脑功能失调，常伴有运动性不安和躯体不适感。焦虑症是以反复发作的惊恐不安或广泛持久的焦虑为主要特征的神经症性障碍，常可伴有自主神经系统症状和运动性不安症状等。

抑郁症是老年人最常见的精神疾病之一。抑郁症可因反复发作，使患者丧失劳动能力和日常生活能力，导致精神残疾。研究表明，老年人的自杀和自杀企图有50%～70%继发于抑郁症。老年人抑郁的主要表现为情感低落、睡眠障碍、思维迟缓、自杀行为、意志活动减退等。

（二）照护原则

1. 对于具有焦虑、抑郁情绪的老年人，情绪管理包括：

（1）鼓励老年患者用语言表达内心体验及感受。

（2）应用陪伴、倾听、触摸及安抚等方法传递关怀。

（3）运用心理疏导、放松、倾听及转移注意力的方法降低紧张程度。

（4）提供安静舒适的睡眠环境。

2. 对于确诊焦虑或抑郁症的老年人，建议及时前往医院就诊。

遵医嘱给药，观察药物作用及不良反应。常见的不良反应包括嗜睡、恶心、呕吐、口干、头痛、眩晕、体重改变、心率加快等。

3. 应急管理　急性焦虑发作时，协助老年患者离开诱发环境，专人陪护，必要时限制活动范围，及时就诊。有自杀倾向者，专人看护，做好药物及环境设施安全管理，避免触及危险物品，及时就诊。

第三节　重点安全风险问题照护技术

一、走失

走失行为是指老年人在日常生活中，不能确认自己的位置、不能找到目的地或起始地点的位置，从而迷路甚至导致下落不明，给自己带来安全威胁的状态。走失会给老年人带来一系列严重的后果，不仅会造成老年人跌倒、交通事故、脱水、溺亡等不良事件的概率增高，在寻回老年人后也会影响老年人的自主性、自尊乃至生活质量，若未能及时寻回，甚至会造成老年人的死亡。因此识别老年人走失的危险因素，准确评估走失的风险，进行风险管理，从而采取恰当的安全防范措施尤为重要。

（一）走失风险管理制度

针对老年人走失风险，养老机构应建设较为完善的相关管理体系。与风险管理有关的管理制度主要考虑以下方面：进出院制度、交接班制度、安全管理制度与意外事件处理制度等。同时，各个制度管理应指派专人负责，建立明确的岗位职责。

（二）走失风险防范措施

以上是常见的建设走失风险管理的制度需要考虑的方面。具体实施时，应考虑家庭实际需求和老年人特点，养老机构应考虑管理、照护需求等，结合老年人的具体情况，制订人性化、细节化的管理制度，并不断评估和改进，以确保老年人的安全。居家老年人和养老机构老年人走失风险防范措施分别见表 3-6、表 3-7。

表 3-6　居家老年人走失风险防范措施

防范措施	解释
老年人进出管理	外出时照护人员应关注老年人前往的地点，知晓进出时间等，为老年人携带有关身份信息的卡片，必要时可以共同外出
门禁控制和安全设施	采取有效的门禁控制措施，例如使用电子门禁系统，有条件时可在家中安装家用摄像头以确定老年人离开家的时间，确保安全设施的正常运行和有效性
安全教育和意识提升	在日常生活中，照护人员应经常对老年人进行健康教育，提醒老年人日常生活中出门前应通知其照护人员，讲清前往地点和前往目的等，有条件时应让照护人员陪伴其出门。出门时应检查是否携带可证明自己信息的标识卡等，迷路后有能力时应寻求身边人或警察等的帮助
日常沟通	关心老年人，与老年人建立良好的关系，随时了解其思想动态，注意观察老年人的一些异常表现，预防走失

表 3-7　养老机构老年人走失风险防范措施

防范措施	解释
个性化管理	根据老年人的健康状况为老年人制作胸卡，在上面记录老年人的姓名、年龄、居住养老机构的名称及联系电话，防止老年人迷路走失，工作人员还可以根据胸卡的颜色分辨该老年人是否可以独自外出。另外，根据条件可利用信息技术，让老年人佩戴各类有定位功能的电子设备，如有定位功能的手表、挂件、手机等
入住评估和记录	在老年人入住时进行全面评估，包括身体状况、认知能力和移动能力等方面的评估。入住时特别关注以往有无外出迷失情况，评估走失风险。将评估结果记录与其他工作人员共享，以了解老年人的特殊需求和潜在风险
门禁控制和安全设施	采取有效的门禁控制措施，例如使用电子门禁系统、安装摄像监控设备等，以确保老年人不会未经许可离开养老机构。确保安全设施的正常运行和有效性
监测技术应用	在不违背伦理道德下，公共区域、痴呆老年人活动区域安装必要的摄像监控设施，如智能定位设备、红外线传感器等，对老年人的活动进行实时监测和记录。一旦有异常情况发生，及时采取措施，并及时联系相关人员
环境设计和标识	合理规划和设计养老机构的环境，设置明确的标识和指示牌，帮助老年人辨认不同区域和房间，减少他们迷失方向或误入危险区域的可能性
安全教育和意识提升	通过定期举办培训和教育活动，加强老年人和养老机构工作人员的安全意识，提高他们对走失风险的认识，并学习相应的预防措施和应急处理方法
人员巡查和交接班制度	建立有效的人员巡查制度，确保工作人员定期检查老年人的位置和活动。严格执行交接班制度，确保信息的连续传递和记录
应急预案和演练	制订走失风险应急预案，明确应急处理流程和责任分工。定期组织演练，提高工作人员的应对能力和反应速度，一旦老年人走失，能根据程序及时寻找和应对

（三）走失应急预案

1.走失应急预案的一般准备工作　制订老年人走失应急预案流程前，需要做一些准备工作（表 3-8），提前调研和了解老年人的需求，制订详细的应急流程和操作指南，包括走失的预警和处理流程、搜索行动的组织和协调方式、信息共享和反馈机制等。根据养老机构的特点和需求来建立相关预案，兼顾预案的科学性和可操作性，以应对走失事件，最大程度地保障老年人的安全。

2.发现走失后的一般处理流程　见表 3-9。

表 3-8　制订老年人走失应急预案的准备工作

准备工作	解释
调研和了解	对养老机构内的老年人群体进行调研和了解，包括他们的身体状况、认知能力、移动能力等方面。了解他们的常见走失原因和风险因素，以及可能的走失行为模式
组织相关人员	确定应急预案的制订团队，并明确各个成员的职责和角色。一般团队成员包括养老机构管理人员、医护人员、养老护理员、安保人员等
设定目标和范围	明确应急预案的目标和涵盖范围，包括日常纳入走失风险的主要人群、走失的风险时间段和范围。如老年人有特殊需求，应该制订具体针对老年人走失的预案，确保其适用性和可操作性
研究法律法规	研究相关的法律法规，包括养老机构管理的相关规定和老年人权益保障的法律法规。确保制订的预案符合法律法规要求，并尊重老年人的合法权益
指定责任人和联系人	确定应急预案实施过程中的责任人和联系人。明确他们的职责和联系方式，并与相关部门、家属等建立有效的沟通渠道
建立合作关系	建立和社区、民警、志愿者组织等的合作关系，以便在紧急情况下能够及时协调和获取帮助
设备准备	日常维护相关的设备，如安全设备、通信设备。设备出现问题时，能够及时寻求专业技术人员的支持
培训和演练	对养老机构内的员工进行培训，提高他们的应急处理能力和意识。定期组织应急演练，检验应急预案的可行性和有效性，并根据演练结果进行相应调整和改进

表 3-9　老年人走失后处理流程

处理要点	解释
确认走失情况	当发现老年人走失后，首先要迅速确认是否确实走失。如果有目击证人或可靠线索，应及时核实情况，获取老年人走失的相关详细信息
护理人员应急处理	在发现老年人走失后，护理人员应第一时间联系家属，同时向领导汇报，继续联系走失老年人的亲朋好友，使其协助进行寻找，如果仍未找到老年人，拨打电话报警，并妥善保管老年人留下的物品，由两人进行清点、登记，完成后应对老年人走失过程进行详细记录
联系家属或紧急联系人	通知老年人的家属或紧急联系人，告知他们老年人走失的情况，并询问是否有相关线索、疾病史、特殊生活习惯等信息。与家属保持良好沟通，共同协调应对措施
启动内部应急预案	根据养老机构的应急预案，迅速启动走失老年人的搜索行动。通知安保人员、医护人员和其他相关工作人员，组织力量展开搜索工作
搜寻范围和方法	根据走失老年人的可能行动模式、最近被发现的位置以及相关线索，确定搜寻的范围，如养老机构内部、附近街道、公园、商店等。利用人力搜索、视频监控回放、使用搜寻犬等多种方法进行搜寻
通报警方和社区协助	及时通报当地公安机关，请求他们的支持和协助。与社区民警、志愿者组织等建立联系，协同搜寻工作，并共享搜寻进展和相关信息

（续表）

处理要点	解释
更新和共享信息	根据走失老年人的个人特征、照片、穿着以及其他有关信息，制作并更新失踪人员的寻人启事。通过社交媒体、电视、广播等渠道广泛传播走失信息，争取更多人的关注和帮助
持续跟进和记录	在搜索行动过程中，要及时跟进搜索进展和线索发现情况，确保记录详细、准确。保持与家属的沟通，提供及时的反馈和更新
找到老年人后的处理	一旦找到走失老年人，要立即通知家属和相关人员，确保老年人的安全和健康。提供必要的医疗救助，根据需要进行身体检查和心理疏导

二、跌倒

（一）跌倒风险的评估和监测

1. 跌倒风险的评估　跌倒防控的首要问题是对潜在的危险因素进行客观评估，以帮助老年人了解自己的跌倒风险级别，分析老年人跌倒的风险因素，确定需要改善的因素，从而制订优先预防干预计划。老年人跌倒风险的评估具体见第二章第三节。

2. 跌倒的监测　对老年人的意外跌倒进行精准监测并实施及时救援，可以将死亡和受伤的风险降到最低。对于居家和户外的老年活动场景，穿戴类的智能跌倒检测产品是一种比较好的解决方案，既不受使用者的活动空间限制，且设备单一、小巧，便携度与性价比较高。穿戴式跌倒检测设备的原理大多基于加速度计，以及陀螺仪和磁力计等其他传感器融合在一起。主要是通过可穿戴式的传感器设备，来检测人体运动的速度、加速度等参数信息，根据事先设定的阈值来判断是否发生跌倒。常见的穿戴式设备包括智能手表和专门服务于老年人的家庭医疗警报系统等。

（二）跌倒预防技术

1. 体育锻炼　坚持参加规律的体育锻炼，以增强肌肉力量、柔韧性、协调性、平衡能力、步态稳定性和灵活性，从而减少跌倒的发生。体育锻炼如太极拳、健步走、瑜伽等可以帮助有效保持肌肉力量以及关节灵活性，对于预防跌倒的发生有重要意义。

老年人应科学选择适合自身的运动形式和强度，遵循量力而行、循序渐进原则，养成规律运动的习惯。运动时注意安全，运动前先热身，运动后做放松练习，身体不适时不要勉强坚持运动，恶劣天气时减少室外活动。

2. 合理用药　若服用影响神志、精神、视觉、步态、平衡等功能的药物，或同时服用多种药物，可能增加老年人发生跌倒的风险。遵医嘱用药，不要随意增减药物，避免重复用药，了解药物的不良反应，关注催眠药、降压药、降糖药等老年常见药物的使用，以预防跌倒的发生（表 3-10）。如应用催眠药易出现嗜睡、眩晕、共济失调等，应用降糖药物后可能出现低血糖症状，应用降压药物可能出现低血压、头晕、乏力等。此外，多重用药是老年人跌倒的重要危险因素。应用这些药物时应重点关注跌倒相关的不良反应，用药后动作宜缓慢，注意避免跌倒的发生。

表 3-10　老年人常见药物种类及跌倒相关不良反应

药物种类	药物举例	跌倒相关不良反应
镇静催眠药	地西泮、艾司唑仑	嗜睡、眩晕、共济失调
降压药	硝苯地平、氨氯地平	低血压、头晕、乏力
降糖药	胰岛素、二甲双胍	低血糖、头晕
抗感冒药	氨麻苯美片（白加黑）	嗜睡
利尿药	呋塞米、托拉塞米	头晕、乏力、低血压
抗过敏药	苯海拉明、异丙嗪	低血压、头晕
抗精神病药物	氯氮平、奥氮平	认知障碍、直立性低血压

3. 辅助器具的使用技术

（1）使用前评估要点（表 3-11）

表 3-11　老年人辅助器具使用前评估要点

一般资料
（1）意识：神清□　嗜睡□　昏睡□　昏迷□　谵妄□　意识模糊□
（2）病情：平稳□　危重□
（3）配合程度：能□　否□
（4）自理能力：独立□　依赖□
局部功能状况
（1）皮肤破损：有□　无□
（2）平衡功能：
（3）辅助器具类型：＿＿＿＿＿＿＿
（4）辅助器具适宜：是□　否□
环境评估
环境安静、清洁，路面平整：是□　否□

（2）助行器的使用技术

正确调节助行器的高度：老年人持杖站立时，可保持肘关节屈曲30°、腕关节背屈30°的状态握住手杖；肘杖的测量方法同手杖，但应注意前臂套松紧适中，并使前臂套保持在肘与腕中点稍上方；腋杖测量方法同手杖，腋托与腋窝相距5 cm。

步态训练：根据拐杖和脚移动的顺序不同，进行步态训练。

注意事项：使用手杖行走时，眼睛注视前方而不应看着地面；注意观察腋下、肘部和腕部等长期受压部位的皮肤情况，预防压疮，如出现异常，需及时分析原因，调整助行器。

（3）轮椅的使用技术：使用轮椅前，检查轮椅安全装置是否完好。推行前，嘱老年人身体不可前倾、自行站起或下轮椅，以免摔倒。推行过程中嘱老年人头部及背部向后靠住椅背，并抓紧扶手；身体不能保持平衡者，应系安全带。行进时速度应缓慢，下坡时应倒退行驶。下轮椅时，将轮椅推至床边，固定轮椅，翻起踏脚板，扶老年人站起，转身，慢慢坐回床缘，扶上床。

4.居家环境改造

（1）合理安排室内家具高度和位置：家具的摆放位置不要经常变动，日用品固定摆放在方便取放的位置，使老年人熟悉生活空间。

（2）老年人的家居环境应坚持无障碍观念：移走可能影响老年人活动的障碍物；将常用的物品放在老年人方便取用的高度和地方；尽量设置无障碍空间，不使用有轮子的家具；尽量避免地面的高低不平，去除室内的台阶和门槛；将室内所有小地毯拿走，或使用双面胶带，防止小地毯滑动；尽量避免物品随处摆放，电线要收好或固定在角落，不要将杂物放在经常行走的通道上。

（3）居室内地面设计应防滑，保持地面平整、干燥，过道应安装扶手；选择适宜的地板打蜡和拖地时间，若是拖地板，须提醒老年人等干了再行走，地板打蜡最好选择老年人出远门的时候。

（4）卫生间是老年人活动最为频繁的场所，也是最容易受伤的地方，因此卫生间内的环境隐患需要受到特别关注。卫生间的地面应防滑，并且一定要保持干燥；由于许多老年人行动不便，起身、坐下、弯腰都比较困难，建议在卫生间内多安装扶手；卫生间最好使用坐厕而不使用蹲厕，浴缸旁和马桶旁应安装扶手；浴缸或淋浴室地板上应放置防滑橡胶垫。

（5）老年人对于照明度的要求比年轻人要高2～3倍，因此应改善家中照明，使室内光线充足，这对于预防老年人跌倒也是很重要的。在过道、卫生间、厨房等易跌倒区域应特别进行局部照明。在老年人床边应放置容易伸手摸到的台灯。

5.其他

（1）合适的衣裤和鞋子。老年人应穿合身衣裤，不穿过长、过紧或过宽松的衣裤。穿合适、安全的鞋对于保持身体稳定性有十分重要的作用，老年人在挑选鞋时应更多考虑其安全性。鞋底要纹路清晰、防滑，有一定厚度，硬度适中，能起到一定支撑作用。鞋跟不宜太高。鞋面的材质应柔软，有较好的保暖性和透气性。鞋的固定以搭扣式为好，如为系带式，应注意系好，使其不易松开。鞋的足弓部位略微增厚，可在走路时起到一定支撑和缓冲作用。鞋的大小应合适，以脚趾与鞋头间略有空隙为宜。

（2）有视听和其他感知障碍的老年人应佩戴视力补偿设施、助听器等。

（三）跌倒后处理技术

1. 意识不清，立即拨打急救电话

（1）有外伤、出血，立即止血、包扎。

（2）若呕吐，将头偏向一侧，并清理口、鼻腔呕吐物，保证呼吸通畅。

（3）若抽搐，移至平整软地面或身体下垫软物，防止碰、擦伤，必要时牙间垫较硬物，防止舌咬伤，不要硬掰抽搐肢体，防止肌肉、骨骼损伤。

（4）若呼吸、心搏停止，应立即给予胸外心脏按压、口对口人工呼吸等急救措施。

（5）如需搬动，保证平稳，尽量平卧。

2. 意识清楚时

（1）询问老年人跌倒情况及对跌倒过程是否有记忆，如不能记起跌倒过程，可能为晕厥或脑血管意外，应立即护送老年人到医院诊治或拨打急救电话。

（2）询问是否有剧烈头痛或口角歪斜、言语不利、手脚无力等提示脑卒中的情况，如有，立即扶起老年人可能加重脑出血或脑缺血，使病情加重，应立即拨打急救电话。

（3）有外伤、出血，立即止血、包扎并护送老年人到医院进一步处理。

（4）查看有无肢体疼痛、畸形、关节异常、肢体位置异常等提示骨折的情形，如无相关专业知识，不要随便搬动，以免加重病情，应立即拨打急救电话。

（5）查询有无腰、背部疼痛，双腿活动或感觉异常及大小便失禁等提示腰椎损伤的情形，如无相关专业知识，不要随便搬动，以免加重病情，应立即拨打急救电话。

（6）如老年人试图自行站起，可协助老年人缓慢起立，坐、卧休息并观察，确认无碍后方可离开。

（7）如需搬动，保证平稳，尽量平卧休息。

（8）发生跌倒均应在家庭成员/家庭保健员陪同下到医院诊治，查找跌倒危险因素，评估跌倒风险，制订防止措施及方案。

三、误吸、窒息

误吸是指老年人进食（或非进食）时，食团没有随着吞咽动作顺利进入食管，而是在吞咽过程中液体或固体食物从喉头进入到声门以下气道的异常现象。由于误吸的程度各异，所以症状表现和预后有所差异，严重者可引起致命性的下呼吸道感染或气道堵塞，甚至会窒息死亡。老年人由于老化过程的发生，导致机体组织衰老和生理功能减退，同时老年人随年龄增长，所患疾病增多，尤其是脑血管疾病等使误吸发生率大大增加，因此，应评估老年人的误吸风险，以采取老年人误吸的防范措施或误吸后的应急处理措施，从而避免或减少老年人因误吸导致的意外死亡。

（一）误吸风险评估

对老年人进行误吸风险评估主要考虑年龄、疾病、用药情况等危险因素和吞咽功能。重点关注的人群是患有脑部肿瘤、脑卒中、肺炎、慢性阻塞性肺疾病、痴呆、帕金森病、多发性硬化症、重症肌无力、癫痫等的老年人，以及有误吸史的老年人。

常见的误吸评估方法和量表主要包括洼田饮水试验和标准吞咽功能评估表（standardized swallowing assessment，SSA）。

1. 洼田饮水试验　洼田饮水试验是由日本学者洼田俊夫提出的，其分级明确清楚，操作简单，对进食或饮水时有呛咳、主诉吞咽困难的老年人进行评估。进行该试验时，要求老年人意识清楚，能够按照指令完成试验。进行试验时，让老年人端坐，喝下 30 ml 的温开水，观察饮水所需时间及呛咳情况，分级及结果判断标准见表 3-12。

表 3-12　洼田饮水试验分级及结果判断标准

分级	1 级（优）：能顺利地 1 次将水咽下
	2 级（良）：分 2 次以上、不呛咳地将水咽下
	3 级（中）：能 1 次将水咽下，但有呛咳
	4 级（可）：分 2 次以上将水咽下，但有呛咳
	5 级（差）：频繁呛咳，不能全部将水咽下
结果判断	正常：1 级、5 s 之内
	可能存在吞咽障碍：1 级、5 s 以上或 2 级
	吞咽功能异常：3～5 级

评估时注意事项如下：

（1）尽量不要告诉老年人正在做测试，以防老年人紧张。

（2）饮水量要准确。

（3）对于 3 级以上的老年人，应给予相应的指导和措施。

3 级：给予指导自行吞咽训练。

4 级：给予吞咽训练及指导自行吞咽训练。

5 级：留置胃管。

（4）如果在评估过程中老年人出现了误吸，可以采取的应急处理为一手掌根部对准老年人肩胛区脊柱，连续用力 4～6 次急速拍击。

2. 标准吞咽功能评估表

（1）工具内容：该评估表是由埃吕尔（Ellul）等于 1996 年首先提出的，后经科学设计专门用于评定老年人的吞咽功能。评估分为 3 个步骤（表 3-13），其结果判定标准见表 3-14。

表 3-13　标准吞咽功能评估步骤

步骤	操作方法
步骤一	临床检查，包括检查意识水平、头和躯干的控制、呼吸模式、唇的闭合、软腭运动、喉功能、咽反射和自主咳嗽，评分为 8 ～ 23 分，若得分为 8 分，说明上述指标无异常，可进行下一步
步骤二	进行 5 ml 水吞咽试验，让老年人吞咽 5 ml 水 3 次，观察有无口角流水、有效喉运动、重复吞咽、吞咽时喘鸣等情况并观察吞咽后喉功能，评分为 5 ～ 11 分，重复 3 次，若每次评分均为 5 分，且完成 2 次以上，可进行步骤三
步骤三	进行 60 ml 水吞咽试验，让老年人吞水 60 ml，观察其能否全部饮完、吞咽中或吞咽后有无咳嗽、吞咽中或吞咽后有无喘鸣、吞咽后有无发音异常，初步判断误咽是否存在，评分为 5 ～ 12 分

表 3-14　标准吞咽功能评估结果判定

得分	评价
18 分	误吸风险Ⅰ级，通过标准吞咽功能评估表的评定
19 ～ 25 分	误吸风险Ⅱ级，未通过 60 ml 水吞咽试验
26 ～ 31 分	误吸风险Ⅲ级，未通过 5 ml 水吞咽试验
32 ～ 46 分	误吸风险Ⅳ级，初步临床检查存在异常

分值越高，误吸风险等级越高，老年人发生误吸的危险性越大。

（2）评估注意事项

1）若初步评估异常，则不进行后续评价，判定为误吸风险Ⅳ级，分数为初步评估各条目的分数加第二步最高分（11 分）加第三步最高分（12 分）。

2）若初步评估正常，第二步评估异常（饮 3 次水有至少 2 次异常），则不进行第三步评估，判定为误吸风险Ⅲ级，分数为初步评估各条目的分数加第二步各条目的分数加第三步最高分（12 分）。

3）若初步评估正常，第二步评估正常（饮 3 次水至少有 2 次正常），第三步评估异常，则判定为误吸风险Ⅱ级，分数为初步评估各条目的分数加第二步各条目的分数加第三步各条目分数。

4）若初步评估正常，第二步评估正常（饮 3 次水至少有 2 次正常），第三步评估正常，则判定为误吸风险Ⅰ级。

（二）误吸防范措施

对于发生误吸风险高的老年人，在其饮水、进食时应予以重点关注（表 3-15）。

表 3-15　老年人误吸防范措施

防范要点	防范措施
评估	评估老年人的吞咽功能，平时进食、进水经常有呛咳者重点监护
体位	进食时采取合适的体位，可取坐位或半卧位，不能坐起者床头抬高 30°～45°
进食	小口进食，细嚼慢咽，进食时注意力集中，不谈笑、不看电视等。避免低头、仰头或过度侧卧的姿势，以减少误吸的风险
食物选择	老年人在饮食上要选择易于咀嚼和消化的食物，避免食物过硬、粗糙，以减少误吸的风险。特别是对于有咀嚼和吞咽困难的老年人，应考虑提供适宜的饮食形式，如糊状食物或液体食物。喝汤和水容易呛咳者，可将食物加工成糊状
口腔卫生	保持良好的口腔卫生可以减少口腔内细菌和病毒的滋生，降低口腔感染的风险。定期刷牙、漱口，使用适当的口腔清洁产品，并及时就诊处理口腔问题
关注义齿	如果老年人使用义齿，务必确保其合适和稳固。不合适或松动的义齿容易导致咀嚼和吞咽功能异常，增加误吸的风险
监测吞咽功能	注意观察老年人的吞咽能力和食物摄入情况。如果发现老年人出现吞咽困难或窒息的征象，应尽早就医，进行专业的评估和治疗
用药问题	老年人在用药时要遵医嘱，按时按量服用药物，并定期复查身体状况。某些药物可能会引起喉咙干燥、口干等不适感觉，容易导致误吸，因此要注意药物的剂型和用法
胃管鼻饲	对于进食有严重呛咳而无法正常进食者，应予胃管鼻饲
抢救准备	观察进食情况，如有严重呛咳，要注意是否有食物误吸入气道，观察呼吸情况，如在养老服务等配备专业人员的机构内，应同时做好误吸窒息的抢救准备

（三）误吸后的处理

当发现老年人发生误吸时，护理人员应立即判断情况，做出对应处理（表 3-16）。

表 3-16　老年人误吸后处理

处理要点	处理方法
保持冷静	在发生意外时，首先要保持冷静和镇定，不要惊慌失措。尽量安抚老年人的情绪，避免过度焦虑和恐慌
立即判断情况	观察老年人的症状和表现，尤其是呼吸困难、咳嗽、窒息感、脸色苍白等情况，这有助于评估误吸的严重程度和寻求专业医疗帮助的紧急性
鼓励咳嗽	对于轻度误吸，可以鼓励老年人主动咳嗽，以促使异物排出呼吸道。可以轻拍老年人的背部来刺激咳嗽反射
改变体位	协助患者采取俯卧位，头低脚高，叩拍背部，尽可能使吸入物排出
海姆利希急救法	如为异物阻塞，则立即采取海姆利希急救法进行救治
避免二次梗阻	护理人员应及时清理老年人口腔内痰液、呕吐物，避免二次梗阻
紧急呼叫救护车	如果老年人症状未缓解，护理人员应呼喊其他人员，协助通知家属及拨打急救电话，就现有设备观察患者意识、面色及生命体征，协助送医，做好详细记录
事后给予关注	误吸事件可能导致老年人焦虑和恐惧。在处理完误吸问题后，要给予老年人充分的情感支持和关怀，留意其身体和心理上的变化。重点应关注老年人梗阻后是否发生肺炎、食管黏膜损伤等，注意老年人有无咳嗽，是否有咳痰、咳痰的性状等，严重时进一步就医

四、用药

用药是指老年人通过使用药物，以达到缓解症状或治愈疾病等目的的过程。药物有不同的使用方法，应在使用前核对医嘱，确定正确的用药途径、用药次数和用药时间等，实现高效用药、正确用药、安全用药。

1.用药安全相关管理制度　在养老机构或居家环境中，应关注老年人群的用药安全问题。日常设立老年人用药安全相关管理制度，需要考虑多方面情况（表 3-17）。

表 3-17　老年人用药安全相关管理制度

管理要点	管理要求	
用药指导和教育	如老年人常用药物有明确医嘱，严格按照医嘱使用药物，不随意自行增减剂量或停药。如老年人对用药存在疑问，可咨询医护人员或药师为老年人提供用药指导和教育，包括正确的用药时间、用药方法、保存药品的条件等，帮助老年人了解药物的功效、副作用和注意事项，提高他们对用药的认知和应对能力	
用药提醒	鼓励老年人按时规律服药，可使用药盒或药盖等工具，将药物按时分装，设置提醒，以确保老年人按时服药。家庭成员或监护人可以提供协助和监督。用药盒将每天不同时间服用的药物分装好，防止老年人忘记服药或服错药。为了确保药物质量，分装药物以单日为限，其余药物先放置在防潮袋	
不良反应	密切观察老年人的用药情况和不良反应，及时采取措施。出现紧急问题及时联系医疗机构	
	常见不良反应：	
	催眠药	头晕
	镇痛药	头晕、意识不清
	镇静药	头晕、视物模糊
	降压药	低血压、头晕、心悸
	降糖药	低血糖，头晕、四肢乏力
	抗感冒药	乏力、嗜睡
	利尿剂	水、电解质紊乱的各种症状，乏力
	缓泻剂	排便次数增多
	抗精神病药	锥体外系症状、直立性低血压
药物存储和处置	建立老年人用药的存储管理规范，确保药品保存在干燥、避光、通风的环境中，防止药物受潮、变质或被错误使用。药物过期或不需要使用时，应按照相关规定进行处置，避免滥用或误用	
家庭协助和监护人参与	鼓励老年人的家庭成员或监护人参与用药管理，帮助老年人按时用药、监测药效和不良反应等。家庭成员或监护人应了解老年人的用药情况，协助医生和药师提供必要的信息	
关注非处方药使用的问题	老年人应避免在没有医生或药师指导的情况下，擅自购买非处方药。非处方药也可能存在潜在的风险和不良反应	
定期复诊	鼓励老年人定期进行身体检查，包括检查肝、肾功能等，以评估用药效果和药物安全性。如果出现不良反应，应及时向医生报告，并请求调整用药方案	

2. 用药方法

（1）给药途径：药物可以经各种不同途径进入人体，应依据患者的疾病特点、身体状况、治疗目的以及药物的性质、剂型等选择合适的给药途径。常用的给药途径见表 3-18。

表 3-18　常用给药途径

给药途径	具体方法
口服给药法	属于最安全、简单且最常用的给药方法。药物经口服至消化道，主要经肠壁吸收，经门脉至肝，再经血循环到达全身各部分的组织细胞，从而发挥全身疗效
注射给药法	把药液注射到皮内、皮下、肌内，被毛细血管吸收，再经血循环被组织利用，或者直接将药物注射到动静脉血管内
吸入给药法	气体或挥发性药物自口、鼻吸入，从而达到局部或全身治疗的目的
黏膜给药法	某些药物可经直肠、阴道、尿道、口腔、咽喉、眼结膜及鼻黏膜吸收。例如，直肠给药法是经由肛门给药，由直肠黏膜吸收。舌下含服法是将药物舌下含服后，经口腔黏膜吸收

不同给药途径药物吸收入血液循环的速度不同，一般来讲，除动静脉注射之外，其他给药途径的吸收速度由快到慢依次为：吸入、舌下、直肠、肌内、皮下、口服。某些药物的不同给药途径可以产生不同的药物效应，例如硫酸镁口服给药可以产生导泻和利胆作用，而注射给药可以产生镇静和降压作用。

（2）给药时间和给药次数：给药时间主要取决于药物自身的理化特性、服药目的、机体的生物节律性等因素，给药次数主要取决于药物在体内的吸收代谢过程和药物半衰期，以维持有效的血药浓度。不同药物有不同的给药时间和给药次数，例如对胃黏膜有刺激性的药物需饭后服用，催眠药需睡前服，某些利尿药晨起服用效果比较好；抗菌药物根据药物半衰期、抗菌后效应、最低抑菌浓度等因素考虑给药时间和间隔。合适的给药时间和给药次数能够有效地发挥药物效应，降低不良反应。

（3）影响用药效应的患者心理因素

1）动机因素：包括是否积极、主动地接受药物治疗，对药物治疗疾病的态度如何等，都可影响患者按时服药的依从性，如患者不愿意接受药物疗法，特别是那些有一定不良反应的药物（激素类药物长期服药可引起外形改变等），患者可不按时、按量服药，有时甚至不服药或藏药。

2）治疗态度：是否坚信药物治疗有效，正面效果可增加药物疗效；对治疗无信心者，可产生负面效果而使药物疗效降低或无效。这是安慰剂效应产生的主要原因。

3）药物依赖程度：药物依赖的形成原因较多，有身体方面的因素，也有心理社会的因素，这里主要是指心理上的依赖。有些患者过分相信药物的作用或者把精力过分集中在自己的身上，均可造成不同程度的药物依赖，不服药就觉得身体不适，实际上患者并不存在服药的指征。

4）认知的程度：患者对药物治疗计划了解的程度将影响患者的参与和配合治疗的行为，特别是需要长期服用的药物，如抗结核药。

5）支持系统：患者信任的亲人、朋友可协助医生、护士做好患者的工作，使其配合治疗，在患者困难（如药物引起较严重的不良反应）时给予关心、帮助和支持，均可增强患者坚持药物治疗的信心。

五、烫伤

老年人随着老化过程的发展或受所患疾病的影响，机体生理功能减退，免疫能力降低，皮肤的张力、感觉和对温度的感知与调节能力变差。因此，当皮肤暴露于温度过高的致伤因子时，老年人的皮肤甚至皮下组织遭到损害，形成烫伤。对烫伤的风险因素进行管理并采取安全措施，是防止老年人发生烫伤的有效方法。

（一）评估老年人烫伤的常见风险因素

1.温度性损伤　常见的有热水袋、热水瓶所致的烫伤；易燃易爆物品，如氧气、煤气、酒精、汽油等所致的各种烧伤。

2.温水过热　老年人由于衰老，对温度的感知能力可能下降，容易感觉不到水温过高而烫伤。

3.洗浴时烫伤　老年人在进行皮肤清洁护理时，淋浴温度调节不当可发生烫伤；使用热疗法时易发生烫伤，如热水袋使用时间过长可发生烫伤。使用的热水器如果没有正常维护或设定温度不当，可能会导致水温过高，老年人在使用时容易烫伤。老年人可能因为认知能力下降或体力虚弱，操作热水龙头时不小心调到过热的位置，导致烫伤。

4.使用胃管的老年人，鼻饲液温度应为38℃，温度过高易烫伤黏膜。

5.做饭导致烫伤　老年人在煮水、煮汤或者进食时，可能会不小心发生溅洒热液体或热食物导致的烫伤事故。

（二）建立预防烫伤相关管理制度

居家老年人烫伤预防措施见表3-19。为预防老年人烫伤，养老机构应制定相关预防烫伤的管理制度，主要考虑方面如表3-20所列。

表 3-19　居家老年人烫伤预防措施

预防要点	预防措施
厨房用水、用火安全	老年人居家厨房做饭时，易被锅具等烫手后造成热水倾倒，造成进一步烫伤，可在常用锅具把手上增加防烫装置，并在老年人做饭时尽量避免呼叫，防止其因为注意力转移造成烫伤
设备维护	定期检查家中常用热水器、热水龙头等设备，确保其功能正常，有条件时可以加装温度控制装置，防止使用水过热造成烫伤
热水使用	日常使用热水泡脚、热水袋等时，使用之前应帮助老年人测试温度，同时关注老年人的使用方法和使用时间，避免因温度过热或使用时间过长造成烫伤

表 3-20　养老机构老年人烫伤预防措施

预防要点	预防措施
温水供应管理	确保供应给老年人的热水温度合适，不要过热。设定和维护热水供应系统，确保水温在安全范围内
热水器和暖气设备维护	定期检查和维护热水器和暖气设备，确保其正常运行和温度控制的准确性
安全警示标识	在热水龙头、热水器、暖气设备等有热源的地方设置明显的安全警示标识，提醒老年人注意热源，防止意外触及
热水龙头控制	使用温控装置或防烫装置，确保老年人在使用热水龙头时不会被烫伤。例如，可设置自动关闭的热水龙头，避免老年人在忘记关闭龙头时烫伤
防止老年人独立操作热水设备	对于身体虚弱或认知能力较差的老年人，可以限制其独自操作热水设备，避免不当使用导致烫伤
员工培训和意识提升	培训养老机构的员工，使其了解烫伤事故的危害和预防措施，提高对老年人安全的重视和关注
定期巡查和检查	定期巡查热水供应设备、热水龙头等，确保设备处于正常状态。同时，定期检查老年人是否存在烫伤的风险，例如，观察老年人是否有烫伤的痕迹或抱怨热水过热等情况

（三）防烫伤的安全措施

1.严格检查并保持设施完好，按规范进行操作　要购买正规厂家生产的各类物品，定期检修，保持功能完好。在给热水袋灌水前，先要检查热水袋是否破损，然后再将热水倒入袋中，盖紧袋盖后倒提检查有无漏水；充电热水袋表面不能用锐器刺压、强力摔打，以免破裂、漏液而造成伤害，如出现破损、漏液现象，绝不能再充电使用；热水袋水温不宜高于 50℃，使用时应外加布套。烤灯理疗、热敷时严格掌握时间和温度。洗澡时注意水温的控制，应先开冷水开关，再开热水开关；先关热水开关，后关冷水开关。

2. 做好相关的安全保护　热水炉、蒸汽锅要有防护措施，避免老年人接近导致蒸汽烫伤；物品放置有序，避免打翻热水瓶等；开水炉要有防护措施，避免开水飞溅引起烫伤；按规范正确使用电器，使用微波炉时应遵守操作规则。

3.机构居室内禁火禁烟，对于吸烟的老年人要加强管理，不能躺在床上吸烟。

4.禁用化学危险品，禁燃鞭炮，一些化学消毒剂应专人严格按规定保管。

5.助力工具和辅助设备 为老年人提供合适的助力工具和辅助设备，如长柄脱壳器、温度计等，帮助他们更安全地操作热水设备和热食物。

6.培训和教育 对老年人进行培训，提高他们对烫伤事故的认识和预防意识，教授正确的安全操作方法。

7.居住环境改造 可以对不稳定的暖气设备进行固定，清理热水管道，确保老年人居住的环境安全。

8.定期整理和清洁 保持室内环境整洁，避免杂物堆积，减少摔倒和碰撞的风险，进一步预防烫伤事故的发生。

六、出血

出血是指血管破裂导致血液流出血管，可表现为皮肤、黏膜等轻微损伤后发生出血。老年人由于正常老化过程中出现的皮肤组织衰退和生理功能低下等改变，出血风险会大大增加。因此在对老年人进行各项护理时，操作应细致轻柔，避免出现损伤而导致出血。

（一）老年人出血的常见原因

见表3-21。

表 3-21 老年人出血的常见原因

出血原因	解释
循环系统疾病	老年人往往伴随着血管老化和动脉硬化等问题，这会导致血管壁变薄、变脆，容易发生破裂出血，如脑出血、消化道出血等
药物影响	老年人常需要长期使用药物来治疗慢性疾病，一些药物可能具有抗凝、抑制血小板功能的作用，如抗凝药物、非甾体抗炎药等，这会增加出血的风险
凝血功能异常	老年人的凝血功能往往会下降，造成血液凝固能力减弱，包括血小板功能、凝血因子的产生和活性等，从而导致出血的倾向增加
外伤和跌倒	老年人骨质疏松、平衡能力下降，容易发生跌倒和外伤，会引发创伤性出血
消化系统问题	老年人消化道黏膜脆弱，胃肠道溃疡、炎症、息肉等疾病会导致消化道出血的发生
肿瘤和器官衰竭	老年人中常见的白血病、淋巴瘤、恶性肿瘤等恶性疾病，以及肝硬化、肾功能不全等器官衰竭，都会引起出血
血液疾病	老年人可能患有一些血液系统疾病，例如血友病、再生障碍性贫血等，这些疾病会导致血液凝固功能异常，容易引发出血
其他因素	老年人常伴随慢性疾病和多种身体问题，如高血压、糖尿病、肾病等，这些问题本身或其并发症可能增加出血的风险

（二）预防老年人出血相关情况的管理制度

养老机构应制订预防老年人出血相关情况的管理制度，关注老年人健康问题。相关制度的主要考虑方面如表 3-22 所列。

表 3-22　预防老年人出血相关制度

制度要点	制度内容
定期健康评估	定期检查老年人的身体状况，包括血常规、凝血功能等指标，及时发现潜在问题并采取相应的干预措施
药物管理	关注老年人的药物使用，特别是抗凝药物等，确保按照医嘱正确使用，并监测其药物剂量和反应
事故预防	注意环境安全，避免老年人在生活中发生外伤或意外事故，如打架斗殴、摔倒、碰撞等，预防意外引发的出血。采取措施预防老年人的跌倒，如安装扶手、防滑垫、维护好室内外环境的整洁和安全等，减少摔倒造成的创伤性出血
饮食管理	提供均衡营养的饮食，特别是富含维生素 K 的食物，如绿叶蔬菜，以维持血液凝固功能
定期培训	对养老机构的员工进行培训，提高他们对老年人出血风险的认识，教授正确的护理方法和应急处理措施
紧急救护准备	配备基本的急救设备和药品，培训员工掌握常见出血的急救措施，保证在紧急情况下能够及时救助

（三）老年人出血的相关预防护理措施

见表 3-23。

表 3-23　预防老年人出血相关预防护理措施

分类	防止出血的相关预防护理措施
口腔护理	对老年人进行口腔护理时，操作前应评估牙龈、口腔黏膜等是否有出血，若有出血，应选择 1% ～ 3% 过氧化氢溶液进行口腔护理；操作时，使用压舌板、止血钳时应动作轻柔，用棉球裹住止血钳尖端擦洗，尤其是对凝血功能差者，应防止口腔黏膜损伤，引起出血
皮肤护理	当老年人出现皮肤瘙痒时，若皮肤破溃、出血，则应消毒处理局部皮肤，并给予健康教育，嘱其不要用力抓挠皮肤，以防皮肤破损
造口护理	老年人有造口者，更换造口袋时，造口袋剪裁的开口与造口黏膜之间应保持适当空隙（1 ～ 2 mm）。空隙过小时，底盘边缘与造口黏膜摩擦可引起不适甚至出血
运动	老年人康复训练进行被动运动时，训练过程中应密切观察老年人的反应，保证无痛，防止由于过度用力引起损伤性综合征，如关节周围出血等
跌倒后出血	老年人跌倒后，无论老年人意识是否清楚，若有外伤、出血，应立即止血、包扎并护送其到医院进一步处理

第四章　互联网＋老年照护技术

第一节　生活照护适宜技术

一、清洁卫生技术

清洁卫生是指去除环境或身体表面的污物、排泄物、分泌物及其他有利于细菌繁殖的物质。对老年人的清洁卫生护理有助于促进皮肤的血液循环，加速废物排出，减轻肌肉的紧张度；有利于维持皮肤的健康，促进舒适；皮肤清洁可清除污物，减少感染机会；可加强与老年人的沟通，促进建立良好人际关系；可增强老年人的自信心、自尊心，满足心理需要。清洁卫生包括为老年人提供清洁的环境和身体的清洁。本节主要介绍为失能老年人提供的与清洁卫生有关的护理技术。

（一）床上换单

【目的】

保持床铺平整；促进老年人舒适，预防压疮等并发症；保持居室整洁美观，促进老年人身心健康。

【适用范围】

各种原因导致卧床的老年人。

【用物准备】

床单、被套、枕套、床刷、一次性尿垫等。

【评估和观察要点】

见表 4-1 所示。

表 4-1　床上换单法评估单

一般资料
（1）意识与配合：□神清　　□意识模糊 / 嗜睡 / 昏睡 / 谵妄
（2）病情：□平稳　　□不稳定
（3）禁忌证：□无　　□有
（4）自理能力：□完全自理　　□部分自理　　□不能自理
（5）合作程度：□合作　　□不合作

局部功能状况
（1）皮肤破损：□无　　□有
（2）管路：□无　　□有　　＿＿＿＿＿管

【操作要点】

1. 更换床单及尿垫（图 4-1）

（1）移开床旁桌和椅，松开盖被的床尾部分。

（2）协助老年人翻身侧卧；翻向近侧，面向操作者。

（3）扫床：操作者转至老年人对侧，松开床单，将需要更换的床单卷入老年人身下，扫净床褥上的碎屑。

（4）铺单：将清洁床单展开近侧半幅，将剩余床单向内卷，半幅塞于老年人身下，铺好近侧床单和一次性尿垫。

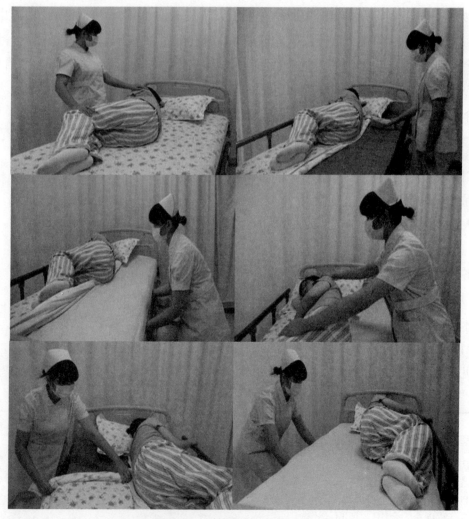

图 4-1　为卧床老年人更换床单

（5）转至对侧，翻转移动老年人，移至铺好的一侧。

（6）撤出脏单，扫净床铺，同法铺好床单和尿垫。

2.更换被套

（1）取出棉胎：打开被套尾端，从开口处将被胎取出。

（2）铺清洁被套：将清洁被套整理、套好，整理盖被，叠成被筒，为老年人盖好。

3.套枕套　取出枕头，更换枕套。

【注意事项】

1.避免坠床　移动老年人时注意安全，意识不清者应设有床档或另有一名操作者在旁保护，以防坠床。

2.管路安全　老年人带有各种管路，如鼻饲管、尿管、吸氧管，应有序整理好，同时避免意外脱出。

3.保护皮肤　老人皮肤脆弱，在移动过程中注意保护，避免损伤。

4.注意保暖　避免老年人过多暴露。

5.注意交流　随时观察老年人的反应，病情发生变化则立即停止操作。

（二）床上擦浴

【目的】

促进卧床或不能自理的老年人的身体清洁，增进舒适。

【适用范围】

适用于卧床、身体虚弱、制动或活动受限的老年人。

【禁忌】

发热、极度衰弱、心力衰竭、其他疾病急性期的老年人。

【用物准备】

清洁衣/裤、长毛巾、浴巾、水壶、清水盆（内盛45～50℃热水）、脸盆、肥皂/沐浴露、污水盆及润肤乳等（图4-2）。

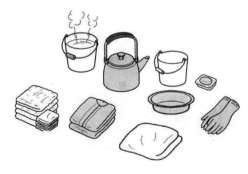

图4-2　主要用物

【评估和观察要点】

见表 4-2 所示。

表 4-2　床上擦浴评估单

一般资料
（1）意识与配合：□神清　　　□意识模糊 / 嗜睡 / 昏睡 / 谵妄 （2）病情：□平稳　　　□不稳定 （3）禁忌证：□无　　　□有 （4）自理能力：□完全自理　　　□部分自理　　　□不能自理 （5）合作程度：□合作　　　□不合作
局部功能状况
（1）皮肤破损：□无　　　□有 （2）管路：□无　　　□有　＿＿＿＿＿＿管
房间环境情况
（1）温度：□可调节　　　□不可调节 （2）空间：□宽敞　　　□相对狭窄

【操作要点】

1. 取老年人脸盆、毛巾、肥皂，盆中倒入 2/3 热水，一盆清水，一盆肥皂水，毛巾在盆中浸湿，叠成手套状，可采用包裹法（图 4-3）。

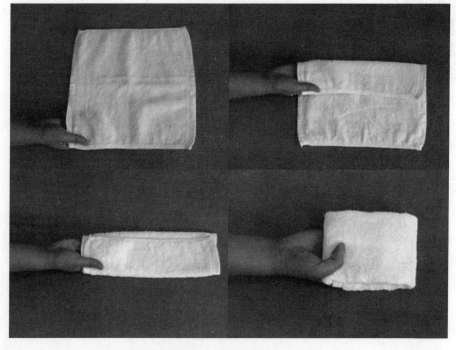

图 4-3　擦浴手巾包法

2. 擦洗原则　身体部位可按照从上身到下身、从前胸 / 腹部到后背的顺序；四肢可采用从上到下的顺序，前后左右都擦拭到；先清水湿润，后涂肥皂 / 沐浴露，再用清水清洁；清洁后可全身涂擦润肤乳。若老人配合度高，可采用坐位等体位；若老人不便起床，则取仰卧位（图 4-4）。

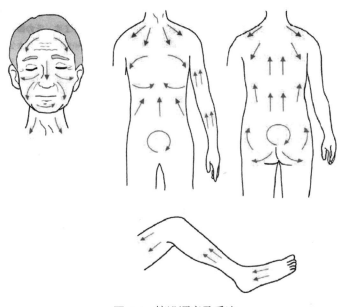

图 4-4　擦浴顺序及手法

3. 整理用物　取下老年人污染用物，平整床单，安置老年人于舒适体位，盖好盖被，酌情通风。

【注意事项】

1. 擦浴应尽量将室温保持在 24℃左右，避免老人着凉。

2. 操作时动作要快捷、轻柔，不要暴露过多，注意保暖和保护老年人隐私。

3. 观察老年人病情变化，如出现寒战、脉速等，立即停止擦浴。

4. 由远心端向近心端擦洗，注意皮肤皱褶处。

5. 为了防止划伤老年人皮肤，操作者应修剪指甲，并摘掉戒指等饰物。

（三）会阴清洁

【目的】

促进舒适，避免会阴部异味，以免继发感染。

【适用范围】

生殖系统及尿道炎症，有留置尿管、长期卧床，或者二便失禁对皮肤刺激较大、分泌物过多等情况的老年人。

【用物准备】

清洁衣／裤、毛巾、浴巾、一次性手套、水壶、清水盆（内盛 45～50℃热水）、肥皂、污水盆等。

【评估和观察要点】

如表 4-3 所示。

表 4-3　会阴清洁评估单

一般资料
（1）意识与配合：□神清　　　□意识模糊／嗜睡／昏睡／谵妄
（2）病情：□平稳　　　□不稳定
（3）禁忌证：□无　　　□有
（4）自理能力：□完全自理　　　□部分自理　　　□不能自理
（5）合作程度：□合作　　　□不合作
局部功能状况
（1）皮肤破损：□无　□有　　＿＿＿＿＿部
（2）皮肤红肿：□无　□有　　＿＿＿＿＿部
（3）管路：□无　□有　　＿＿＿＿＿管
（4）失禁：□无　□有　　便失禁／尿失禁

【操作要点】

擦洗顺序：从最清洁的尿道口周围开始，最后擦洗肛门。男性应将包皮后推，先擦洗积存在包皮内的包皮垢，再擦洗阴茎，阴囊皱褶较多，应仔细擦拭，最后擦洗肛门。女性应用手指分开阴唇，从前向后依次擦洗，顺序为尿道口→阴道口→大、小阴唇→会阴→肛门，再冲洗后擦干（图 4-5）。

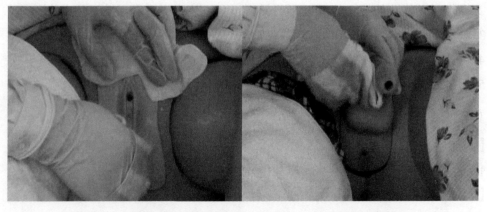

图 4-5　会阴擦洗法。左图为女性会阴擦洗，右图为男性会阴擦洗

【注意事项】

1. 会阴护理时需注意保护隐私。操作过程中要戴手套，避免手指直接接触老年人的生殖器，引起老年人紧张。为异性老年人护理时，尽可能有同伴在场。

2. 擦洗选用清水，必要时选用中性、刺激小的肥皂，用后清洗干净。

3. 会阴部或直肠手术后，以及老年人有留置尿管时，为预防感染，应严格按照无菌技术进行会阴护理。

（四）特殊口腔护理

【目的】

保持口腔清洁、湿润、舒适，预防口腔感染及并发症。

【适用范围】

高热、昏迷、危重、禁食、口腔手术后不能自理和长期卧床的老年人。

【用物准备】

棉签或棉球、压舌板、水杯、吸管、温开水、污水盆、毛巾。

【评估和观察要点】

如表 4-4 所示。

表 4-4　特殊口腔护理评估单

一般资料
（1）意识与配合：□神清　　　□意识模糊 / 嗜睡 / 昏睡 / 谵妄
（2）病情：□平稳　　　□不稳定
（3）禁忌证：□无　　　□有
（4）自理能力：□完全自理　　　□部分自理　　　□不能自理
（5）合作程度：□合作　　　□不合作
局部功能状况
（1）口腔黏膜破损：□无　　　□有　　　_____部位
（2）义齿：□无　　　□有　　　_____类型
（3）鼻胃管：□无　　　□有
（4）喉管：□无　　　□有
（5）吞咽困难：□无　　　□有　　　_____程度

【操作要点】

1. 根据口腔情况选用适宜溶液，倾倒护理液浸湿棉签或棉球。

2. 协助老年人侧卧或头偏向一侧（面向操作者），若老人配合度较高，也可协助其坐起。取毛巾铺于颈下及枕上，观察口腔情况。协助老年人用吸管吸温开水漱口（图4-6）。

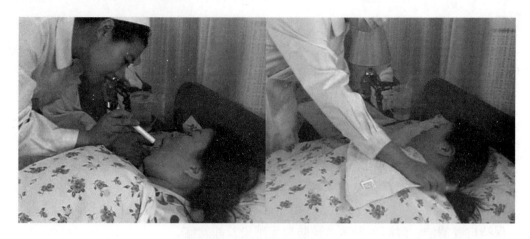

图 4-6 口腔护理评估及铺毛巾

3.擦拭原则　从外到里，从上到下，从外到内，动作轻柔（图 4-7）。

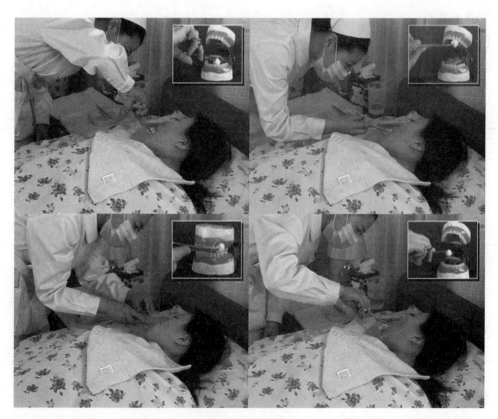

图 4-7 牙齿擦拭

4.再次漱口　擦洗完毕清点检查棉签或棉球，帮助老年人再次漱口。

【注意事项】

1. 老人若有管路,如胃管、气管插管等,则要注意保护管路,避免老人发生呛咳。

2. 擦洗动作要轻,避免损伤口腔黏膜和牙龈。

3. 昏迷老年人禁止漱口,以防误吸。若使用棉球,则不可过湿,以防止因水分过多造成误吸。操作前后清点棉球,防止棉球遗留在口腔中。

4. 对使用抗生素者应观察口腔黏膜有无真菌感染。

5. 擦洗硬腭及舌面时,勿触及咽部。

二、冷热疗法技术

冷热疗法是利用低于或高于人体温度的物质作用于体表皮肤,通过神经传导引起皮肤和内脏器官血管的收缩和扩张,从而改变机体各系统体液循环和新陈代谢,达到抗炎、止血、止痛、退热或保暖等治疗目的的方法。冷热疗法是临床上常用的物理治疗方法,其疗效受方式、面积、时间、部位和个体差异等多种因素影响。本节主要介绍常用的冷疗、热疗的相关护理技术。

（一）冷疗

1. 冰袋

【适用范围】

需降温、止血、镇痛、抗炎的老年人。

【用物准备】

冰袋或冰囊、布套、毛巾;备清水和冰块（图 4-8）。

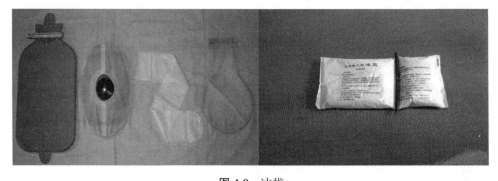

图 4-8 冰袋

【评估和观察要点】

如表 4-5 所示。

表 4-5　冷疗评估单

一般资料
（1）意识与配合：□神清　　　□意识模糊 / 嗜睡 / 昏睡 / 谵妄
（2）病情：□平稳　　　□不稳定
（3）体温：_____℃
（4）禁忌证：□无　　　□有
（5）自理能力：□完全自理　　　□部分自理　　　□不能自理
（6）合作程度：□合作　　　□不合作
局部功能状况
（1）皮肤破损：□无　　　□有
（2）管路：□无　　　□有　　_____管

【操作要点】

（1）装冰：操作者将冰装至 1/2 ～ 2/3 满，排出冰袋内空气，并注入一定量的清水，夹紧袋口。检查有无破损、漏水后，装入布套。

（2）放置冰袋：高热降温时，置于前额、头顶部和体表大血管流经处，如颈部两侧、腋窝、腹股沟等；扁桃体摘除术后，置于颈前颌下。观察效果与反应，若局部皮肤出现发紫、麻木感等异常，则停止使用。

（3）取下冰袋：用冷 30 min 后，取下冰袋。用于降温时，在冰袋使用后 30 min 测体温。当体温降至 39℃以下，应取下冰袋，并做好记录。

【注意事项】

（1）冰袋必须检查有无漏水，袋口是否夹紧。

（2）冰块融化应及时更换，保持布套干燥。

（3）冰袋避免直接和老人皮肤接触，以免冻伤。

2. 冷湿敷

【适用范围】

鼻出血、软组织钝挫伤、关节扭伤早期和颅脑损伤、脑出血、一氧化碳中毒、高热头痛等。

【用物准备】

敷布、凡士林、纱布、棉签、尿垫、毛巾、盛放冰水的容器。

【评估和观察要点】

如表 4-6 所示。

表 4-6 冷湿敷评估单

一般资料
（1）意识与配合：□神清　　　□意识模糊/嗜睡/昏睡/谵妄
（2）病情：□平稳　　　□不稳定
（3）体温：_____℃
（4）禁忌证：□无　　　□有
（5）自理能力：□完全自理　　　□部分自理　　　□不能自理
（6）合作程度：□合作　　　□不合作
局部功能/状况
（1）皮肤破损：□无　　　□有
（2）管路：□无　　　□有　　　_____管

【操作要点】

（1）暴露患处，必要时遮挡屏风，保护老年人隐私。患处铺一次性尿垫并涂凡士林，盖纱布。

（2）敷布浸入冰水中，拧至半干，展开敷于患处，每 3～5 分钟更换一次敷布，持续 15～20 分钟。

（3）观察局部皮肤变化及老年人反应。

（4）用冷结束后，擦干冷敷部位。

【注意事项】

（1）每 3～5 min 更换一次敷布，以维持冷疗适当的温度。

（2）冷敷时注意观察局部皮肤的颜色，如发现局部皮肤苍白、青紫或有麻木感，须立即停止使用。

（3）如果需要在伤口部位作冷湿敷，应按无菌操作进行，冷敷结束后，按换药原则处理伤口。

（4）冷敷时间一般为 15～20 min，防止产生继发效应。

3.全身冷疗法　包括温水拭浴和乙醇拭浴，是简易有效的降温方法。

【适用范围】

高热老年人。

【禁忌】

高热寒战、循环障碍、对乙醇过敏的老年人。

【用物准备】

毛巾、热水袋及套、冰袋及套，脸盆（内盛有 32～34℃温水，2/3 满；或盛有 30℃、25%～35% 乙醇 200～300 ml），必要时备衣裤、便盆。

【评估和观察要点】

如表 4-7 所示。

表 4-7　全身冷疗法评估单

一般资料
（1）意识与配合：□神清　　　□意识模糊 / 嗜睡 / 昏睡 / 谵妄
（2）病情：□平稳　　　□不稳定
（3）体温：＿＿＿＿℃
（4）禁忌证：□无　　　□有
（5）自理能力：□完全自理　　　□部分自理　　　□不能自理
（6）合作程度：□合作　　　□不合作
（7）乙醇过敏史：□无　　　□有
局部功能 / 状况
（1）皮肤破损：□无　　　□有
（2）管路：□无　　　□有　　＿＿＿＿＿管

【操作要点】

（1）老年人保持舒适体位，脱衣，需要时排尿。

（2）置冰袋、热水袋：冰袋置于头部，协助降温，防止头部充血；热水袋置于足底，促进足底血管扩张，减轻头部充血。

（3）拭浴原则：毛巾垫于擦拭部位下，用另一毛巾按从上到下、从外到内的顺序擦拭。

【注意事项】

（1）擦至腋窝、肘窝、手心、腹股沟、腘窝处稍用力并延长停留时间，以促进散热。

（2）胸前区、腹部、颈后、足底禁忌拭浴，血液病高热老年人禁用乙醇拭浴。

（3）拭浴手法以拍拭（轻拍）方式进行，避免摩擦。

（4）拭浴时间每侧（四肢、腰背部）3 min，全过程控制在 20 min 内。

（5）拭浴后 30 min 测量体温，若体温低于 39℃，取下头部冰袋。

（6）操作过程中老年人若出现寒战、面色苍白、脉搏呼吸异常，则停止使用。

（二）热疗

1. 热水袋

【适用范围】

需要保暖、解痉、促进舒适的老年人。

【禁忌】

昏迷、感觉麻痹者等不宜使用。

【用物准备】

热水袋及套、水温计、毛巾、热水。

【评估和观察要点】

如表 4-8 所示。

表 4-8 热疗评估单

一般资料
（1）意识与配合：□神清　　□意识模糊 / 嗜睡 / 昏睡 / 谵妄
（2）病情：□平稳　　□不稳定
（3）体温：_____℃
（4）禁忌证：□无　　□有
（5）自理能力：□完全自理　　□部分自理　　□不能自理
（6）合作程度：□合作　　□不合作
局部功能状况
（1）皮肤破损：□无　　□有
（2）管路：□无　　□有　　_____管

【操作要点】

（1）备热水袋：水温应不超过 50℃，灌水至 1/2 ～ 2/3 满，排出袋内空气，拧紧塞子，检查有无破损、漏水，将热水袋装入布套，以防烫伤（图 4-9）。

（2）使用热水袋的过程中，应定时检查局部皮肤，当水温降低后，应及时更换热水，注意更换后的温度。使用时间为 30 min。

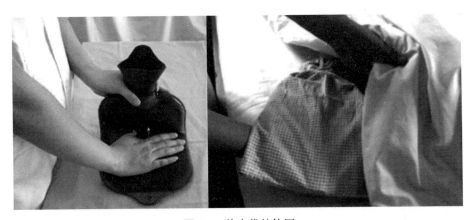

图 4-9 热水袋的使用

【注意事项】

（1）检查热水袋是否有漏水现象。

（2）特殊老年人使用热水袋时，应在布套外再包一块大毛巾或将热水袋置于两层毯子之间，以防止烫伤。

（3）观察局部皮肤变化，如皮肤潮红、疼痛，应立即停止使用，并在局部涂凡士林以保护皮肤。

（4）加强巡视，必要时床旁交班。

2. 烤灯　选用不同功率的灯泡放置于治疗部位的上方或侧方，调节灯距，利用热的辐射作用于人体，使人体局部温度升高，以达到热疗的目的。

【目的】

缓解局部炎症，有消炎、消肿、镇痛、解痉的作用。

【适应】

老年人四肢、腰背酸痛；老年人无伤口的局部消炎，缓解由于肌肉、神经、供血不足引起的疼痛。

【用物准备】

红外线灯或鹅颈灯。必要时备有色眼镜。

【评估和观察要点】

如表 4-9 所示。

表 4-9　烤灯评估单

一般资料
（1）意识与配合：□神清　　　□意识模糊 / 嗜睡 / 昏睡 / 谵妄 （2）病情：□平稳　　　□不稳定 （3）体温：＿＿＿＿＿℃ （4）禁忌证：□无　　　□有 （5）自理能力：□完全自理　　　□部分自理　　　□不能自理 （6）合作程度：□合作　　　□不合作
局部功能状况
（1）皮肤破损：□无　　　□有 （2）管路：□无　　　□有　＿＿＿＿＿＿管

【操作要点】

（1）烤灯准备：一般应距治疗部位 30～50 cm，用手试温，感觉温热为宜。

（2）照射面颈、前胸部时，应用湿纱布遮盖眼部或戴有色眼镜，以保护眼睛。

（3）照射 20～30 min。照射过程中，随时观察局部皮肤反应，若皮肤出现桃红色的均匀红斑，则照射剂量合适，若出现紫红色，应立即停止照射，涂凡士林，保护皮肤。

（4）照射结束后注意保暖，以防止感冒。

【注意事项】

（1）根据治疗部位选择不同功率的灯泡。胸、腹、腰、背 500 ～ 1000 W，手、足部 250 W（鹅颈灯 40 ～ 60 W）。

（2）意识不清、局部感觉障碍、血液循环障碍、瘢痕者，治疗时应加大灯距，防止烫伤。

（3）红外线多次治疗后，治疗部位皮肤可出现网状红斑，色素沉着。

（4）热疗期间注意观察有无过热、心悸、头晕感觉及皮肤反应。

3. 热湿敷

【目的】

解痉、消炎、消肿、止痛。

【适用范围】

缓解局部炎症、消肿，如关节炎引起的疼痛、局部肿胀等。

【禁忌】

局部有破溃、感染时一般不主张使用热湿敷；如果使用，必须按无菌操作的方法进行。

【用物准备】

长钳、敷布、凡士林、纱布、棉签、尿垫、毛巾、水温计、热水瓶 / 壶、脸盆（内盛放热水）。

【评估和观察要点】

如表 4-10 所示。

表 4-10　热湿敷评估单

一般资料
（1）意识与配合：□神清　　□意识模糊 / 嗜睡 / 昏睡 / 谵妄
（2）病情：□平稳　　□不稳定
（3）体温：_____℃
（4）禁忌证：□无　　□有
（5）自理能力：□完全自理　　□部分自理　　□不能自理
（6）合作程度：□合作　　□不合作
局部功能状况
（1）皮肤破损：□无　　□有
（2）管路：□无　　□有　　_____管

【操作要点】

（1）热敷部位准备：暴露患处，患处下铺尿垫和毛巾，患处涂凡士林，上盖纱布。

（2）进行热敷：敷布浸入热水（50～60℃）中，拧至半干；敷布敷于患处，上盖棉垫，每3～5 min更换敷布一次（图4-10）。

（3）热敷后：敷15～20 min后取下敷布，擦干热敷部位。

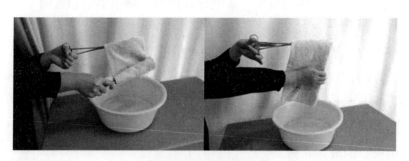

图 4-10　热湿敷法

【注意事项】

（1）保持热敷温度。水温为50～60℃，可放在手腕内侧试温，以不烫手为宜。热敷过程中可用热源，如热水袋等或及时更换热水维持水温。

（2）面部热敷者，间隔30 min方可外出，以防感冒。

三、居家常用的消毒和无菌操作技术

（一）相关概念

1. 消毒　消毒是指用物理或化学的方法清除或杀灭外环境中的病原微生物及其他有害微生物，使其数量减小到无害程度的过程。消毒是预防和治疗感染病患的重要手段，对于保护个体和群体的健康具有重要的作用。

2. 灭菌　灭菌是指采用强烈的理化因素使任何物体内外部的一切微生物永远丧失其生长繁殖能力的措施。灭菌常用的方法有化学试剂灭菌、射线灭菌、干热灭菌、湿热灭菌和过滤除菌等。

3. 无菌　无菌是指没有任何病原微生物的存在，物品经过灭菌处理后，未被污染的物品，称无菌物品。经过灭菌处理后，未被污染的区域，称为无菌区域。无菌技术是一种重要的操作规范，通过严密的流程，减少感染或患病的风险。

（二）居家常用的消毒方法

1. 物理消毒法

（1）自然净化消毒法

1）日光暴晒法：日光暴晒法是一种通过阳光暴晒对物品进行消毒的方法。

【适用范围】

日光暴晒法多用于床垫、被褥、毛毯、衣服、书籍、玩具等的消毒。

【操作要点】

将物品直接放在阳光下暴晒，并每隔 2 小时翻动 1 次，使物品各面均与阳光接触，一般情况下，每面至少翻动一次，暴晒至少 6 小时。

【注意事项】

①保证暴晒时间，确保在阳光充足的室外，每一面至少经历 2 小时的暴晒。

②注意翻面，被暴晒的物品需要至少每 2 小时翻面一次。若暴晒不充分，则会降低消毒效果。

③暴晒消毒需要直接在太阳光下进行，隔着玻璃窗照射阳光无法达到消毒效果。

④注意物品厚度，较厚的物品，如棉被、大衣等，需要适当增加暴晒时间。

⑤避免物品受潮：暴晒时遇到雨天或潮湿的天气，需要延长暴晒时间或采用其他方法进行消毒。

2）通风法：通风法是一种通过空气流通，降低室内细菌、病毒密度，从而减少感染风险的消毒方法。

【适用范围】

除了特殊疾病，一般居家环境均可，例如老年人居室，客厅等。

【操作要点】

开窗通风是通风消毒法中的一种简单方式，可以打开门窗，让空气自然流通。每天至少开窗通风 2 次，每次 30 分钟以上，以保持空气流通和对流。

【注意事项】

①确保周围环境安全，雾霾、沙尘暴或其他空气条件不好的天气禁忌使用通风消毒法。

②若周围不适合通风，或建筑物没有窗户（例如地下室、大楼中间居室等），可以采用机械通风方式（排气扇、空调）进行通风消毒，但使用过程中应注意定期清洗过滤网，以免影响通风效果。

③一些不适合通风的场合或环境清洁度要求较高的场合不适宜通风消毒法。

（2）机械消毒方法：常用的方法有冲洗、刷、擦、抹、扫和过滤等。此类方法虽不能杀灭微生物，但可将微生物从传播媒介上去除，达到消毒甚至灭菌，如过滤灭菌。

1）冲洗：冲洗消毒法是一种通过使用清水或化学消毒剂对物体表面进行冲洗消毒的方法。

【适用范围】

冲洗消毒法主要适用于地面、墙壁、家具、餐具、日用品等物体表面污物的处理以及物品消毒前的处理。

【操作要点】

①手工清洗：主要是利用清水对物体物品进行人工清洗，也可借助于洗涤工具（如刷子）和各种洗涤剂进行。如用清水浸湿的软布擦拭桌面等。

②机器清洗：主要是利用全自动和半自动清洗装置（如全自动洗衣机、洗碗机）进行清洗，机器清洗可以避免操作人员与各种洗涤剂、污染物品表面的接触。

【注意事项】

①尽快清洗：物品污染以后，应尽快清洗，以防止污物变干。

②洗涤剂的选择：如果物品污染的是有机污物，如血液、呕吐物、分泌物或排泄物等，应用含酶的洗涤剂浸泡，使有机污物被有效地分解后再清洗。

机器清洗不能完全代替手工清洗，能拆开的物品应拆开后再进行冲洗。

2）擦洗：擦洗消毒法是一种通过使用化学消毒剂对物体表面进行擦洗消毒的方法。

【适用范围】

擦洗消毒法主要适用于地面、墙壁、家具、餐具、日用品等物体表面污物在冲洗无效后通过擦洗处理以及消毒前的准备工作。

【操作要点】

使用干净的布或海绵等物品，蘸上清水或配制好的消毒剂，对需要消毒的物体表面进行擦洗，注意擦洗时要依次往复擦拭，作用至规定的时间。

【注意事项】

①根据对象选择清水或合适的洗涤剂，防止洗涤剂对消毒物品产生破坏。

②对于不易擦洗的污渍和油渍，应该适当延长擦洗时间或增加洗涤剂浓度。

③擦洗过程中，选择合适的布或海绵，防止因为布或海绵过于粗糙而对物品造成破坏。

3）机械过滤：机械过滤主要通过直接拦截、惯性碰撞、布朗扩散机理等方式捕获微粒，其对细小颗粒物的收集效果好。

【适用范围】

用于卧室、卫生间、厨房等较为密闭环境下的气体灭菌，也有对自来水进行过滤的液体过滤器。

【操作要点】

按照说明书打开机械过滤器，通过机械过滤器对环境中的空气进行消毒。

【注意事项】

①为了获得高的净化效率，滤芯需要致密并定期更换。

②清理出来的污物需要进行无害化处理，防止二次污染。

③机械过滤的阻力往往较大，因此针对极其密闭的房间，需要增加空间中空气流速。

4）吸附：吸附过滤法是一种利用活性炭等具有吸附能力的物质，将气体中的有害物质吸附并截留在滤袋内部的方法。

【适用范围】

吸附过滤法适用于处理含有湿润介质的气体过滤，如处理液体喷雾废气、烟气等。

【操作要点】

将活性炭等具有吸附能力的物质填充到吸附过滤设备中，将居室中的气体通过风机加压后，经过滤袋进行过滤，气体中的有害物质被吸附在活性炭等物质上，而干净的气体则从滤袋内部排出。

【注意事项】

①定期检查滤袋内部的吸附情况，当吸附饱和时，需要更换滤袋或活性炭等吸附材料。

②滤袋垂直安装，同时避免挤压。

③更换滤袋或吸附材料时，需要按照规定的程序进行操作，以避免产生安全风险。

（3）热力消毒灭菌法：热力消毒灭菌法杀灭微生物的基本原理是利用热力破坏微生物的蛋白质、核酸、细胞壁和细胞膜，从而导致其死亡，以达到消毒灭菌的目的。

1）煮沸法：煮沸法是居家环境中常用的消毒灭菌方式，常用于耐湿、耐高温的物品，如金属、玻璃、搪瓷、橡胶、衣物、餐具等；煮沸消毒具有经济、快速、方便、实用、有效等优点，但不能达到灭菌要求，且消毒后易被再次污染。

【适用范围】

用于对热、湿耐受的玻璃、金属物品的消毒；可用于食具、食物、棉织品、金属及玻璃器皿等的消毒。

【操作要点】

①清洗需要消毒的物品。

②消毒锅内加入适量的清水，水量应能浸没所有物品，水的平面应高出物品至少2.5 cm。为了提高煮沸消毒的效率，降低对金属的腐蚀性，可加入化学制剂，如加入碳酸氢钠配制成浓度为2%的溶液，或加入氢氧化钠配制成浓度为0.1%的溶液。

③加入需要消毒的物品，物品不宜放置太多，一般不超过容量的3/4；根据物品性

质决定放入水中的时间：a. 玻璃物品在冷水或温水时放入；b. 橡胶物品在水沸后放入；c. 有空腔的物品需往空腔内注入水后再放入水中；d. 较小的物品用纱布包好后使其沉入水中；e. 较轻的物品要压住。

④水沸（水温达到100℃）后开始计时，再煮5～15 min。

⑤煮沸消毒后应及时取出，放入清洁容器内。

【注意事项】

①使用煮沸法消毒前，需要将所消毒物品洗净。易损的物品用纱布包好再放入水中，以免沸腾时相互碰撞。不透水物品，如碗、盘等应垂直放置。消毒过程中，水面应该时刻高于物品。

②消毒计时应该从水沸腾后开始计算，一般情况下，消毒时间为15～20 min；对有特殊传染病的老人，应增加消毒时间，例如肝炎患者的器械和物品消毒时间应延长至30 min；消毒过程中可加入2%碳酸氢钠，可以在防锈的同时，提高水的沸点，加速消毒过程。

③对于棉织品等吸水性较强的物品进行煮沸消毒时，一次放置的物品不宜过多，且煮沸时应充分搅拌，使其完全消毒；物品加入过多时，在充分搅拌的情况下，延长蒸煮时间。

④消毒时，物品间勿留气泡，以防形成空腔，无法充分消毒；消毒过程中，应记录同一批放入和拿出时间，中途不得加入新的污染物品，否则应该从水重新沸腾时重新计时。

⑤消毒时，物品无外包装，应避免放置和取出时的物品污染。

2）烧灼：烧灼是通过物品与火焰的直接接触，达到消毒目的的方法。

【适用范围】

器皿、瓶口处的消毒；也用于紧急情况下金属器械、搪瓷物品的消毒。

【操作要点】

是指直接用火焰加热，可将器械放在火焰上烧灼20秒，或搪瓷、金属类容器可倒入少量95%以上的乙醇（居家中可以用高浓度的白酒代替），慢慢转动容器，使乙醇均匀分布，点火燃烧直至熄灭。

【注意事项】

①燃烧时应注意安全，远离易燃易爆物品，防止火灾发生。

②烧灼消毒只能应用于耐高温的器械和物品，且对芽孢的消杀效果不佳。

③烧灼后物品容易受到二次污染，需要立即使用。

3）巴氏消毒法：巴氏消毒法是一种杀菌方法，通常用于牛奶和其他饮料的消毒，其原理是利用病原体能在较高温度下发生变性，但又不耐热的特征，通过加热处理，让病原体中的蛋白发生变性，使其失去生物活性，从而达到杀死病原体的目的。

【适用范围】

牛奶、啤酒、白酒、饮料等液体。

【操作要点】

①巴氏消毒法对啤酒等饮料进行消毒时，一般选择加热至 62～65℃，保持 30 分钟。

②巴氏消毒法对牛奶等液体食物消毒时，一般选择加热至 75～90℃，保持 15 秒。

【注意事项】

①不同食物和不同的温度下消毒时间不同，需要根据用途和具体情况进行选择。

②经过巴氏消毒处理的食物应该及时冷却并保存于低于微生物生长繁殖的温度下，以避免再次被污染。

（4）紫外线消毒：紫外线消毒是一种物理方法，它利用紫外线杀灭包括细菌繁殖体、芽孢、分枝杆菌、病毒、真菌、立克次体和支原体等在内的各种微生物。由于它的安全高效、不会有有害物质残留以及不会对环境造成二次污染的特点，常被应用于居家环境消毒、物品表面消毒和空气消毒。

【适用范围】

食品、餐具、饮用水、衣物的消毒；厨房、卫生间、卧室的消毒。

【操作要点】

确保环境整洁，关闭门窗，将移动式紫外线灯安装在需要消毒的地方，确保灯具照射面能够覆盖消毒区域，开启紫外线灯（根据说明书的要求设定紫外线灯照射时间），完成消杀。

【注意事项】

①紫外线灯消杀时会对细胞产生影响，因此使用时人、动物、植物均需要撤离。

②紫外线灯消杀过程中，注意保护眼睛，防止对眼睛造成伤害。

③消毒时间按说明书指示，不提倡长时间开紫光灯。

④保持紫外线灯表面清洁。

2. 化学消毒法　利用药物杀灭病原微生物的方法称为化学消毒法，所用药物称为化学消毒剂。有的化学消毒剂杀灭微生物的能力较强，可以达到灭菌，又称为灭菌剂。常见的化学消毒方法有（表4-11）：

（1）擦拭法：用易溶于水的消毒剂配制成规定的浓度，擦拭被污染的物品。

（2）浸泡法：将需要消毒或灭菌的物品清洗后擦干，完全浸没在有效浓度的消毒液中，达到规定时间。

（3）熏蒸法：将消毒剂加热或加入氧化剂使之汽化，在规定的时间和浓度内利用消毒剂产生的气体进行消毒。

表 4-11　居家环境中常用的化学消毒剂及其使用方法

名称	浓度	适用范围	作用时间	操作要点	注意事项
过氧化氢（双氧水）	1.0%～1.5%	口腔消毒	根据现场实际情况结合过氧化氢使用说明书确定使用时间	过氧化氢常使用擦拭法或浸泡法，具体方法需要结合实际情况后使用	过氧化氢是氧化剂，具有一定的腐蚀性，使用时避免接触皮肤或眼睛。同时注意室内通风
	3%	环境表面消毒或伤口清洁			
	3%～6%	接触镜或家用呼吸机消毒			
	6%～25%	灭菌剂			
过氧乙酸	0.05%	一般物品消毒	10～15 min	浸泡法	①过氧乙酸不稳定，应贮存于通风阴凉处②过氧乙酸对金属有腐蚀性，对织物有漂白作用，浸泡消毒后，及时用清水冲洗干净③使用浓溶液时，谨防溅入眼内或皮肤黏膜上，一旦溅上，及时用清水冲洗④消毒被血液、脓液等污染的物品时，需适当延长作用时间
	0.2%～0.4%	污染物品消毒	消毒 5 min；灭菌 30 min	浸泡法	
	1%	污染平面消毒	30～60 min	擦拭法	
含氯消毒剂	200 mg/L	食具	30～60 min	浸泡法	①漂白粉稳定性差，遇热、日光、潮湿易分解，有效氯丢失较快，储存时应防潮、避光、避高温②配制漂白粉等粉剂溶液时，应戴口罩、手套③含氯消毒剂对金属有腐蚀性，对织物有腐蚀和漂白作用
	500 mg/L	细菌繁殖体污染物品消毒	10 min	浸泡法	
	2000～5000 mg/L	血传播病原体、分枝杆菌和细菌芽孢污染物品的消毒	30 min	浸泡法	
		大件物品或不能使用浸泡法的物品	30 min	擦拭法	
碘和聚维酮碘	500 mg/L	细菌繁殖体污染的物品消毒	30 min	浸泡法	①聚维酮碘应于阴凉处避光、防潮、密封保存②聚维酮碘对二价金属制品有腐蚀性，不应做相应金属制品的消毒③消毒时，若存在有机物，应提高药物浓度或延长消毒时间④避免与拮抗药物同用，碘酊不宜与红汞同时使用
	2500～5000 mg/L	伤口和皮肤消毒	2 min，2 遍	擦拭法	
	500～1000 mg/L	口腔黏膜和黏膜创面消毒	3～5 min	擦拭法	
	2000 mg/L	注射部位消毒	2～3 min	擦拭法	
	250 mg/L	阴道黏膜和伤口创面黏膜	3～5 min	冲洗法	

（续表）

名称	浓度	适用范围	作用时间	操作要点	注意事项
乙醇	75%	污染物品消毒	10 min	浸泡法	①乙醇消毒剂为外用消毒剂，不得口服 ②在使用乙醇消毒剂时，注意不要接触眼睛、鼻和嘴 ③乙醇消毒剂需要在阴凉处避光保存，并放在儿童接触不到的地方 ④乙醇易燃并且易挥发，因此使用时要注意通风，同时避免明火和静电 ⑤乙醇消毒剂不是万能消毒剂，对于一些不能接触水的物品，可能无法发挥消毒作用
		其他消毒剂过敏者的物品消毒	5 min	浸泡法	
		皮肤消毒	2～3次	擦拭法	
氯己定（洗必泰）	0.05%～0.1%	阴道和外阴消毒	根据实际情况结合氯己定使用说明书确定使用时间和次数	冲洗法	①勿与肥皂、洗衣粉等阴性离子表面活性剂混合使用或前后使用 ②冲洗消毒时，若创面脓液过多，应延长冲洗时间
	0.05%	伤口消毒和创面消毒			
	0.5%	手消毒			
季铵盐类消毒剂	1000～2000 mg/L	环境表面清洁	30 min	浸泡法、擦拭法、喷雾法	①阴离子表面活性剂如肥皂、洗衣粉等对其消毒效果有影响，不宜合用 ②有机物对其消毒效果有影响
	单链为500～1000 mg/L；双链为500 mg/L	皮肤消毒	单链3～5 min；双链2～5 min	擦拭法	
	单链为500 mg/L；双链100～500 mg/L	黏膜消毒	单链3～5 min；双链1～2 min	擦拭法	

（4）喷雾法：将化学消毒剂喷洒在空间进行消毒。目前一般不主张用化学消毒剂进行喷洒消毒；如必须使用，应在无人的环境下，消毒人员采取自我保护措施后，方可进行，以免引起吸入性中毒。

（三）老年人居家环境消毒

做好老年人居室的清洁与消毒，是减少疾病、保证身体健康的基本措施。居室环境的清洁应把握"湿式打扫，适时消毒"的原则，每天湿法擦地面、擦家具等。如需消毒，尽量选择物理消毒方法，如蒸煮、暴晒等；患者、隔离人员或外人来访后，可考虑化学消毒方法，如84消毒液浸泡、酒精擦拭等，但要适度，若长期使用低剂量消毒剂，可导致病原微生物对其产生抗药性。

【污染来源】

（1）人体呼吸、烟气

（2）装修材料、日常用品

（3）微生物、病毒、细菌

（4）厨房油烟

【清洁方法】

1.空气清洁

（1）通风法：详见常用居家消毒方式中的通风消毒法。

（2）空气净化器

【适用范围】

老年人居家环境中存在甲醛、氨气等有害气体、悬浮颗粒物时，可以使用空气净化器。

【操作要点】

空气净化器在说明书的指导下使用。

【注意事项】

①选择适合的空气净化器型号和品牌，并按照说明书安装和使用，不要使用已过期的滤芯。

②室内空气质量不好的时候可以开启空气净化器，但尽量不要长时间开启，可以适当开窗通风。

③定期更换空气净化器的滤芯，一般建议每3～6个月更换一次，确保其正常运行。

④定期清洁空气净化器外部及内部，特别是滤芯和滤网，避免将其放置在潮湿、高温或阳光直射的位置。

⑤空气净化器放置的位置应尽量避开遮挡物，以免遮挡进出风口，影响净化效果。

（3）熏蒸法

【适用范围】

在传染病流行时，或家中有慢性传染病老人，空气受老人的血液、呕吐物、排泄物、痰液等污染时，可采取此类方法进行消毒。

【操作要点】

可将房屋密闭后，每立方米用15%的过氧乙酸溶液7 ml（1 g/m³），放置在瓷器或玻璃器皿中加热蒸发，熏蒸2小时，再开门窗通风。或将房屋密闭后，用2%过氧乙酸溶液（8 ml/m³）气溶胶喷雾法消毒，作用 30～60 分钟后，再开窗通风换气。

【注意事项】

1）注意待彻底通风后，人员方可进入。

2）使用过氧乙酸时应戴手套、防护眼镜，谨防溅到眼内或皮肤黏膜与衣物上。

3）喷雾方式消毒时应注意对呼吸道和皮肤黏膜的防护，若不慎溅及，应立即用水冲洗，以免损伤。

2. 地面清洁　地面用湿式清洁即可减少细菌数 80%，但是，由于人的活动，很快就会恢复原状，所以，一般不需要消毒。

【操作要点】

用湿式清扫的工具，对房屋地面进行擦拭。

【注意事项】

（1）每次使用清洁工具后都需要洗净晾干，必要时加清洁剂浸泡 30 分钟后清洗干净。

（2）若家中有患者，拖把可用含氯消毒剂浸泡消毒 15～30 分钟后，再洗净晾干。

3. 物品、家具清洁消毒

【注意事项】

（1）家具上的尘土用潮湿的细软布轻擦，但不可用碱水、肥皂水、洗衣粉溶液擦洗，以免影响油漆亮度或造成油漆脱落。

（2）对于木家具表面的污渍，千万不可使劲猛擦，可用温茶水将污渍轻轻去除，再用清水擦净。

（3）切忌使用酒精、汽油或其他有腐蚀性的化学溶剂，以免造成漆膜损伤。

（4）对清洁所用的抹布应每次清洗，定期或必要时将抹布煮沸消毒或用含氯的消毒剂稀释后浸泡消毒。

（5）抹布应相对固定房间使用，每次洗后消毒、晾干。

（6）如果家中老人患病，那么老人房间使用的抹布可用含氯消毒剂浸泡消毒，再及时清洗后晾干备用。

4. 衣物、被褥清洁消毒

【操作要点】

针对老年人衣物和被褥，可以采用暴晒法进行清洁消毒，具体操作流程见居家常用消毒方法中的日光暴晒法。

【注意事项】

（1）老年人衣物、被褥应单独清洗且定期除尘除螨。

（2）衣服每次清洗干净后，在阳光下暴晒晾干。

（3）晾晒应在上午 10 时至下午 3 时之间，可将被子的里外两面各晾晒 2 小时，床垫要放到阴凉通风处晾晒。长期卧床老年人的床单要每 2 ～ 3 日更换一次；被污染时要及时更换；平时早晨、晚上各清扫一次。

5.餐具消毒

【适用范围】

消化道传染性疾病期间或老人患有消化道传染性疾病。

【操作要点】

选择煮沸法的方式，将餐具放入水中煮沸 15 ～ 30 min，具体操作流程请参考常用居家消毒的方法中的煮沸法。

【注意事项】

煮沸后的餐具容易再次受到污染，应待凉后及时放置于干燥处保存。

（四）居家常用的无菌技术

1.穿脱无菌手套　正确穿脱无菌手套可以防止细菌传播，从而在居家环境中保护老人、家属和其他接触者。无菌手套能减少老人感染病菌的机会，也能降低家属、朋友接触病菌的概率。

（1）戴无菌手套

【适用范围】

家属在居家环境下进行各类无菌操作时或家属接触老人血液、体液、分泌物时，以及老人自身防护时。

【操作要点】

1）检查手套号码、灭菌有效期、手套包装有无潮湿或破损。

2）从开口处撕开外层包装，取出内层手套包。掀开手套包开口处，捏住手套反折处将两只手套从前上方取出，调整手套位置。

3）对准五指戴好一只手套，戴好手套的手插入另一只手套的反折面，戴好另一只手套。

4）整理手套翻折部位，检查、双手交叉放于胸前。

【注意事项】

1）手套的型号应该根据佩戴者手的大小来选择，以确保手套的舒适度和可操作性。

2）在穿戴手套之前，应该先洗净双手，并擦干，减少手套被污染的可能性。

3）手套应该从手指部位开始穿戴，以确保手套的内外两面分清。

4）如果手套有破损或污染，应该及时更换。

（2）脱无菌手套

【适用范围】

与穿无菌手套时一致。

【操作要点】

1）用戴手套的手捏住另一只手套腕部外面，翻转脱下。

2）再用已脱下手套的手插入另一只手套内，将其翻转脱下。

【注意事项】

1）脱手套时，应抓住手套的里面，而不是外面，以避免接触到手套外面的细菌。

2）脱手套时，应避免手套外面触及任何非无菌物品，以防止污染。

3）脱下手套后，应立即洗手。

2. 铺设无菌区域

【适用范围】

需要进行无菌操作的任何家庭。

【操作要点】

（1）洗手，戴口罩。

（2）检查无菌巾包装是否完好，没有破损和污染。

（3）将无菌巾铺设在消毒过后并保持清洁干燥的台面上。

（4）铺单时，双手持无菌巾，手捏住无菌巾的左右上角，将无菌巾轻轻抖开，铺设在台面上。

（5）铺好的无菌巾应保持平整。

【注意事项】

（1）无菌巾一旦被污染或浸湿，应立即更换。

（2）不可用手接触无菌巾的内面，操作时要戴手套。

（3）如果无菌巾被污染或浸湿，应立即停止操作，并重新铺放新的无菌巾。

（4）在铺无菌巾的过程中，应注意保持无菌操作，避免污染。

3. 取用一次性无菌用品

【适用范围】

家庭日常清洁，个人卫生清洁，家庭病患简单处理、注射、输液时。

【操作要点】

根据使用的无菌物品类型，结合无菌物品使用说明进行操作。

【注意事项】

（1）检查无菌物品包装是否完整、有无破损、出厂日期和有效期、包装是否有潮湿。

（2）若无菌物品有多层包装，则打开过程中需逐层打开。

（3）在打开无菌物品包装时，手不可触及包装内面，也不能跨越无菌物品区域。

（4）无菌物品未使用完应注明开启时间。

四、居家常用的给药技术

老人由于生理衰老、病理变化，病情复杂多变，若药物使用不当，可使病情恶化，甚至威胁生命安全。老年人用药最主要的环境之一便是居家环境，因此本节提供居家常用的给药技术。

（一）口服给药法

口服给药是使用最方便、最经济且比较安全的给药途径，因而也最常用。常用的口服给药法包括服用片剂、丸剂、胶囊、溶液等。

【适用范围】

意识清楚的慢性病老年患者，居家条件下有照护者的老年人，有自主吞咽能力的老年人。

【操作要点】

1.按照医嘱或药物说明书准备药物，一般准备一日的药量，若老人意识清晰且用药依从性强，可以准备多日用药，最好限制在 1 周的服用药量。

2.药物准备好后，须再核对医嘱或使用说明书，确认无误后方可给老人并告知老人正确服药次数和药量。

3.温开水和药物一并送到老人手中，让老人口服药物（对于用药依从性不好的老人或喜欢自行调控药量的老人，应亲自看到老人服下）。

【注意事项】

1.服用铁剂、强心苷、利尿剂时应平卧片刻。

2.某些药物如培氟沙星、左氧氟沙星等应将胶囊整个吞下，不可咬碎。

3.服用具刺激性或腐蚀性的药物时，例如硫酸镁、硝酸银等，应将药液冲稀，服药时用饮水管吸服，服药后用清水反复漱口。

4.服用片剂时，应将药片嚼碎后咽下，或用开水将药片冲泡后服用，不可干吞。

5.服用胶囊时，应先喝一口水，仰头，用一大勺温水将胶囊送入腹中。

6.所有的药物都需要根据医嘱或者药物说明书服用。

（二）皮下注射给药法

皮下注射是将少量药液注入皮下组织内的方法。皮下注射应选择血管、神经分布少，组织松弛状态良好、无骨突隆、易于注射的部位，常用部位包括上臂外侧，大腿前侧、外侧，下腹部组织及肩胛下方。皮下注射常被用来注射胰岛素、肾上腺素等。

【适用范围】

糖尿病等慢性疾病老人，需要长期应用不能或不易经口给药的药物时。

【操作要点】

1. 挑选合适的注射位置（常用部位包括上臂三角肌，上臂外侧、腹部、后背、大腿外侧方，肚脐周围）。

2. 挑选合适的注射器及针头，抽取药液并排净空气。

3. 消毒局部皮肤。

4. 左手绷紧皮肤，右手持注射器，示指固定针栓，针头斜面向上，和皮肤呈30°～40°（部分居家老人皮肤较为松弛或过分瘦弱，可捏起注射部位皮肤，角度可减小）迅速刺入针头的 1/2 ～ 2/3，松开左手，抽动活塞，如无回血即可推注药液。

5. 注射完成后，用干棉签轻压针刺处拔针。

【注意事项】

1. 注射部位要避开皮肤破损、血管及神经分布部位，因此一定要确保注射部位正确，同时针尖刺入皮肤后确定反抽无回血后才能推注。

2. 拔针后，要用棉签等对扎针部位进行按压，防止出血。

3. 如果需要反复注射（例如胰岛素），要更换部位，并且注射部位不可以蘸水，保持局部的清洁干燥，以免导致伤口感染，影响恢复。

（三）吸入给药法

吸入给药法是指应用雾化装置将药液分散成细小的雾滴以气雾状喷出，经鼻或口由呼吸道吸入的治疗方法。药物经肺组织吸收后，可以达到局部或全身治疗的目的。吸入给药法分为超声雾化吸入法、氧气雾化吸入法和手压式雾化吸入法，其中超声雾化吸入法在居家环境中最常用。

【适用范围】

呼吸道感染、胸部手术老人以及有慢性肺部疾病的老人。

【操作要点】

1. 连接雾化器主件与附件，水槽内加冷蒸馏水至浮标浮起，水量视不同类型的雾化器而定，要求浸没雾化罐底部的渗透膜。

2. 透析药物加入生理盐水，稀释至 20 ～ 50 ml，至雾化罐内摇匀，检查无漏水后，将雾化罐放入水槽，盖紧水槽盖。

3. 协助老人取舒适体位。连接电源，打开电源开关，预热 3 ～ 5 min，调整定时开关至所需的时间。

4. 气雾喷出时，老人自理或协助老人将口含嘴放入口中，指导老人做深呼吸。

5. 治疗完毕，取下口含嘴，先关雾化开关，再关电源开关。

6. 擦干患者面部。

7.将口含嘴、雾化罐、螺纹管清洗后浸泡于消毒液中 1 小时，再洗干净晾干备用。

8.本操作要点为一般超声雾化吸入方法，居家时，请在医嘱和超声雾化吸入器械使用说明书的指导下操作。

【注意事项】

1.雾化吸入前要清理呼吸道分泌物，保持呼吸道通畅。

2.雾化时应该用嘴吸气，用鼻呼气，避免药物反流。

3.开始吸入时将雾化量、湿度量调在适当范围，并让老人慢慢适应。

4.一些有呼吸系统基础疾病的老人呼吸道应激能力差，开始吸入时可能不适应快速大量雾气进入气道，可能会使支气管痉挛，导致憋喘，此时应降低雾量。与此同时，密切观察老人情况，如情况恶化，应立即停止雾化吸入。

（四）局部给药法

1.滴眼法　滴眼法是将药液滴入结膜囊，达到消炎、杀菌、麻醉、散瞳等治疗作用或协助诊断作用。

【适用范围】

适合有眼部不适或有慢性眼疾的老人。

【操作要点】

（1）头向后仰，眼向上看，轻拉下眼睑，使眼球暴露在视孔下，将一滴眼药滴入下结膜囊内，同时眼药水的瓶嘴要与眼部保持一定距离，不要接触到结膜或者眼睑等部位，而且也不要将眼药水滴到角膜上，以免损伤角膜。

（2）滴入眼药水后，要闭上眼睛等待 3 ～ 5 min，能够帮助药液更好地吸收。

【注意事项】

（1）做好手部清洁，在滴眼药之前，要用肥皂水清洗双手，以避免手上的细菌或者病毒进入眼睛内，引起眼睛感染。

（2）核对滴眼剂标签，查看有效期和用法、用量等，按照医嘱单的用法、用量用药。

（3）混悬型的滴眼药，用药前应轻轻摇匀。

（4）清洁滴眼剂瓶口，不要接触到瓶口，避免造成污染。

2.滴鼻法　滴鼻法是将药液滴入鼻腔中，达到收缩黏膜血管、减轻鼻塞症状或预防、治疗感染，治疗鼻窦疾病的目的。

【适用范围】

存在鼻腔问题的老人。

【操作要点】

（1）取坐位（头向后仰）或仰卧位（头向后垂下）。

（2）清洁鼻腔。

（3）距鼻孔 1～2 cm 处将 3～5 滴药液滴入鼻孔内侧。

（4）轻捏鼻翼，使药液均匀分布于鼻腔黏膜并进入鼻道。

（5）保持仰头 2～3 min，以利于药物充分吸收。

【注意事项】

（1）滴管勿接触老人鼻孔，避免污染滴管和药液。

（2）滴管及药瓶应专用，以防交叉感染。

（3）滴药后嘱老人勿擤鼻。

（4）药物可能经鼻道流至口、咽部后方，引起老人不适，嘱老人及时将口腔内的药物吐出。

3.滴耳法　滴耳法是将药液滴入耳道，达到清洁、消炎、治疗耳部疾病的目的。

【适用范围】

有耳部问题的老人。

【操作要点】

（1）协助老人取坐位或卧位，头偏向健侧。

（2）用干棉签擦净外耳道分泌物。

（3）一手向后上牵拉外耳郭，使耳道变直，另一手掌根置于耳郭旁，将 2～3 滴药液沿外耳道后壁滴入。

（4）轻压耳屏，使药液沿耳道壁缓缓流入耳内。

（5）老人保持体位 2～3 min，以利于药物充分吸收。

【注意事项】

（1）药液的温度以接近体温为宜，以免刺激迷路引起眩晕、恶心等不适反应。

（2）滴管勿触及外耳道，避免污染滴管和药液。

（3）老人头偏向一侧，患耳在上。如双耳均需滴药，在滴完一侧后停留数分钟再滴另一侧。

4.皮肤给药法　皮肤给药是指将药物直接涂于皮肤，以起到局部治疗的作用。外用药物的剂型有溶液、油膏、粉剂、糊剂等。

（1）涂擦法

【适用范围】

局部皮肤感染、轻度或慢性皮肤病、皮肤上有伤口的老人。

【操作要点】

1）如果局部皮肤有伤口或者病变，需用清水或合适的皮肤消毒剂清洁消毒患处皮肤。

2）用无菌纱布或无菌棉签蘸少量药物轻轻按揉涂擦（溶液剂、酊剂、霜剂或软膏只需涂抹薄薄一层）。

【注意事项】

1）避免使用刺激性强的药物，如浓度过高、使用次数过多等，以免刺激皮肤，加重症状。

2）如同时使用多种外用药，应注意药物相互作用，咨询医生，以便选择合适的药物配伍使用。

3）打开使用过的药物应避免保存，尤其是已经使用过一段时间的药物，可能已经变质或失去药效。

4）如用药后出现不适或过敏反应，应立即停止使用并告知医生。

（2）喷雾法

【适用范围】

患有皮肤炎症、湿疹等疾病的老人。

【操作要点】

1）用清水或合适的皮肤消毒剂清洁消毒皮肤。

2）按药物使用说明，先将药物摇匀，对准患处皮肤喷雾。

3）喷雾时让老人屏气或者戴一次性口罩，避免吸入药液刺激或损伤呼吸道黏膜（如果病变在面部，喷雾时应注意闭眼、闭口、屏气，或者用纱布遮盖口鼻）。

4）操作者应采取措施避免自身吸入喷雾性药剂（屏气或佩戴一次性口罩）。

【注意事项】

与涂擦法相同。

（五）舌下含服法

舌下给药是将药物放置在舌下，自然溶化后通过口腔黏膜吸收的方法。舌下口腔黏膜含有丰富的毛细血管，药物吸收迅速，起效快，且不会引起胃肠道反应。

【适用范围】

心绞痛急性发作的老年患者。

【操作要点】

舌下含服硝酸甘油 1 片。应告诉患者放在舌下，自然溶解吸收，不可咀嚼吞下。

【注意事项】

1. 严密观察病情，如 3 min 后症状无缓解，可继续舌下含服 1 片。

2. 含服 3 次后仍无效，应考虑为重症心绞痛或心肌梗死，也可能是伴有胸痛的其他疾病，应尽快去医院救治。

3. 硝酸甘油应该避光密闭保存，有心绞痛的老人，老人和家属都应该随身携带。

五、睡眠照护技术

居家时，老人常常会出现很多睡眠问题，身体、环境、心理、生活习惯、药物、家庭都有可能导致老人的睡眠问题。若睡眠问题得不到及时的解决，会对老人健康状况造成重大影响。因此本节主要介绍老年人居家时的睡眠照护技术。

1. 良好睡眠环境的构建

【适用范围】

存在睡眠问题的老人，通过改善睡眠环境可以提高睡眠质量的老人。

【操作要点】

（1）根据老人的身体情况和睡眠习惯，调节室内温度和湿度，保持室内空气流通，以确保老人能够舒适地入睡。

（2）为老人创造一个安静的睡眠环境，减少噪声和干扰，如关闭电视、收音机等设备，尽量减少外界噪声对老人睡眠的影响。

（3）选择适合老人的床铺，床垫要符合老人的身体曲线，保持床铺整洁、干燥、柔软、舒适，并定期更换床单和被套，以保持老人睡眠环境的干净和卫生。

（4）调节室内灯光和光线，使室内光线柔和、不刺眼，避免影响老人的睡眠质量。

【注意事项】

（1）良好睡眠环境的构建需要充分尊重老人自身的睡眠习惯（选择老人最舒适的睡姿，以及适合老人的枕头、被褥、床垫）。

（2）适当布置室内环境，增加室内美观度和温馨感，如放置一些绿色植物、装饰画等，以营造一个舒适、宜人的睡眠环境。

2. 心理护理

【适用范围】

构建舒适的睡眠环境后睡眠质量没有提升的老人。

【操作要点】

（1）老年人容易受到情绪的影响，情绪波动可能会影响睡眠质量。家属需要关注老人的情绪变化，如出现焦虑、抑郁等不良情绪，应及时进行心理疏导和情绪支持。

（2）老年人出现了情绪问题，可以采用沟通或情绪疏导的方式进行干预，也可以让老人深呼吸以调整自身情绪。

【注意事项】

老人的睡眠问题可能与孤独、无助等社会问题有关。护理人员可以提供适当的社会支持，如与家人、亲友联系，为老人提供关怀和陪伴，以缓解老人的心理压力，改善睡眠质量。

3.睡眠药物

【适用范围】

改善环境和心理护理后都没能提高睡眠质量的老年人。

【操作要点】

（1）遵循医生的建议，按照医生的处方用药，不要自行更改剂量或更换药物。

（2）在使用药物治疗时，需要了解药物的不良反应，如口干、头痛、嗜睡等，以便及时采取措施，避免药物对老人造成不良影响。

【注意事项】

（1）药物治疗只是缓解失眠的短期措施，长期使用可能会对老人的身体造成不良影响。

（2）家属需要密切关注老人的睡眠状况，及时向医生反映老人的实际情况，若老人睡眠状况有所改善，可在医生的指导下逐步减少药物使用，直至停止使用。

（3）老年人的药物使用可能多种多样，需要注意药物相互作用，避免药物相互作用对老人身体的影响。

六、隔离技术

（一）相关概念

1.隔离　隔离是通过将处于传染病期的传染病患者或可疑患者安置在指定的地点，暂时避免与周围人群接触。通过隔离，可以最大限度地缩小污染范围，减少传染病传播的机会。隔离可分为传染病隔离和保护性隔离，其中保护性隔离在居家环境中较为常见。

2.传染病隔离　将处在传染病期的患者安置在指定位置，暂时避免与周围人接触，通过此隔离方法，可以最大限度地缩小污染范围，确保患者不会向外传播疾病。

3.保护性隔离　是一种保护性质的隔离方式，其与传染病隔离的不同之处在于它保护的是隔离人本身，通过隔离的方式，使隔离人免遭外界污染物的侵害，维持健康。

（二）居家情况下的隔离区域划分

1.保护性隔离

【适用范围】

抵抗力较低或容易感染疾病的老年人。

【操作要点】

（1）污染区：居室大门、大门处的衣物、鞋子、手机、钥匙等物品放置区域均可视为污染区（这些物品有极大可能被外界的污染物质所污染）。

（2）半污染区：厨房、卫生间、储物间和客厅等区域可以设置为半污染区。

（3）清洁区：卧室、书房等老人单独活动区域可以设置为清洁区。

【注意事项】

（1）在玄关或门口设置独立的物品放置区域，用于放置接触过外界的物品，避免将污染物带入家中。

（2）进门前需要用肥皂和水清洗双手，必要时用乙醇溶液等消毒剂消毒。

（3）将个人物品分开分类放置，碗筷、毛巾等也要分开使用。

（4）洗衣服时，袜子、外衣、内衣要分开洗，拖地时也要分区使用不同的拖把，避免交叉污染。

（5）注意保持通风和定期清洁卫生，以避免污染的发生。

2. 传染病隔离

【适用范围】

患有传染性疾病的老人或疑似有传染性疾病的老人。

【操作要点】

若老人居家进行传染病隔离，则老人的居所全部视为污染区，按污染区处理办法处置。

【注意事项】

照护者或家属进出污染区时要注意自身防护，减少自己患病可能的同时，降低携带病菌外出的可能性。

（三）居家常用的隔离技术操作

1. 戴口罩

【适用范围】

保护性隔离或传染病隔离均适用。

【操作要点】

（1）洗净双手后，选取一枚包装严密且无潮湿的、在有效期内的口罩（若是传染病隔离，则最好使用 N95 或 KN95 口罩）。

（2）托好口罩，双手只能接触口罩外侧。

（3）佩戴口罩，用双手示指和中指将鼻夹与鼻翼两侧贴合压紧。

（4）检查口罩密合性：佩戴口罩后，用力呼气，空气不能从口罩边缘漏出。

【注意事项】

（1）如佩戴口罩感觉胸闷、气促等不适，应立即前往户外开放场所，摘除口罩。

（2）口罩有使用有效期，应定期更换，不建议清洗或用消毒剂、加热等方法进行消毒后使用。

2. 穿脱隔离衣

（1）穿隔离衣

【适用范围】

保护性隔离或传染病隔离均适用。

【操作要点】

1）在穿戴一次性隔离衣之前，需要先将手表等配饰取下来，卷袖过肘并洗手，戴好帽子和口罩。

2）手持衣领，另一手伸入袖中并向上抖，注意勿触及头部。

3）一手将衣领向上拉，使另一手露出来。依次穿好另一袖。然后两手持衣领顺边缘由前向后扣好领扣与袖口或系上袖带。

4）从腰部向下约 5 cm 处自一侧衣缝将隔离衣后身向前拉，见到衣边捏住。

5）穿戴整齐，检查是否包裹完全。

【注意事项】

1）隔离衣的长短要合适，须全部遮盖自身穿戴衣物。

2）穿隔离衣后只限在规定区域内进行活动（清洁区可以进入半污染区、污染区，半污染区可以进入污染区，除此之外均不能跨越）。

（2）脱隔离衣

【适用范围】

保护性隔离或传染病隔离均适用。

【操作要点】

1）脱下一次性隔离衣，先解开腰带并在前面打一活结。再解开袖口，在肘部将部分袖子塞入工作服内，暴露前臂。

2）解开衣领，一手伸入另一侧袖口内，拉下衣袖过手，用遮盖着的手在外面拉下另一衣袖。

3）将隔离衣完全退下。

4）将脱下的一次性隔离衣扔进医疗垃圾。

【注意事项】

1）在脱下隔离衣之前，需要先进行手卫生，清洁双手。

2）脱隔离衣时确定清洁面或污染面，手不能触及隔离衣的污染面。

3）脱一次性隔离衣时，需要注意避免污染自己的身体和周围环境。

七、移动和运送技术

患者在入院、出院及住院期间接受检查或治疗时，凡活动受限不能自行移动的患者均需家属根据病情选用不同的运送工具及运送方法，如轮椅、平车等运送患者。

1. 轮椅的使用

（1）从床上移向轮椅

【适用范围】

无法自行活动的老人，长期卧床下肢无力的老人。

【操作要点】

1）将轮椅放在老人健侧，与床呈 30°～ 45°，轮椅脚踏板向上抬起。

2）老人双足着地，尽量分开双膝，双手放在家属的双膝上。

3）将双臂分别放在患者双肩下并固定双肩，同时抬起老人双臂置于轮椅背部，然后嘱老人将双足抬起并跨过轮椅侧，放于轮椅座位上。

4）协助老人坐于轮椅上，叮嘱老人不要靠向轮椅后轮，以免摔倒。

5）协助老人调整好坐姿，双脚踏地，脚踏板前缘与老人脚跟平齐。

【注意事项】

1）轮椅的选择要符合老人的实际情况，比如患有脑血栓的老人最好选择比较宽、舒适的轮椅；心脏病、高血压老人最好选择折叠式轮椅以方便存放；脑卒中老人的轮椅靠背要直立些；如果长时间坐轮椅，最好选择带有靠背的轮椅。

2）放置轮椅时要使老人的正面与立柱呈 90°，使老人的背部与轮椅靠背的挡板相接触。椅子离墙的距离要保持在 75 cm 左右。

（2）从轮椅移向床

【适用范围】

检查、外出后。

【操作要点】

1）将轮椅靠近床边，使轮椅与床呈 30°～ 45°，刹车。

2）将轮椅固定后，协助老人转运（若老人不配合或无法配合，必要时可以用约束带固定老人）。

3）扶助老人站立，转身面向床边，双足先后跨过床面，双手扶住床边，协助老人上床。

4）协助老人躺下，脱去鞋子，盖好被子。

【注意事项】

1）在转运过程中，一定检查好轮椅和床是否固定，防止因固定不稳发生坠床事件。

2）若老人能够自行上下床，可让老人自行活动，家属在一旁辅助。

2. 平车转移法

【适用范围】

居家环境中很少用到平车转移法，一般在医院或社区检查时用到。

【操作要点】

协助老年人穿好衣服，根据老年人的自身情况选择合适的搬运方法，尽量让老年人的身体靠近家属或护理人员，将老年人轻放于平车上。平车转运中，老人的头部应该位于大轮一端，这样可以减轻颠簸引起的不适。

【注意事项】

（1）在转运过程中拉起一侧床档，防止老人坠床。

（2）转运后、推车前，拉起另外一侧床档。

第二节　特殊护理适宜技术

一、伤口／压疮／造口护理技术

（一）伤口换药技术

【护理评估】

如表 4-12 所示。

表 4-12　伤口换药护理评估单

一般资料
（1）意识与配合：□神清　　　□意识模糊／嗜睡／昏睡／谵妄
（2）病情：□平稳　　　□不稳定
（3）营养状况：□营养正常　　　□营养过剩　　　□营养不良
（4）其他疾病：＿＿＿＿＿＿
（5）自理能力：□完全自理　　　□部分自理　　　□不能自理
（6）合作程度：□合作　　　□不合作
局部功能状况
（1）伤口位置：＿＿＿＿＿＿
（2）伤口大小：＿＿＿＿＿cm
（3）伤口状况：□渗液　　　□红肿　　　□窦道　　　□瘘管　　　□潜行
（4）伤口边缘：□整齐　　　□不整齐

【护理要点】

1. 铺巾　垫巾置于伤口下。

2. 打开敷料　戴手套打开外层敷料，持镊揭除内层敷料。

3. 擦拭伤口周围皮肤　由内向外擦拭清洁伤口，由外向内擦拭感染伤口。

4. 擦拭伤口床　夹取生理盐水润湿的棉球擦拭。

5. 覆盖伤口　评估伤口情况后选择敷料，覆盖伤口后固定。

【注意事项】

1. 注意手卫生，严格遵循无菌原则，防止交叉感染。

2. 伤口大小测量方法　以身体长轴测量伤口长，垂直于身体长轴测量伤口宽，伤口最深处垂直于皮肤表面测量伤口深。

3. 根据伤口评估情况选择清洗液，常用清洗液及适用范围如下。

（1）生理盐水：适用于大部分伤口，没有消毒作用。

（2）聚维酮碘：适用于伤口、黏膜、皮肤的消毒，对碘过敏者慎用。

（3）过氧化氢：适用于注射部位、手术部位等皮肤消毒，对碘或乙醇过敏者慎用。

（4）氯己定（洗必泰）：适用于皮肤、黏膜的消毒，创面感染的冲洗。

4. 若伤口出现感染、脓肿、组织癌变、不可控的出血、血供障碍等情况，须及时就医。

（二）压疮护理技术

【护理评估】

如表 4-13 所示。

表 4-13　压疮护理评估单

一般资料
（1）意识与配合：□神清　　　□意识模糊／嗜睡／昏睡／谵妄
（2）病情：□平稳　　　□不稳定
（3）营养状况：□营养正常　　　□营养过剩　　　□营养不良
（4）其他疾病：＿＿＿＿＿＿＿＿＿＿＿
（5）肌力等级：5 级□　4 级□　3 级□　2 级□　1 级□　0 级□
（6）活动能力：□限制卧床　　　□坐位　　　□偶尔行走　　　□经常行走
（7）自理能力：□完全自理　　　□部分自理　　　□不能自理
（8）合作程度：□合作　　　□不合作
局部功能状况
（1）压疮部位：＿＿＿＿＿＿＿＿＿＿＿
（2）压疮大小：＿＿＿＿＿＿＿＿＿＿＿
（3）压疮分期：□Ⅰ期　　　□Ⅱ期　　　□Ⅲ期　　　□Ⅳ期　　　□不可分期
（4）失禁情况：□正常　　　□小便失禁　　　□大便失禁
（5）长期卧位：□否　　　□是
（6）皮肤接触装置：□无　　　□有
（7）皮肤状况：□正常　　　□潮湿　　　□红肿　　　□破溃　　　□硬结

【护理要点】

1. Ⅰ期压疮　寻找病因，积极治疗原发病，加强血液循环，保护局部皮肤。

（1）评估皮肤情况，及时更换体位，避免局部皮肤持续受压与受潮，不可加压按摩。

（2）预防工具：气垫床可改善受压部位的微循环；透明贴膜可减少皮肤浸渍及减少摩擦力；水胶体敷料或泡沫敷料可保护受压部位。

2. Ⅱ期压疮　保护皮肤，处理创面与水疱，预防感染。

（1）未破的小水疱（直径小于 5 mm）：使用生理盐水清洁伤口，粘贴薄膜敷料或水胶体敷料，待疱内液体吸收后撕去敷料。若渗液增多、水疱增大，须及时更换其他敷料。

（2）大水疱（直径大于 5 mm）：使用聚维酮碘消毒伤口，用注射器在水疱边缘抽吸疱内液体，粘贴透气性薄膜敷料，水疱吸收后将敷料撕除。

（3）真皮层受损：使用生理盐水清洗伤口及周围皮肤，去除伤口表皮破损组织；创面渗液少时可粘贴水胶体敷料，创面渗液多时可粘贴泡沫敷料。

3. Ⅲ期与Ⅳ期压疮　清洗伤口，清除坏死组织，保护创面，预防和控制感染。

（1）黄色伤口：有黄色腐肉、渗液多可使用高吸收敷料，如藻酸盐、高渗盐敷料美盐等。

（2）红色伤口：渗液量少时，可使用水胶体糊剂、粉剂。渗液量多时，可使用藻酸盐敷料、胶原蛋白敷料填充伤口。伤口合并感染时，须清创、控制感染，并报告医生。

【注意事项】

1. 及时更换体位，一般情况每 2 h 更换一次，可根据患者活动能力、移动水平、独立变换体位能力等个体化确定。

2. 长期卧床患者，可使用三角翻身垫枕等辅具，为患者取 30° 斜侧卧位。

3. 禁止按摩、用力擦洗、使用肥皂等碱性清洁产品，避免加重皮肤损伤。

4. 常用压疮敷料及适用范围

（1）预防性敷料：适用于有发生压疮风险的患者，如软硅酮泡沫敷料。

（2）薄膜类敷料：适用于封闭伤口、保护小水疱、减少局部摩擦。

（3）泡沫类敷料：适用于大部分伤口、高危部位预防。

（4）水胶体敷料：适用于未感染的Ⅱ期压疮患者。

（5）水凝胶敷料：适用于未感染的Ⅱ期、Ⅲ期或Ⅳ期且渗液量少的压疮患者。

（6）聚合物敷料：适用于未感染的Ⅱ期压疮患者。

（7）藻酸钙敷料：适用于Ⅲ期或Ⅳ期且渗液量中等的压疮患者。

（8）银离子敷料：适用于压疮局部感染的预防与治疗，对银过敏、MRI 检查等患者禁用。

（9）生物敷料：适用于压疮长久不愈，且具有感染征象的患者，如胶原蛋白敷料。

（三）造口护理技术

【护理评估】

如表 4-14 所示。

表 4-14　造口护理评估单

一般状况
（1）意识与配合：□神清　　　□意识模糊／嗜睡／昏睡／谵妄 （2）病情：□平稳　　□不稳定 （3）活动能力：□限制卧床　　□坐位　　□偶尔行走　　□经常行走 （4）自理能力：□完全自理　　□部分自理　　□不能自理 （5）合作程度：□合作　　□不合作
局部功能评估
（1）造口位置：□右上腹　　□右下腹　　□左上腹　　□左下腹　　□上腹部　　□脐部　　□切口正中 （2）造口类型：□单腔造口　　□双腔造口　　□袢式造口 （3）造口颜色：_____ （4）造口高度：_____cm （5）造口大小：_____cm （6）造口形状：□圆形　　□椭圆形　　□不规则 （7）造口周围皮肤状况：□正常　　□红肿　　□破溃　　□水疱　　□皮疹 （8）黏膜皮肤缝合处：□正常　　□松脱　　□分离　　□出血　　□增生 （9）排泄物颜色及性状：_____ （10）排泄物量：_____ml （11）排泄物气味：□正常　　□异常

【护理要点】

1. 造口袋更换技术

（1）摆体位：患者取坐位或半坐卧位。

（2）揭除底盘：按住造口部位皮肤，自上而下揭除。

（3）清洁造口及周围皮肤：由外向内清洁，并擦拭干净。

（4）裁剪底盘：根据造口形状及根部大小裁剪，底盘直径大于造口根部 1 ～ 2 mm。

（5）粘贴底盘：将造口袋对准造口，自上而下粘贴。

（6）固定底盘：由内向外加压，将二件式造口袋与底盘扣紧。

（7）夹闭开关：将造口袋底端开关夹闭。

2. 造口灌洗技术

（1）注入灌洗液：夹闭开关，造口袋内注入 39 ～ 41℃温开水 1000 ml。

（2）润滑：润滑灌洗头与造口，排出管道内空气。

（3）灌洗：固定灌洗头后打开开关；根据水面下降快慢调整灌入速度，若出现腹胀，应减慢速度；灌洗完毕后 2 ～ 3 min 拔出灌洗头。

（4）引出排泄物：排泄物排于引流袋内，准确记录排泄物的颜色、性状与量。

【注意事项】

1. 造口袋的分类及选择

（1）根据造口袋有无排放口分类

1）闭口袋：造口袋底端无开口，更换或排空造口袋时直接丢弃，适用于每日更换造口袋不多于一次。

2）开口袋：造口袋底端有开口，以封口夹或封口条密封，适用于半成形粪便或液性粪便，可以按需及时排空造口袋。

（2）根据造口袋设计分类

1）一件式（图4-11）：底盘与便袋相连，底盘背面有胶质贴面，可直接贴于皮肤上。优点：通常是一次性，可根据造口大小裁剪底盘，简单易使用。缺点：易对皮肤造成刺激。

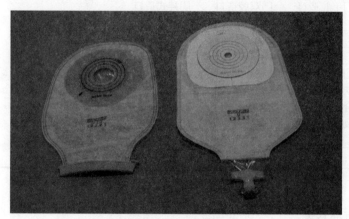

图 4-11　一件式造口袋

2）二件式（图4-12）：底盘与便袋分离，底盘一面与皮肤粘贴，另一面有凸面胶环与便袋的凹面胶环相吻合。优点：不透气，不漏液，容易更换，不用反复粘贴皮肤，利于切口愈合。

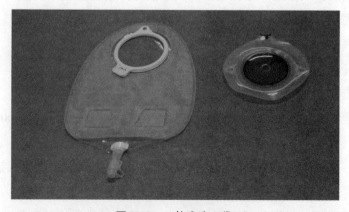

图 4-12　二件式造口袋

2. 造口袋更换注意事项

（1）以温开水清洁造口周围皮肤，若使用消毒液、肥皂等清洁产品，会使皮肤干燥，造成皮肤损伤，且影响造口袋粘贴效果。

（2）造口袋内排泄物达 1/3 ～ 1/2 时，需排放或更换。

（3）造口底盘更换频率可参照说明书，若出现发白、卷边、渗漏等情况，须及时更换。

3. 造口灌洗注意事项

（1）灌洗造口前应探明造口内肠腔走向。

（2）成人每次灌洗量 500 ～ 1000 ml，5 ～ 10 min 内将灌洗液全部灌入肠腔。

（3）若患者造口部位在乙状结肠和降结肠，可每日或隔日灌洗；若连续两次灌洗之间有排泄物，则应调整灌洗液的量或停止灌洗。

（4）灌洗过程中，若患者有面色变白、出冷汗、腹痛、头晕、目眩、血压与脉率骤然变化等表现，应立即停止操作。

4. 造口常见并发症及其处理

（1）造口出血

1）若渗血位于皮肤浅表处，可压迫止血；若压迫无法止血，可撒涂造口护肤粉后压迫止血。

2）若渗血在造口肠腔外，可撒涂云南白药粉后压迫止血。

3）止血无效应及时就医。

（2）造口水肿

1）轻度水肿者：若黏膜皱褶只消失部分，剪裁造口底盘时呈放射状，直径比造口根部大 3 ～ 6 mm。

2）重度水肿者：若黏膜皱褶完全消失，可用纱布于 3% 高渗盐水或 50% 硫酸镁浸湿，覆盖造口黏膜，每日湿敷 2 ～ 3 次，每次 20 ～ 30 min。

（3）造口狭窄

1）若无法伸入示指，可增加液体摄入，用软化剂软化粪便，暂时扩肛。

2）若无法伸入小指，须及时报告医生。

（4）造口回缩

1）可使用凸面底盘与固定产品，如造口腰带、造口腹带。

2）若回缩合并狭窄，须及时报告医生。

（5）造口脱垂

1）患者取平卧位，造口回纳后及时更换造口袋。

2）若造口自行回纳困难，可手法回纳；若伴有水肿，水肿消退后及时回纳。

（6）造口缺血／坏死

1）若造口缺血／坏死范围在 2/3 以下，可撒涂造口护肤粉。

2）若造口缺血／坏死范围在 2/3 及以上，或者造口完全坏死，须及时报告医生。

（7）皮肤黏膜分离

1）浅层分离者：可局部撒涂造口护肤粉。

2）深层分离者：先清除腐肉和坏死组织，再用藻酸盐敷料覆盖；若伤口感染或有感染征象，可用抗菌敷料。

3）分离较深或合并造口回缩者：可使用凸面底盘和固定产品，如造口腰带、造口腹。

（8）造口周围皮肤损伤

1）潮湿相关性皮肤损伤：可使用无刺激性的皮肤保护膜、撒涂造口护肤粉。

2）过敏性接触性皮炎：明确过敏原，停止使用相关用品，遵医嘱用药。

3）粘胶相关性皮肤损伤：选择适宜的造口产品，如无胶带封边的造口底盘。

4）机械性皮肤损伤：使用预防性敷料，选择适宜的医疗器械与伤口敷料。

二、促进呼吸的护理技术

呼吸是机体从外界环境中摄取氧气，并把自身产生的二氧化碳排出体外的过程。呼吸是维持机体新陈代谢和生命活动所必需的基本生理过程之一。由于年龄、肌肉衰弱、环境污染、不良生活习惯（如吸烟、缺乏体力活动等）以及慢性呼吸道疾病等因素的影响，老年人呼吸功能下降，严重影响老年人的健康和生活质量。其中，慢性呼吸道疾病是影响老年人呼吸功能的重要原因。慢性呼吸道疾病（chronic respiratory diseases，CRD）是一组病程长、反复发生，通常表现为咳嗽、咳痰、喘息和呼吸困难等的疾病，包括慢性阻塞性肺疾病、支气管扩张和支气管哮喘等。我国老年 CRD 患病率、致残率和致死率高，严重影响老年人的活动能力和生活质量，造成巨大的社会和经济负担。呼吸康复、家庭氧疗以及有效排痰是改善老年 CRD 呼吸功能的有效技术。及时、正确地使用促进呼吸功能／排痰的技术有助于延缓 CRD 稳定期老年人的病情发展，缓解或阻止肺功能下降，改善老年人的活动能力，提高生活质量，降低住院率和死亡率。本节重点介绍 CRD 稳定期老年人的呼吸技术，包括咳嗽技术、胸部叩击排痰技术、窒息时促进呼吸的技术、家庭长期氧疗技术和呼吸康复技术（有氧运动训练和抗阻训练）。

（一）咳嗽技术

1.咳嗽的概念　咳嗽是指为清除气道内分泌物或物质，冲击声门裂隙而发出的特别音响，是一种反射性或自主性的动作。咳嗽是清除呼吸道内的异物、过多的分泌物，保持呼吸道通畅的有效方法。

2. 指导有效咳嗽的评估和观察要点（表 4-15）

表 4-15　咳嗽护理评估单

一般资料
（1）意识与配合：□神清　　□意识模糊 / 嗜睡 / 昏睡 / 谵妄
（2）病情：□平稳　　□不稳定
（3）生命体征：□正常　　□异常　　　　　　　问题
（4）合作程度：□合作　　□不合作
疾病相关状况
（1）咳痰能力：□自行咳痰　　□协助排痰
（2）痰液黏稠度：□稀痰　　□中度黏痰　　□重度黏痰

3. 操作要点

（1）指导深呼吸：老人尽可能取坐位，教会老人缓慢深呼吸。

（2）指导有效咳嗽：教会老人进行深吸气—屏气—腹肌用力、爆破性咳嗽。

4. 注意事项　老人有胸痛（如胸部有伤口等）不敢咳嗽的情况，应根据疼痛程度采取相应措施减轻疼痛，如双手或枕头轻压伤口，或使用止痛药后 30 min 再指导有效咳嗽。

（二）胸部叩击排痰技术

1. 胸部叩击排痰的概念　胸部叩击排痰指用手叩打胸背部，借助叩击产生的振动作用，使分泌物松脱而排出体外的方法。

2. 指导胸部叩击排痰的评估和观察要点（表 4-16）

表 4-16　胸部叩击排痰护理评估单

一般资料
（1）意识与配合：□神清　　□意识模糊 / 嗜睡 / 昏睡 / 谵妄
（2）病情：□平稳　　□不稳定
（3）生命体征：□正常　　□异常　　　　　　　问题
（4）合作程度：□合作　　□不合作
疾病相关状况
（1）咳痰能力：□自行咳痰　　□协助排痰
（2）痰液黏稠度：□稀痰　　□中度黏痰　　□重度黏痰
（3）禁忌证：□无　　□有（未经引流的气胸、肋骨骨折、病理性骨折病史、咯血、低血压、肺水肿等）

3. 操作要点

（1）操作者空杯状手势（图 4-13）。

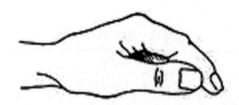

图 4-13　胸部叩击时的空杯状手势

（2）胸部叩击：从肺底自下而上、由外向内有节律地叩击胸背部，边叩击边鼓励老人咳嗽。

4. 注意事项

（1）叩击部位应有覆盖物，且覆盖物不宜过厚。

（2）叩击时应避开乳房、心脏、骨突部位、衣服拉链和纽扣等。

（3）叩击力量以老人不感到疼痛为宜。

（4）叩击应在餐后 2 小时到餐前 30 分钟之内完成。

（5）叩击过程中注意观察老年人的病情变化情况。

（三）长期家庭氧疗技术

CRD 老年人肺功能下降，容易产生缺氧症状。氧疗是通过给氧气支持的医疗方法。氧疗已被世界卫生组织（World Health Organization，WHO）列为缺氧性疾病必需的治疗方法之一。近年来，氧疗已经逐步从医院推广到家庭，为 CRD 老年患者提高血氧水平、减轻呼吸困难和气促症状提供了重要支持，很大程度上减少了 CRD 老年人住院次数、预防疾病加重和降低病死率。家庭氧疗有多种方式，包括长期氧疗（long-term oxygen therapy，LTOT）、夜间氧疗（nocturnal oxygen therapy，NOT）、可移动氧疗（ambulatory oxygen therapy，AOT）、姑息氧疗（palliative oxygen therapy，POT）和短时脉冲氧疗（short-burst oxygen therapy，SBOT）等。本节将重点介绍长期氧疗。

1. 长期氧疗的概念　长期氧疗是指一个人需要持续接受氧气治疗，通常每天至少 15 h，以维持其血氧饱和度在安全水平以上。这种治疗常用于慢性呼吸系统疾病，如慢性阻塞性肺疾病（COPD）。长期氧疗的目的使患者在静息状态下，达到 $PaO_2 \geq 60$ mmHg 和（或）使 SpO_2 达到 90%，以维持重要器官的功能，保证周围组织的氧气供应。长期氧疗有助于改善 CRD 老年人的血氧饱和度，减轻呼吸困难症状，改善老年人的运动能力、精神状态和生活质量。

2. 长期氧疗指征及目标

（1）长期氧疗指征：推荐 CRD 伴有严重低氧血症的患者进行长期氧疗。在标准大气压下，吸入室内空气时（即静息）有以下情况：①动脉血氧分压（PaO_2）≤ 55 mmHg，或经无创血氧饱和度 SpO_2 ≤ 88%；② PaO_2 ≤ 60 mmHg 或 SpO_2 ＝ 89%，并伴随红细胞比容 ≥ 55%、外周性水肿（有充血性心力衰竭迹象）、心电图出现肺型 P 波这 3 种情况之一。

（2）长期氧疗目标：老年人（尤其是慢性阻塞性肺疾病老年人）长期氧疗的目标见表 4-17 所示。

表 4-17　慢性阻塞性肺疾病老年人长期氧疗目标

呼吸衰竭类型	氧流量控制	目标 SpO_2
Ⅰ 型	非控制性氧疗	94% ～ 98%
Ⅱ 型	控制性氧疗或持续低流量吸氧（氧浓度在 24% ～ 35%）	88% ～ 92%

注：Ⅰ 型呼吸衰竭：仅 PaO_2 ≤ 60 mmHg；Ⅱ 型呼吸衰竭：PaO_2 ≤ 60 mmHg 且 $PaCO_2$ ＞ 50 mmHg。氧浓度计算公式：氧浓度 ＝（21 ＋ 4× 氧流量）×100%。例：氧流量为 1 L/min，氧浓度 ＝（21 ＋ 4×1）×100% ＝ 25%。

3. 长期氧疗装置

长期氧疗装置包括供氧装置和氧气输入装置。常用的供氧装置有氧气瓶及家庭制氧机（分子筛制氧机和可携带的制氧装置等）；常用的氧气输入装置有鼻导管和面罩。其特点和使用方法见表 4-18 所示。

表 4-18　常用长期氧疗装置

装置名称	图示	组成 / 特点	使用注意事项
氧气瓶	套装搭配介绍　配件更齐全，充氧、吸氧、安装便捷　独立湿化杯　旋转开关　流量调节阀　钢印号　氧桥　吸氧面罩　专用扳手	用于储存和运输氧气的高压容器	（1）立放 （2）"四防"：防火，不得靠近火源，氧气瓶与明火距离不得小于 5 m；防热，距离暖气至少 1 m；防震，不能剧烈摇晃、振动或撞击氧气瓶；防油，氧气表及螺旋口勿上油，也不用带油的手装卸 （3）氧气瓶内气体不能全部用尽，剩余压力应不少于 0.1 ～ 0.2 MPa
分子筛制氧机	液晶显示屏　流量调节按钮　高位进风口　收纳储物盒　流量显示　湿控把手　电源开关　可拆卸过滤棉　可拆卸湿化瓶　万向后小轮　橡胶前轮	即制即用、新鲜自然、稳定性高、可 24 h 连续开机；不存在高压、易爆等危险	（1）"四防"：防火、防热、防尘、防潮 （2）制氧机工作时，应放置在平稳的地面，以免增加噪声，四周留有适当空间，要注意室内适当通风和保持良好的空气质量 （3）机壳及底部禁止放置杂物，防止进气口、排气口堵塞引起停机或供氧异常

装置名称	图示	组成／特点	使用注意事项
			（4）制氧机开始工作时，切勿使流量计浮球置于零位上 （5）在吸氧过程中，要注意检查流量计浮球是否在正确的刻度位置 （6）按照制氧机使用说明进行操作
可携带的制氧装置		体积小、便于携带	（1）仅限于需要低氧流量（＜3 L/min）的老年人使用 （2）不能与正压通气设备（如无创呼吸机）联合使用，不建议在夜间使用
鼻导管		简单、使用方便、耐受性好、吃饭及交谈不受影响	氧浓度不稳定，受潮气量、呼吸频率等因素影响，当氧流量＞5 L/min时，可导致鼻腔黏膜干燥
面罩		简便、经济、氧浓度高于鼻导管；影响进食和交谈	（1）适用于张口呼吸、鼻部疾病影响吸氧、对氧浓度有更高要求的老年人 （2）有误吸的风险 （3）氧流量应 ≥ 6 L/min，防止 CO_2 重复吸入

注：本表内容参考《成人慢性肺部疾病家庭氧疗上海专家共识》

4.长期氧疗的流程（图 4-14）

5.长期氧疗的注意事项

（1）合理选择氧疗时间：长期氧疗每日应给予 15 h 以上的氧气吸入，夜间持续给氧。

（2）正确调节氧流量：对于 II 型呼吸衰竭老年人，一般给予低浓度、低流量（1～2 L/min）持续吸氧。

（3）氧气湿化：湿化瓶内加入蒸馏水或冷开水，切勿使用自来水、茶水、矿泉水等。水量加至湿化瓶的 1/2～2/3。瓶内的水每日更换。

（4）注意安全，防止意外：氧气瓶或制氧机使用注意事项见表 4-18。

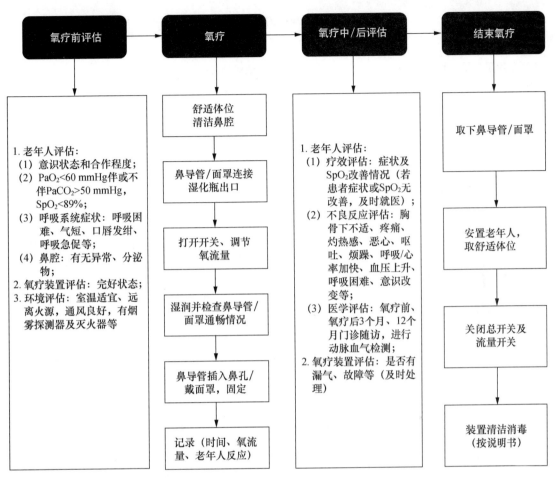

图 4-14 长期氧疗流程

（四）呼吸康复技术

呼吸康复技术是通过一系列的康复措施和技术，旨在帮助有慢性呼吸系统疾病的老年人恢复和改善呼吸功能的过程。呼吸康复技术包括不依赖设备的运动训练、手法排痰、主动循环呼吸技术等。呼吸康复对 CRD 患者是一种非常有效的治疗方法，是 CRD 长期管理的核心组成部分，它是基于全面患者评估的为患者量身定制的综合干预措施，包括但不局限于运动训练、患者教育和行为改变，旨在改善 CRD 患者的身心状况，促进其对增进健康行为的长期依从性。呼吸康复能够提高运动能力、减轻呼吸困难症状、提高与健康相关的生活质量和减少住院率。本节将从呼吸康复的适应证和禁忌证、运动训练等方面介绍呼吸康复技术。

1. 呼吸康复的适应证和禁忌证（表 4-19）

表 4-19　呼吸康复的适应证和禁忌证

适应证	禁忌证
主要适用于常见的 CRD	**绝对禁忌证**
慢性阻塞性肺疾病	不稳定型心绞痛或心律失常
支气管哮喘	不稳定的骨折
支气管扩张症	对他人构成危险且无隔离设施的传染病
间质性肺疾病	有自我伤害或伤害他人风险的不稳定的精神疾病
阻塞性睡眠呼吸暂停综合征	**相对禁忌证**
肺癌	严重的认知障碍
肺移植，肺减容手术	进行性神经肌肉疾病
由于其他的一些呼吸相关疾病导致的慢性呼吸道症状或者类似综合征	无法纠正的重度贫血
	缺乏动力
急性呼吸窘迫综合征	严重衰弱相关的疲劳（例如，与晚年充血性心力衰竭或化疗等有关）
肺动脉高压	
职业或环境相关肺部疾病	无法改善的严重视力障碍
脊椎畸形	预期寿命短（例如＜6 个月）
胸部、上腹部外科手术前后	
选择性神经肌肉疾病	
脑卒中	

注：本表引自《中国慢性呼吸道疾病呼吸康复管理指南（2021 年）》

2. 运动训练的概念　运动训练是一种系统性的、有计划的体育活动，旨在通过不断的锻炼和训练来提高身体素质和运动能力。它可以包括各种运动项目和训练方法，以帮助个体达到其运动目标，并改善身体的健康和功能。规律的运动训练是呼吸康复的核心内容，有氧运动和抗阻运动是呼吸康复中最常见的运动方式。有氧训练又称耐力训练，指机体动用全身大肌群，按照一定的负荷，维持长时间运动能力，常见的有氧运动包括快走、慢跑、游泳、打球等；阻抗训练又称力量训练，是指通过克服一定量的负荷来训练局部肌肉群的一种运动方式。阻抗训练方式通常包括器械训练和徒手训练，器械训练主要包括哑铃、弹力带、各种阻抗训练器械，徒手训练采用抗自身重力方式如深蹲、俯卧撑等。

3. 运动训练处方　运动训练处方是指根据个体的健康状况、身体能力和目标制订的运动训练方案，包括运动类型、强度、频率、时间和其他相关指导，以帮助个体达到身体健康和运动目标。运动训练处方应根据 CRD 的老年人个体情况不同做出适当调整，同时需要考虑患者的通气能力、心血管系统和肌肉系统异常等不同情况，但调整原则和健康个体是基本相同的。推荐的 CRD 老年人运动训练处方如表 4-20 所示。

表 4-20 CRD 老年人有氧和抗阻运动训练的运动处方建议

类型	频率	强度	持续时间或频率	方式	注意事项
有氧训练	每周 3～5 天	30%～40% 的峰值负荷	每次 20～60 分钟，持续 4～12 周	步行（主要）/恒定功率自行车（替代选择）	有氧训练过程中指脉血氧饱和度（SpO_2）SpO_2 应始终 ≥ 88%，如果运动中 SpO_2 < 88% 或下降超过 4%，应停止训练，并补充氧疗
抗阻训练	每周 2～3 天或隔天 1 次	40%～50% 的一次负荷量最大重复次数（1RM）	10～15 次/组，1～4 组	哑铃/弹力带	抗阻运动训练应避免屏气

注：
（1）峰值负荷可通过最大心率进行估算，峰值负荷＝220－年龄
（2）RM：能够重复试举一定次数的最大力量。例如 1RM 是能够重复试举 1 次的最大力量；2RM 是能够重复试举 2 次的最大力量。RM 可通过 RM 计算器（http://mp.jiroukong.com/wxfw/tool/rm.html）进行计算
（3）本表参考《中国慢性呼吸道疾病呼吸康复管理指南（2021 年）》和《肺康复运动处方指南解读（ATS/ERS、BTS、ACSM 及 AACVPR）》

（五）窒息时促进呼吸的技术

当呼吸道被异物/液体状物体部分或完全堵塞时，会发生窒息。异物卡喉及液体状物体堵塞引起的窒息是老年人生活中常见的意外，一旦发生，会导致老年人无法正常呼吸，如不能及时、正确处理，会直接危及生命。老年人由于年龄和疾病等因素影响，其吞咽功能和咳嗽功能减弱，在进食说话、咀嚼不完全、吞咽过快等情况下易引起食物卡在咽喉部，或者其义齿或牙托不慎误入呼吸道或者液体状物体无法正常咳出而阻塞呼吸道，导致窒息的发生。本节将重点介绍窒息的判断和急救两方面的内容。

1. 窒息的概念 窒息（asphyxia）指人体在呼吸过程中由于某种原因导致呼吸道受阻或异常，所产生的全身各器官组织缺氧、二氧化碳潴留而引起的组织细胞代谢障碍、功能紊乱和形态结构损伤的病理状态。窒息是老年人常见的一种危及生命的急症，当人体内严重缺氧时，器官和组织会因为缺氧而广泛损伤、坏死，尤其是大脑。

2. 窒息的判断 早发现、早识别是呼吸道异物阻塞抢救成功的关键。通过老年人呼吸道异物阻塞的特殊表现及不同程度呼吸道异物阻塞的常见表现进行初步判断。

（1）特殊表现：突发的呼吸窘迫、面部表情痛苦、拇指和其余四指呈"V"字形贴在脖子上。

（2）不同程度呼吸道异物阻塞表现

1）轻度窒息：轻微或剧烈咳嗽、能说话或大声呼叫、面色苍白、吸气时听到气流

冲击异物的喘鸣音，但仍能呼吸。

2）严重窒息：不能咳嗽、无法说话或呼叫、面色青紫、不能呼吸，很快由于缺氧而失去知觉。

3. 窒息的急救流程　一旦发现并通过上述表现确定为气道异物引起的窒息，应尽快呼叫、拨打急救电话，同时以海姆利希手法进行现场异物排出。海姆利希手法是通过冲击腹部、背部及膈下软组织，产生向上的压力，压迫肺组织，驱使肺内气体快速向上冲出，驱除气道内异物。其急救流程如图 4-15 所示。

（1）快速评估（表 4-21）

表 4-21　窒息评估单

评估项目	具体内容
病史	1. 异物：＿＿＿＿＿＿＿＿＿＿＿＿＿＿＿（请列出具体名称） 2. 大小：＿＿＿＿＿cm 或类似大小的物体名称：＿＿＿＿＿ 3. 窒息时间：＿＿＿时＿＿＿分
体格检查	1. 意识：□清晰　　□不清 2. 面部颜色：□苍白　　□青紫 3. 咳嗽：□轻微　　□剧烈　　□不能咳嗽 4. 呼吸：□能呼吸　　□不能呼吸　　□呼吸困难 5. 说话：□能说话　　□不能说话

（2）急救处理：窒息的急救处理重点在于清除呼吸道的异物/液体状物体等，具体流程见图 4-15。

Ⅰ. 液体状物体（如咯血、呕血等）堵塞呼吸道时：应尽快采用稳定侧卧体位（也称为复原卧位）进行体位引流。对于意识清醒的老年人，应指导其咳嗽并配合体位引流。

Ⅱ. 异物卡在喉部时：有义齿者应首先除去其义齿。抢救者将一手中指从嘴角伸入，使掌心朝向嘴部，沿侧颊伸向喉部，宜用手指呈钩状将卡在喉部的异物勾出，或用镊子把异物夹出。可反复操作，直到解除呼吸道堵塞。注意小心操作，勿将异物捅到咽喉深部或使其进入气管。

Ⅲ. 异物坠入气管：应嘱老年伤者取头低臀高位并用力咳嗽，抢救者可用手在背部中央反复拍击，利用重力、震荡及气体的冲击作用，使气管异物排出。

Ⅳ. 清醒老人实施自救腹部冲击法：①一手握拳置于腹部正中、脐上两指处，另一手紧握该拳；②双手快速、用力向内、向上冲击 5 次；③有节奏地反复操作，直至异物排出。在现场也可利用桌边、椅背和栏杆等处进行冲击。

Ⅴ. 清醒老人实施他人互救腹部冲击法：①站立，救护人应站于老年伤者背后，双手环绕老年伤者腰部；②救护员一手握空心拳，另一手握紧此拳置于腹部正中、脐上

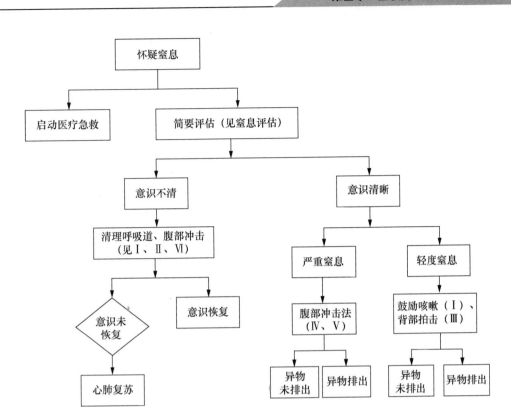

图 4-15　窒息时的急救流程

两指处，进行双手快速、用力向内、向上冲击 5 次；③有节奏地反复操作，直至异物排出。注意冲击时应避免触及剑突，引起剑突骨折。如果老年人肥胖，可实施他人互救胸部冲击法，冲击位置在胸骨中下段，具体冲击方法同他人互救腹部冲击法。

Ⅵ. 意识不清老人实施他人腹部冲击法：①应取仰卧位，开放气道；②抢救者骑跨于大腿两侧，两手掌根重叠，置于腹部正中脐上两横指；③连续向内、向上冲击 5 次；④检查口腔有无异物，如有，用示指勾出异物，如无，则反复操作直至异物排出。如果异物去除，阻塞缓解，但呼吸、心搏已停止，应立即进行心肺复苏抢救。

三、胰岛素注射技术

糖尿病是由遗传和环境因素共同作用而引起的一组以慢性高血糖为特征的代谢性疾病。因胰岛素分泌和（或）作用缺陷导致糖类、蛋白质、脂肪、水和电解质等代谢紊乱。随着病程延长，可出现眼、肾、神经、心脏、血管等多系统损害。重症或应激时还可发生酮症酸中毒、高渗高血糖综合征等急性代谢紊乱。

随着社会经济、生活方式改变以及人口老龄化的发展，全球老年糖尿病患者数量快速增长，2017 年全球老年糖尿病病人数量达到了 1.23 亿（占比 18.8%），2019 年上升至 1.36 亿（占比 19.3%），预计到 2030 年，该数字将达到 1.95 亿。与全球相比，我国老年糖尿病患病率增长形势更为严峻，2019 年我国老年糖尿病患者人数约为 3550 万（国内占比 30.49%），居世界首位，占全球老年糖尿病患者人数的 1/4。

胰岛素是最有效的降糖药物之一，尤其当患者胰岛功能逐渐衰退、口服降糖药治疗效果不佳或使用禁忌时，进行外源性胰岛素补充治疗是非常必要的手段。随着越来越多的注射药物和注射装置应用于糖尿病的治疗，如何指导老年人掌握正确的注射技术，获得最佳治疗效果，是目前亟待解决的问题。本节将重点介绍常见胰岛素制剂类型、胰岛素注射笔、胰岛素笔针头以及胰岛素注射方法等内容。

（一）常见胰岛素制剂类型

根据药动学的特点，胰岛素制剂可被分为超短效（速效）胰岛素类似物、短效（常规）胰岛素、中效胰岛素、长效胰岛素制剂（包括长效胰岛素和长效胰岛素类似物）和预混胰岛素制剂（包括预混胰岛素和预混胰岛素类似物），具体见表 4-22。

表 4-22 常见胰岛素制剂

作用特点	胰岛素类型	通用名（商品名）	备注
超短效（速效）	胰岛素类似物	门冬胰岛素注射液（诺和锐） 赖脯胰岛素（优泌乐） 赖脯胰岛素（速秀霖） 谷赖胰岛素（艾倍得）	超短效（速效）胰岛素类似物的吸收速率不受注射部位的影响，可在任何注射部位皮下注射
短效	1. 动物源胰岛素	胰岛素注射液（万苏林 R）	短效胰岛素在腹部皮下的吸收速度较快，因此其注射部位首选腹部
	2. 基因重组人胰岛素	生物合成人胰岛素（诺和灵 R） 重组人胰岛素注射液（优思灵 R） 基因重组人胰岛素（优泌林 R） 重组人胰岛素注射液（重和林 R） 常规重组人胰岛素注射液（甘舒霖 R）	
中效	1. 动物源胰岛素	低精蛋白锌胰岛素注射液（万苏林） 低精蛋白生物合成（重组）人胰岛素（诺和灵 N）	1. 考虑到低血糖的风险，必须严格避免中效胰岛素的肌内注射
	2. 人胰岛素	精蛋白锌重组人胰岛素（优泌林 N） 低精蛋白重组人胰岛素注射液（甘舒霖 N） 精蛋白重组人胰岛素注射液（优思灵 N）	2. 为降低夜间低血糖风险，单独使用中效胰岛素应尽量在睡前给药，避免在晚餐时给药
长效	1. 动物源胰岛素注射液 2. 胰岛素类似物	精蛋白锌胰岛素注射液 甘精胰岛素（来得时） 甘精胰岛素（长秀霖） 地特胰岛素（诺和平）	1. 考虑到低血糖的风险，必须严格避免长效胰岛素的肌内注射 2. 对于接受长效胰岛素皮下注射后进行运动的患者，必须给予低血糖警告

（续表）

作用特点	胰岛素类型	通用名（商品名）	备注
			3.患者可在任一常见注射部位注射长效胰岛素类似物，并采用适当的技术防止肌内注射以避免严重低血糖
预混	1.动物源胰岛素	精蛋白锌胰岛素注射液（30R）（万苏林30R）	1.早餐前注射常规的预混胰岛素制剂时，首选注射部位是腹部皮下，以加快常规（短效）胰岛素的吸收，便于控制早餐后血糖波动 2.晚餐前注射预混胰岛素制剂时，首选注射部位是臀部或大腿皮下，以延缓中效胰岛素的吸收，减少夜间低血糖的发生
	2.人胰岛素	重组人胰岛素预混（诺和灵30R、诺和灵50R） 预混精蛋白锌重组人胰岛素（优泌林70/30） 精蛋白重组人胰岛素注射液（预混30/70）（重和林M30） 30/70混合重组人胰岛素注射液（甘舒霖30R） 50/50混合重组人胰岛素注射液（甘舒霖50R） 精蛋白重组人胰岛素注射液30/70（优思灵30R） 精蛋白重组人胰岛素注射液50/50（优思灵50R）	
	3.胰岛素类似物	门冬胰岛素30（诺和锐30） 预混精蛋白锌重组赖脯胰岛素（25）（优泌乐25） 预混精蛋白锌重组赖脯胰岛素（50）（优泌乐50）	

注：本表引自《中国糖尿病药物注射技术指南（2016年）》

（二）胰岛素注射笔

常用的胰岛素药物注射装置包括胰岛素注射笔、胰岛素专用注射器、胰岛素泵和无针注射器，这里将重点介绍胰岛素注射笔。胰岛素注射笔可分为胰岛素预充注射笔和笔芯可更换的胰岛素注射笔。胰岛素预充注射笔是一种预充 3 ml（含 300 U）胰岛素的一次性注射装置，无需更换笔芯，用完后废弃。笔芯可更换胰岛素注射笔由注射笔和笔芯构成，笔芯中的胰岛素一旦用完，需要更换新的笔芯，而注射笔可重复使用。但目前同一品牌的胰岛素注射笔只能与同一品牌的胰岛素搭配，其使用方法也存在一定差异。在指导老年人正确使用注射笔时，应严格按照所使用注射笔的说明书进行操作。

（三）胰岛素笔针头

糖尿病药物注射的目标是将药物可靠地输送至皮下组织内，确保无漏液、无不适。选择合适的针头长度是关键，常见的胰岛素笔针头包括 4 mm、5 mm、6 mm 和 8 mm 针头。选择胰岛素笔针头时，应结合老年人的体型、胰岛素类型和生理特点进行选择。在使用胰岛素笔针头时，应注意以下原则。

1. 注射时应避免按压皮肤出现凹陷，以防止针头刺入过深而到达肌肉组织。

2. 4 mm 针头应垂直刺入皮肤，进入皮下组织，肌内（或皮内）注射风险极小，是最安全的注射笔用针头，不分年龄、性别和体重指数（BMI）。不论是否捏皮，4 mm 针头都应垂直进针。因为手抖或其他障碍无法握住 4 mm 针头胰岛素笔的老年人，可能需要使用更长的针头。

3. 在四肢或脂肪较少的腹部注射时，为防止肌内注射，使用 4 mm 和 5 mm 针头时可捏皮注射。

4. 使用 6 mm 针头时，可采用捏皮或 45° 注射；对于偏瘦的老年人均应捏皮；对于肥胖老年人，通常无需捏皮。但使用 6 mm 及以上的针头在上臂注射，必须捏皮，这需要他人协助完成注射。

5. 如果仅有 8 mm 针头供老年人使用（如目前使用注射器的老年人），则应捏皮并以 45° 注射。另外，可选择使用针头缩短器，或选择在臀部注射。

（四）胰岛素注射评估和观察要点（表 4-23）

表 4-23　胰岛素注射评估单

一般资料
（1）意识与配合：□神清　　　□意识模糊 / 嗜睡 / 昏睡 / 谵妄
（2）病情：□平稳　　　□不稳定
（3）合作程度：□合作　　　□不合作
注射部位局部状况
（1）注射部位皮肤：完好□　　　破损□
（2）注射部位皮下组织状况：正常□　　　红斑□　　　破溃□　　　肿胀□　　　皮疹□　　　硬结□

（五）操作要点

1. 检查笔芯中药液的性状、有无结晶、絮状物，并在有效期之内。

2. 安装笔芯和针头，针头应为一次性的。

3. 将笔垂直竖起，将计量选择旋钮旋至"1"后再推至"0"位，排出一滴药，如使用预混胰岛素，应上下颠倒数次，使药液混匀。

4. 选择部位，消毒，注射，拔针（同传统注射器法）。

5. 注射完毕后，套上内针帽，旋下针头，将针头丢弃，戴回笔帽。

（六）注意事项

1. 注射前，为保证药液通畅并消除针头死腔，可按厂家说明书推按注射笔按钮，确保至少一滴药液挂在针尖上。

2. 为了防止传染性疾病的传播，不能共用胰岛素笔、笔芯及药瓶，专人专笔。

3. 若家中同时有 2 名及以上老年人使用胰岛素注射笔，胰岛素注射笔、笔芯及药瓶应标明老年人的姓名。

4. 为防止空气或其他污染物进入笔芯和药液渗漏，影响剂量准确性，注射笔的针头在使用后应废弃，不得留在注射笔上。

5. 在完全按下拇指按钮后，应在拔出针头前至少停留 10 s，从而确保药物全部被注入体内，同时防止药液渗漏。剂量较大时，有必要超过 10 s。

6. 注射笔用针头垂直完全刺入皮肤后，才能触碰拇指按钮。之后，应当沿注射笔轴心按压拇指按钮，不能倾斜按压。

7. 未使用的笔芯应保存在 2～8℃的冰箱内。使用中的笔芯无须冷藏，但应防止阳光直接照射及剧冷剧热。在乘飞机或火车等长途旅行时，笔芯应随身携带，而不要放在旅行袋等行李中，更不能放在托运的行李中，因为飞机的托运温度常在冷冻点以下；也可放在胰岛素笔芯冷藏包中。

四、心功能障碍康复技术

心力衰竭（简称心衰）是各种原因导致心脏结构和（或）功能异常，导致心室射血和（或）充盈功能障碍，从而引起以疲乏无力、呼吸困难和液体潴留（肺淤血、体循环淤血及外周水肿）为主要表现的一组复杂临床综合征。慢性心衰是指持续存在的心衰状态，可稳定、恶化或出现失代偿。随着社会经济的发展、人口老龄化及城镇化进程的加速，我国心衰患病率和发病率均明显增加。35 岁及以上人群心衰患病率为1.38%，60～79 岁为 3.09%，80 岁及以上这一比例达到 7.55%。60～79 岁人群心衰发病率达 720/100 000 人年，80 岁及以上则达 1655/100 000 人年。作为一种非药物干预方式，心脏功能康复对改善慢性心衰老年人的心肺功能，提高其运动耐量、生活质量，改善预后具有重要意义。本节将重点介绍慢性心衰稳定期老年人居家心脏康复的核心内容和运动康复。

（一）慢性心衰心脏康复

1. 心脏康复的概念 世界卫生组织（WHO）对心脏康复的定义：确保心脏病患者获得最佳的体力、精神、社会功能的所有方法的总和，以便患者通过自己的努力在社会上尽可能恢复正常的功能，过主动的生活。心脏康复内容：医学评估、运动训练、心理咨询、营养咨询、教育及危险因素控制等方面的综合医疗。

2. 慢性心衰心脏康复的核心内容　慢性心衰的心脏康复包括系统评估、药物处方、运动处方、营养处方、心理处方和危险因素控制（包括戒烟处方），以及为提高患者治疗依从性和自我管理能力的患者教育（表 4-24）。

表 4-24　慢性心衰心脏康复的核心内容

内容	建议
评估	生命体征、血流动力学状态（肺淤血、外周水肿体征）、肌力和肌肉耐力、运动能力峰值（6 min 步行试验：见附表一）
体力活动	至少 30 min/d 的中等强度体力活动，逐步增加至 60 min/d
运动训练	见慢性心衰老年人的运动康复
饮食 / 营养	制订特定的营养处方（参考 2014 年心血管疾病营养处方专家共识） 液体入量：低于 1.5 L/d（或在炎热的天气中 2 L） 钠摄入：每天食盐不超过 3 g，包括味精、防腐剂、酱菜、调味品中的食盐。对于严重的心力衰竭，通常应考虑严格限制钠摄入，钠摄入量 < 2 g/d（应限制含钠量高的食品如腌制或熏制食品、香肠、罐头食品、海产品、苏打饼干等）
体重管理	体重监测：慢性心衰老年人应每天同一时间（宜在晨起排尿后、早餐前）、着同类服装、用同一体重计自测体重。24 h 体重增加 > 1.5 kg 或者 2 天体重增加 > 2.0 kg 表明液体潴留正在加重。准确记录 24 h 液体出入量 减轻体重：保持健康体重，BMI 在 18.5 ~ 24.0 kg/m^2；在中度-重度心力衰竭中，并不建议患者减轻体重

注：
（1）本表参考《慢性心力衰竭心脏康复中国专家共识（2020 年）》《心血管疾病营养处方专家共识（2014 年）》和《内科护理学》（第 6 版，人民卫生出版社）
（2）BMI：体重指数；BMI ＝体重（kg）/ 身高^2（m^2）

（二）慢性心衰老年人的运动康复

1. 运动康复的概念　运动康复，也称运动训练，是一种系统性的、有计划的体育活动，旨在通过不断的锻炼和训练来提高身体素质和运动能力。它可以包括各种运动项目和训练方法，以帮助个体达到其运动目标，并改善身体的健康和功能。运动康复是心脏康复的基石和核心，因此，心脏康复也被称为以运动为核心的心脏康复。

2. 运动康复的适应证和禁忌证（表 4-25）

3. 慢性心衰运动康复危险分层　采用纽约心脏协会危险分层标准，危险分层结果有助于对慢性心衰患者运动中监管、心电及血压监护的要求等进行决策支持，见表 4-26。

表 4-25　慢性心衰运动康复的适应证和禁忌证

适应证	禁忌证
纽约心脏协会（NYHA）心功能Ⅰ～Ⅲ级（见附表二）、生命体征平稳的慢性心衰患者建议运动康复	**绝对禁忌证** 急性冠状动脉综合征早期（2 d 内） 恶性心律失常 急性心衰（血流动力学不稳定） 静息血压＞ 200/110 mmHg 高度房室传导阻滞 急性心肌炎、心包炎或心内膜炎 有症状的主动脉瓣重度狭窄 严重的肥厚型梗阻性心肌病 急性全身性疾病 心内血栓 近 3 ～ 5 d 静息状态进行性呼吸困难加重或运动耐力减退 低功率运动负荷出现严重的心肌缺血（＜ 2 代谢当量，或＜ 50 W） 糖尿病血糖未控制理想 急性栓塞 血栓性静脉炎 新发心房颤动或心房扑动 **相对禁忌证** 过去 1 ～ 3 d 内体重增加＞ 1.8 kg 正接受间断或持续的多巴酚丁胺治疗 运动时收缩压降低 NYHA 心功能Ⅳ级 休息或劳力时出现复杂性室性心律失常 仰卧位时静息心率≥ 100 次 / 分 合并有运动受限的疾病

注：本表引自《慢性心力衰竭心脏康复中国专家共识（2020 年）》

表 4-26　纽约心脏协会危险分层标准

危险级别	NYHA 心功能分级	运动能力	基础疾病及临床特征	监管、心电及血压监护
A	Ⅰ	＞ 6 METs	无心脏病史，无症状	无需监管及 ECG、血压监护
B	Ⅰ 或 Ⅱ	＞ 6 METs	有基础心脏病，无心力衰竭症状，静息状态或运动试验≤ 6 METs 时无心肌缺血或心绞痛，运动试验时收缩压适度升高，静息或运动时未出现持续性或非持续性室性心动过速，具有自我监测运动强度的能力	只需在运动初期监管及 ECG、血压监护
C	Ⅲ 或 Ⅳ	＜ 6 METs	有基础心脏病，运动负荷＜ 6 METs 时发生心绞痛或缺血性 ST 段压低，收缩压运动时低于静息状态，运动时非持续性室性心动过速，有心脏骤停史，有可能危及生命	整个运动过程需医疗监督指导和 ECG 及血压监护，直至确定安全性

（续表）

危险级别	NYHA 心功能分级	运动能力	基础疾病及临床特征	监管、心电及血压监护
D	Ⅳ	＜ 6 METs	严重基础心脏病，失代偿心力衰竭，未控制的心律失常，可因运动而加剧病情	不推荐以增强适应为目的的活动，应重点恢复到 C 级或更高级，日常活动须根据患者评估情况由医师确定

注：本表引自《慢性心力衰竭心脏康复中国专家共识（2020 年）》；METs ＝任务的代谢当量，衡量与保持静止状态相比消耗了多少能量；ECG：心电图

4. 运动康复内容　运动种类以改善心肺功能的有氧运动为主，辅助抗阻运动、柔韧性运动、平衡运动及呼吸肌训练，柔韧性运动可以作为热身和整理运动。本节重点介绍有氧运动和抗阻运动，其具体内容见表 4-27。

表 4-27　慢性心衰运动康复内容

运动类型	种类	强度	时间和频率	运动进度	注意事项
有氧运动	步行、跑台、功率车等，也可以结合自身的条件，选择太极拳、八段锦、舞蹈、体操等	（1）以心率为标准：推荐以心率储备法，运动靶心率＝ $n\%$（最大运动心率－静息心率）＋静息心率（2）按照 Borg 自感劳累分级（见附表三）：推荐自主疲劳指数 12 ～ 14 级（6 ～ 20 级表）或 5 ～ 6 级（10 级表）	（1）目标水平为：20 ～ 60 分 / 次，≥ 5 次 / 周（2）对于最初运动耐量极差的患者，开始可用间歇性运动代替持续性运动，例如将一次连续 30 min 的运动分解为 3 或 4 次的单独运动（3）经过几周后，随每次运动时间延长，休息时间相应缩短，直至可完成连续的 30 min 运动。应逐渐增至目标水平（4）运动时间中须包括 5 ～ 10 min 的热身和整理运动	（1）通常经过 6 ～ 8 周的运动，运动耐力等有所改善。可考虑逐渐增加运动强度和运动（2）一般情况下，每 4 周复测运动试验，根据运动试验的结果调整运动处方，直至完成 36 次运动治疗，以后半年或 1 年复测运动试验调整	（1）应认真评估，运动中注意热身与整理阶段，高度重视患者运动中不适主诉及症状、体征的变化，做好应急预案（2）应学会识别高危患者，危险分层为 C、D 级患者要求运动时佩戴心率监测设备，必要时佩戴血氧饱和度监测设备，以保证运动治疗的有效和安全（3）应正确处理糖尿病患者运动与药物相互作用的关系，运动时间应避开降糖药物血药浓度达到高峰的时间，在运动前、中或后，可适当增加饮食，避免出现低血糖

（续表）

运动类型	种类	强度	时间和频率	运动进度	注意事项
抗阻运动	等张训练、等长训练和等速训练。抗阻运动方式多样，可采用克服自身体质量训练，或借助于使用各种设备，包括自由举重/哑铃、踝部重量袋、弹力带、滑轮或力量训练机	（1）慢性心衰早期：可以采用小哑铃、弹力带等简单器具或抬腿等克服自身体质量训练（心率增加＜20次/分，自主疲劳指数＜12）（2）病情稳定后通常在数周至数月内，逐渐增加抗阻运动训练强度，上肢从40%～70% 1-RM，下肢从50%～70% 1-RM，分别重复8～15次，自主疲劳指数＜15，并须确保每次训练的正确实施，以避免肌肉骨骼伤害的可能性	（1）频率：每周应对每个肌群训练2～3次，同一肌群练习时间应间隔至少48 h（2）持续时间：上肢肌群、核心肌群（包括胸部、肩部、上背部、下背部、腹部和臀部肌群）和下肢肌群可在不同日期交替训练；每次训练8～10个肌群，目标为每个肌群每次训练1～3组，从1组开始循序渐进，每组10～15次，组间休息2～3 min	当患者每个肌肉群能够轻松完成3组训练并每组重复10～15次，重量可增加约5%，重复次数从一组开始，每组次数10～15次，最终增加到70% 1-RM，重复10～15次。老年心衰患者可增加每组重复次数（如15～25次/组），减小训练强度	（1）注意调整呼吸模式，运动时避免Valsalva动作（2）抗阻运动前、后应做充分的准备活动及整理活动（3）运动时保持正确姿势，抗阻训练不应引起明显的肌肉疼痛（4）若患者出现症状，如头晕、心悸或呼吸急促等，应停止运动（5）在抗阻运动期间，因心率和收缩压上升，可致每搏输出量的轻微变化和心输出量的适度增加。因此对抗阻运动可能存在风险的慢性心衰患者，应从低强度开始，并监测血压和心率

注：
（1）本表参考《慢性心力衰竭心脏康复中国专家共识（2020年）》
（2）*n* 从 40 开始，逐渐增加到 80
（3）RM：能够重复试举一定次数的最大力量
（4）Valsalva 动作：用力深吸气，屏住呼吸（约保持 10 s），用力呼气

附表一

6 min 步行距离（6 MWD）结果判定

6 MWD	运动风险分层
＞450 m	低危
300～450 m	中危
＜300 m	高危
＜150 m	极高危

附表二

纽约心脏协会（NYHA）的心功能分级

NYHA	定义	日常活动限制
Ⅰ	一般的体力活动不引起乏力、呼吸困难等心衰症状	不受限
Ⅱ	一般的体力活动引起上述症状，休息后很快缓解	轻度受限
Ⅲ	休息时无症状；低于平时一般活动量时即可引起上述症状，休息较长时间后症状方可缓解	明显受限
Ⅳ	休息时亦有心衰症状；稍有体力活动后症状即加重。如无须静脉给药，可在室内或床边活动者为Ⅳa级，不能下床并需要静脉给药支持者为Ⅳb级	任何体力活动均会引起不适

附表三

Borg 自感劳累分级表

10 级表法		20 级表法	
自主疲劳指数级别	疲劳感觉	自主疲劳指数级别	疲劳感觉
0	没有	6	
0.5	非常轻	7	非常轻
1	很轻	8	
2	轻	9	很轻
3	中度	10	
4	稍微累	11	轻
5	累	12	
6		13	稍微累
7	很累	14	
8		15	累
9	非常累	16	
10	最累	17	很累
		18	
		19	非常累
		20	

五、肢体功能障碍康复技术

肢体功能障碍是指某处肢体或连带性肢体，不受意识支配运动，或受意识支配也不能完全控制运动的一种功能障碍。早期的康复护理指导和肢体功能锻炼能够帮助老年人避免肢体功能障碍的发展，促进肢体功能的康复。以下主要介绍居家或社区老年人肢体功能障碍的康复技术。

（一）良肢位的摆放

1. 概念　良肢位是为了保持肢体的良好功能而摆放的一种体位或姿势，是从治疗、护理的角度出发而设计的一种临时性体位。

2. 作用及适用范围　防止和对抗痉挛姿势，保护肢体、关节及肌肉的功能，降低并发症的发生率。良肢位的摆放适用于肌力在Ⅲ级以下以及长期卧床的老年人。

（1）患侧卧位：患侧在下，健侧在上，头部垫软枕，患侧肩部前伸，上肢伸展，掌心朝上，健侧上肢放松置于躯干上，患侧下肢轻度屈曲置于床上，健侧下肢屈曲向前置于软枕上（图4-16）。

（2）健侧卧位：患侧在上，健侧在下，头部垫软枕，患侧肩部前伸，上肢前伸置于软枕上，肘伸直，掌心向下，健侧上肢自然放置，患侧下肢向前微屈置于软枕上，避免足部悬空，健侧下肢大腿伸直，小腿自然微屈（图4-17）。

（3）仰卧位：头部垫软枕，患侧肩部和上肢垫长枕，避免悬空，肘与腕均伸直，掌心向上，患侧髋部、臀部下方垫软枕，大腿外侧可放软枕，防止下肢外展、外旋，膝下垫软枕，保持微屈（图4-18）。

仰卧位容易诱发伸肌痉挛，因此不宜长时间采用，该体位主要作为体位转换时的过渡体位。

（4）床上坐位：老年人用健康一侧上肢支撑，缓慢坐起。身后可垫多个软枕，保持躯干端正、背部伸直，大腿与躯干尽量呈90°，双上肢抬高置于软枕上，为避免膝关节的过度伸展，可以在膝下垫一小垫。防止半卧位，若背部无支撑，则应避免床上坐位（图4-19）。

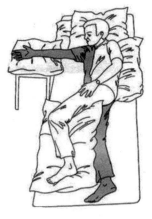

图 4-16　患侧卧位

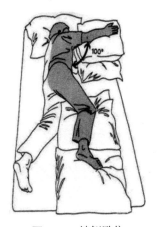

图 4-17　健侧卧位

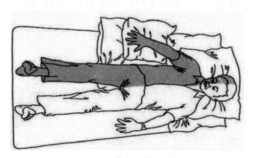

图 4-18　仰卧位

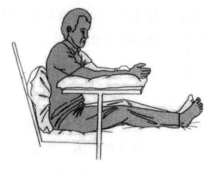

图 4-19　床上坐位

（二）体位的转换

1.从仰卧位到患侧卧位　健侧上肢带动患侧上肢（双手十指交叉相握）上举约90°，健侧下肢屈膝屈髋，用力蹬床、带动骨盆，使身体转向患侧，同时头转向患侧，利用健侧肢体调整姿势至患侧卧位。

2.从仰卧位到健侧卧位　健侧下肢放在患侧下肢下方，健侧上肢带动患侧上肢（双手十指交叉相握）上举约90°，用力左右摆动，健侧下肢用力托起患侧下肢，利用上肢的惯性以及健侧下肢使身体转向健侧，同时头转向健侧，调整姿势至健侧卧位。

3.从健/患侧卧位坐起　健侧下肢置于患侧下肢下方，将患侧下肢移动到床边垂下，此时双下肢均垂于床边，健侧上肢扶床、撑起身体坐起。

（三）功能位的摆放

1.概念　功能位是能够使肢体发挥最大功能的位置，也就是肢体处在最有用的功能位置。

2.作用及适用范围　保护肢体、关节及肌肉的功能，防止肢体形成异常姿势。功能位的摆放适用于肌肉、关节功能尚未恢复以及长期卧床的老年人。

（1）肩关节：肩关节功能位为外展约60°，前屈约45°，内旋约15°（图4-20）。

（2）肘关节：肘关节功能位为屈曲90°，即屈肘使前臂和上臂呈90°（图4-21）。

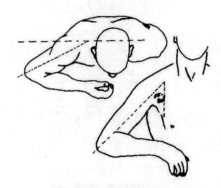

图 4-20　肩关节功能位

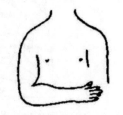

图 4-21　肘关节功能位

（3）腕关节：腕关节功能位为背伸约30°（图4-22）。

（4）手：腕关节背伸约30°，拇指处于对掌位，各掌指关节和指间关节微屈曲，呈半握姿势，犹如手中握球（图4-22）。

（5）髋关节：髋关节伸直，无内、外旋，即大腿伸直处于中立位。

（6）膝关节：膝关节稍屈曲约15°，可在老年人腘窝下方垫一软枕。

（7）踝关节：保持足与小腿呈90°（图4-23）。

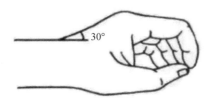

图4-22　腕关节及手的功能位

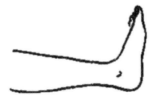

图4-23　踝关节功能位

因此，上肢功能位的摆放可在上臂下方垫一软枕，再将上臂向身体外侧展开约60°，屈肘使上臂和前臂呈90°，前臂自然放置于老年人腹部，手中可抓握球状物／筒状物，如毛巾卷。

下肢功能位的摆放，即将大腿伸直，在膝盖后方即腘窝下放置软枕，使膝盖稍屈曲，在床尾与足间放置软枕，使足与小腿呈90°，防止足下垂。

（四）被动运动

1. 概念　被动运动是指由健侧肢体或在他人辅助以及器械代替下进行的一种运动形式，即靠外力的帮助完成的运动。

2. 作用及适用范围　可缓解肌肉痉挛，恢复或维持关节活动度。被动运动适用于各种原因导致的肢体功能障碍。

3. 各关节的被动运动　被动运动的关节活动范围参考本节"全范围关节运动"的相关内容。

（1）肩关节

肩关节前屈与后伸：照护者／治疗师一手持老年人患侧肘关节，另一手持患侧腕关节，将患侧上肢向前上方缓慢抬起，依次完成肩关节的前屈与后伸，最后缓慢恢复至起始位。

肩关节外展与内收：照护者／治疗师一手持老年人患侧肘关节，另一手持患侧腕关节，将患侧上肢向远离身体的侧面方向抬高，即展翅动作，稍作停留，再由外展位置向靠近身体的侧面方向移动，即内收。

肩关节内旋和外旋：照护者／治疗师一手扶持老年人的患侧肘关节，另一手持腕关节，使老人的上臂贴着胸壁，可握拳，手心、肘窝向上，将患侧前臂向身体内侧移动，稍作停留，再将患侧前臂向身体外侧移动，稍作停留后缓慢恢复至起始位。

（2）肘关节

肘关节屈曲与伸展：老年人患侧可握拳，手心向上，照护者／治疗师一手扶住老年人患侧手腕，另一手扶住患侧肘关节上方，使患侧前臂沿肘关节向靠近老人身体一侧移动（弯胳膊），即为肘关节被动屈曲（图 4-24A），稍作停留后将患侧前臂向相反的方向活动（伸胳膊），即肘关节被动伸展（图 4-24B）。

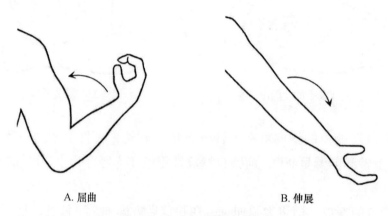

A. 屈曲　　　　　　　　　　　　　　B. 伸展

图 4-24　肘关节屈曲与伸展

前臂旋前与旋后：老年人患侧可握拳，照护者／治疗师一手扶住老年人患侧手腕，另一手扶住患侧肘关节上方，照护者／治疗师向老年人身体内侧方向旋转其手腕，使掌心向下，即前臂旋前；向老年人身体外侧方向旋转其手腕，使掌心向上，即前臂旋后（图 4-25）。

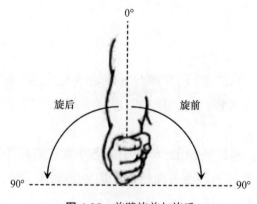

图 4-25　前臂旋前与旋后

（3）腕关节

腕关节屈曲与伸展：照护者/治疗师一手握住老年人患侧手掌，另一手握住患侧腕关节下方，保持患侧前臂不动，缓慢将手掌推向手心方向，即腕关节屈曲，稍作停留后，缓慢向手背方向背伸腕关节，稍作停留后，再缓慢回到原始位置（图4-26）。

腕关节内收与外展（尺桡偏）：照护者/治疗师一手扶握老年人患侧腕关节下方，另一手扶握手掌处，使老年人的手掌向拇指方向（桡侧）偏，稍作停留后，再向小指方向（尺侧）偏，稍作停留后缓慢回到原始位置（图4-27）。

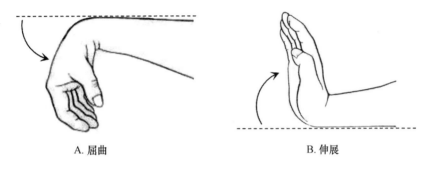

A. 屈曲　　　　　　　　　　　　　　B. 伸展

图4-26 腕关节屈曲与伸展

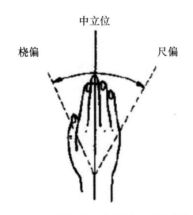

图4-27 腕关节内收外展（尺桡偏）

（4）手指被动活动

手指伸展和屈曲：照护者/治疗师一手从小鱼际握住患侧手掌，另一手覆盖患侧手四指的指尖，缓慢向下按压，最后缓慢伸展腕关节到最大范围，稍作停留后将四指屈曲（握拳）到最大限度，然后缓慢屈曲腕关节到最大限度，稍作停留后缓慢回到原始位置。

拇指的外展练习：照护者/治疗师的手握住老人患侧的拇指，使拇指充分远离其他四指。

（5）髋膝关节

髋膝关节屈曲：老年人取仰卧位，照护人员／治疗师一手托住患侧小腿近膝关节处，另一只手用手心托住患侧足跟处，双手将患侧大腿向上弯曲，使大腿前部尽量贴近老人腹部。

髋关节伸展：老年人取健侧卧位，健侧下肢屈髋屈膝以维持躯干的稳定，照护人员／治疗师立于老人身体前方，一手抓握患侧踝关节上方，另一只手抓住患侧膝关节前部，并用前臂托住患侧小腿和膝关节部位，用力向老人身后方向抬，即患侧下肢伸直后向身体后侧抬起，被动伸展髋部。

髋关节外展与内收：老人取仰卧位，照护人员／治疗师立于患侧，一手扶握患侧膝关节，以保持下肢稳定伸直，另一手握住足跟部，双手同时向身体外侧移动下肢，下肢内侧肌肉轻微紧张即可，稍作停留后双手同时向身体内侧移动下肢，下肢外侧肌肉轻微紧张即可，恢复起始位。

膝关节伸展：老年人取仰卧位，照护人员／治疗师站于老人患侧，一手握住患侧膝关节，以保持下肢可以稳定伸直，另一手握住足跟部，双手同时向正上方托起下肢，下肢后方肌肉轻微紧张即可，稍作停留后恢复起始位；或者老人取仰卧位，踝关节下方用软枕垫高，大腿肌肉放松，膝关节后侧悬空，自然下垂达到完全伸直的状态。

膝关节内旋和外旋：老年人取仰卧位，照护人员／治疗师站于老人患侧，一手扶握患侧膝关节，另一手握住足跟部，向内侧旋转老人的小腿，使老人的足部呈"内八"姿势，稍作停留后向外侧旋转老人的小腿，使老人的足部呈"外八"姿势，稍作停留后缓慢回到原始位置。

（6）踝关节

踝关节背伸与趾屈：老人仰卧位，自然放松下肢，照护人员／治疗师一只手握住患侧踝关节的上端，并向下按压以固定下肢，另一只手握住患侧足的中上部，使足尖上抬，足背向小腿前面靠拢，即勾脚的动作，稍作停留后缓慢恢复原起始位，然后使足尖缓慢下垂，足背伸直，即伸脚的动作，稍作停留后缓慢恢复原起始位。

踝关节外翻和内翻：老人仰卧位，照护人员／治疗师手法与踝关节背伸与趾屈一致，但使踝关节向身体外侧移动，稍作停留后再使踝关节向身体内侧移动，稍作停留后恢复起始位，详见图4-28。

（7）脚趾的屈、伸：照护人员／治疗师站在患侧，一手握住患侧足底，另一手握住患侧脚趾，使老人被动完成勾脚趾和伸脚趾的动作。

4. 注意事项

（1）被动活动时，将老人置于自然舒适的体位。照护人员／治疗师的一只手固定近端关节，另一只手扶握关节的远端，当关节活动到最大幅度时做短暂维持。

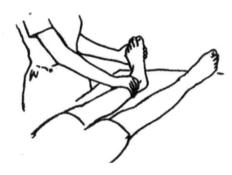

图 4-28 踝关节被动运动

（2）从健侧到患侧、从大关节到小关节逐一进行上、下肢被动运动。

（3）注意保护关节，动作要缓慢、轻柔，但有力度。

（五）主动运动

1. 概念 主动运动是指老年人在没有辅助的情况下，依靠自身的肌力完成运动，即不借助任何外力完成运动。

2. 作用及适用范围 可恢复或维持关节活动度，增强肌力，提高协调性，提高运动能力。主动运动适用于肌力在Ⅲ级及以上的老年人。

3. 各关节的主动运动

（1）上肢

肩前伸练习：老年人仰卧位，患侧上肢的肘关节略微屈曲，腕轻度伸展。鼓励老年人主动将肩部抬离床面，同时伸直肘关节。同时放松手指肌肉，避免在肩前伸练习时出现手指、手腕的屈曲。

肩外展内收练习：老年人患侧手指伸开放在额头上，鼓励老年人在患侧手指不离开额头的情况下，将其肘关节慢慢向外落下，完成后，恢复起始位。活动可从小范围开始，逐渐增大肘关节的移动距离（最大距离为 10 cm）。

肘关节练习：老年人患侧的肘关节轻微弯曲，令老年人先在此姿势维持不动，再伸直肘关节，即手慢慢落下。可逐步增加起始时肘关节弯曲的程度。

手功能训练：可先抓握一些较轻的物品，物品的重量可逐步增加以锻炼手的肌力；还可做手指的分开、合拢训练。在条件允许的情况下，使用康复训练器材进行主动训练。例如，借助手功能综合训练板，训练手的日常生活活动功能和协调性；利用手指阶梯，训练手指关节的活动度；利用分指板，训练手指分开和伸展、保持手指于正确位置。

（2）下肢

桥式运动：老年人取仰卧位，双腿屈曲，足踏床，照护人员／治疗师一手放在老年人膝盖上，另一手放在踝部，以固定老年人的患侧踝部和膝部，提高稳定性。令老年人主动缓慢地抬起臀部，在老人可耐受的范围内，尽量使大腿与躯干呈180°，维持一段时间后缓慢放下。

站起训练：老人坐位，双足平放于地上，健足在前，双肩向前移动，双腿用力，上身前挺，抬臂站起。可先练习在他人辅助下站起，然后由老年人扶栏杆或椅子等站起，最后独立站起。

站立练习：在老年人能够完成桥式运动与站起训练后，可进行站立练习，站立时要求髋关节伸直，重心在两腿之间，避免重心偏向健侧。练习时可借助康复训练器材（如平衡杠），逐渐过渡到独立完成站立。

步行训练：老人先以健侧下肢向前迈步，重心缓慢前移，再迈出患侧下肢。也可借助康复训练器材（如平衡杠）进行行走训练，训练时用手扶住平衡杠，以帮助身体负重，逐渐过渡到独立完成步行。

（六）全范围关节运动

1.概念

（1）关节活动范围：是指关节运动时所通过的运动弧或转动的角度。

（2）全范围关节运动：是指人体肢体关节在最大程度上展开运动，是根据每个关节的可活动范围来对此关节进行主动或被动地屈曲、伸展等运动。

2.作用及适用范围　维持关节活动度。全范围关节运动适用于关节功能障碍的老年人以及预防关节活动受限的健康人群。

3.注意事项　做关节活动时，应在老人可耐受的范围内尽可能完成全范围关节运动，不应引起老年人的疼痛。

4.关节活动范围（表4-28）

表4-28　关节活动范围

关节部位	动作示例	功能	正常活动范围（°）
肩关节		前屈	0～170
		后伸	0～60
		外展	0～180
		内收	0～75

（续表）

关节部位	动作示例	功能	正常活动范围（°）
		内旋	0～70
		外旋	0～90
肘关节		屈曲	0～135
		伸展	0～5
		旋前	0～90
		旋后	0～90
腕关节		屈曲	0～80
		伸展	0～70
		尺偏	0～25
		桡偏	0～30
		旋前	0～90
		旋后	0～90
髋关节		屈曲	0～125
		伸展	0～15
		内收	0～35
		外展	0～40

（续表）

关节部位	动作示例	功能	正常活动范围（°）
	旋内 旋外 0°	旋内	0～45
		旋外	0～45
膝关节	伸展 0° 屈曲	屈曲	0～130
		伸展	0
	外旋 内旋	内旋	0～15
		外旋	0～30
踝关节	内翻 外翻 旋转轴	背伸	0～20
		跖屈	0～50
	背伸 旋转轴 跖屈	内翻	0～35
		外翻	0～20
	旋转轴 内收 外展	内收	0～30
		外展	0～20

六、各种管道维护技术

（一）胃管护理

鼻胃管的管喂方法又称为鼻饲，是将导管经鼻腔插入胃内，从管内灌注流质饮食、水和药物的方法。鼻饲的主要目的是通过放置的鼻饲管供给营养丰富的流质，为老人提供足够的能量、蛋白质和微量元素，满足其对营养的需要。

【适用范围】

1. 不能进口进食的老人，如口腔疾患、上消化道肿瘤引起吞咽困难者。

2. 不能张口的老人，如破伤风患者。

3. 拒绝进食的老人。

4. 昏迷老人。

【禁忌证】

上消化道出血、食管静脉曲张或梗阻老人。

【评估和观察要点】（表 4-29）

表 4-29　胃管护理评估单

一般资料
（1）意识与配合：□神清　　　□意识模糊 / 嗜睡 / 昏睡 / 谵妄 （2）病情：□平稳　　□不稳定 （3）合作程度：□合作　　□不合作
局部功能状况
鼻饲禁忌证：□无　　□有，_____ 鼻腔情况：□正常　　□有影响插管的异常情况，_____ 义齿：□无　　□有 是否首次置管：□是 　　　　　　　　□否，上次置管时间：_____；胃管置入深度：_____cm

【操作要点】（表 4-30）

表 4-30　胃管护理操作要点

顺序		步骤
操作前		家庭环境清洁卫生，符合插管要求
		操作者洗手、戴手套、口罩
		用物准备：
		1）插管用物：一次性使用鼻饲营养包、温开水、记号笔
		2）鼻饲用物：注射器、口杯内盛温开水、鼻饲食物
		协助老人取半坐位或坐位
操作过程	插胃管	测量前额发际至胸骨剑突处，确定胃管插入长度（45 ～ 55 cm），并标记
		润滑胃管前端
		1）清醒老人：沿一侧鼻腔插入胃管，当胃管插入 10 ～ 15 cm 时（通过咽喉），嘱老人做吞咽动作，顺势向前推进胃管直至预定长度

（续表）

顺序		步骤
		2）昏迷老人：插管前在老人肩部或后颈部垫一软枕，头向后仰，将胃管从鼻腔插入，当插至会厌部时（10～15 cm），一手将老人的头部托起，使下颌靠近胸骨柄，然后插入胃管至预定长度
		胃管连接注射器抽吸，抽出胃液，确认胃管在胃内
		胃管固定于鼻翼及颊部，在插入长度处做标记
	管饲喂养	查看鼻饲管情况，包括置入长度、置入时间、是否通畅
		胃管开口端连接注射器，抽吸见有胃液抽出（确定胃管在胃内）
		注入 20 ml 温开水冲洗胃管
		将流质食物或药物缓慢注入
		食物注完后，再注入 20 ml 温开水
		嘱老人维持原卧位 20～30 min，清洁老人鼻孔、口腔
操作后		关闭胃管末端开口，妥善放置胃管
		整理用物，一次性用物按医疗垃圾处理，重复使用物品立即消毒
拔管		弯盘置于治疗巾上，盖紧胃管开口端，放入弯盘内
		除去固定胃管的胶布
		嘱老人深呼吸，在老人呼气时拔管，边拔边用纱布擦胃管，拔到咽喉处时快速拔出，以免液体滴入气管
		协助老人漱口，清洁口鼻、面部，去除胶布痕迹

【注意事项】

1. 留置胃管操作应由受过专业培训的人员进行。

2. 提供家庭留置胃管护理操作前，需签治疗协议书，由操作者告知置管及鼻饲的注意事项、可能发生的问题及应急措施。

3. 操作前注意事项

（1）插管前询问老人近期是否有鼻饲禁忌证；询问是否有义齿，有义齿者取下义齿。

（2）插管前评估鼻腔黏膜情况，若发生破损应及时给予减压，或者更换胃管到另一侧鼻腔。

（3）管饲前需确定胃管是否在胃内，并检查胃管是否通畅。

4. 操作中注意事项

（1）插管过程中，老人出现恶心可暂停片刻，嘱其做深呼吸或吞咽动作，随后迅速将管插入，以减轻不适；老人出现呛咳、呼吸困难、发绀等情况，应立即拔管；插入不畅时，嘱老人张口，检查胃管是否盘在口中。

（2）测量胃管插入长度的方法：①前额发际至胸骨剑突处；②从鼻尖经耳垂到胸骨剑突处。

（3）三种方法可以确认胃管在胃内：①胃管末端连接注射器能抽吸出胃液；②听诊器置于胃部，注射器快速向胃管内注入 10 ml 空气，听到气过水声；③胃管末端置于盛水碗中，无气泡逸出（若见大量气泡涌出，则为误入气管，应立即拔管）。

（4）鼻饲食物温度 38 ～ 40℃，每次灌注量不超过 200 ml，间隔时间不少于 2 h；新鲜果汁与奶液分别注入，防止产生凝块；药片研碎溶解后再灌入。

（5）鼻饲过程中，注意老年人的反应，出现呛咳立即停止，并再次评估胃管位置。

5. 操作后注意事项

（1）鼻饲后，取半卧位 30 min 以上。

（2）照顾者应为老年人每天进行 2 次口腔护理。

（3）灌注食物的注射器洗净放入治疗碗，用纱布盖好备用。

6. 胃管维护注意事项

（1）活动时注意避免牵拉胃管，防止脱管，定期检查胃管胶布固定情况。

（2）定期更换胃管：普通胃管每周更换，硅胶胃管每个月更换。

（3）重复使用用物每日消毒。

（二）导尿管的护理

随着人口老龄化和慢性病患者的不断增加，目前医疗机构的病床数已经不能满足社会需求，部分老人在仍有留置尿管的情况下出院。留置导尿管老人出院后常发生尿路感染、导管堵塞、导管脱落等并发症，直接影响老年人的治疗效果和生活质量。因此，有必要掌握正确的留置尿管护理技术，促进老年人健康。留置导尿是指在导尿后，将导尿管保留在膀胱内，引流出尿液的方法。

本节包含留置导尿术、会阴部清洁术和集尿袋更换术。

1. 留置导尿技术

【目的】

（1）保持会阴部干燥。

（2）减轻手术切口的张力，有助于伤口愈合。

（3）便于进行膀胱功能训练。

【适用范围】

（1）昏迷、瘫痪或会阴部有伤口老人。

（2）某些泌尿系统疾病手术后老人。

（3）尿失禁老人。

【评估和观察要点】（表 4-31）

表 4-31 留置导尿护理评估单

一般资料
（1）意识与配合：□神清 　　□意识模糊／嗜睡／昏睡／谵妄
（2）病情：□平稳 　　□不稳定
（3）合作程度：□合作 　　□不合作
局部功能状况
（1）膀胱充盈度：□充盈 　　□不充盈
（2）排尿能力：□尿潴留 　　□尿失禁
（3）会阴部皮肤黏膜情况：□完好 　　□破损
（4）尿道口周围黏膜：□完好 　　□破损
（5）前列腺疾病（男性）：□无 　　□有

【操作要点】（表 4-32）

表 4-32 留置导尿护理操作步骤

顺序	步骤
操作前	家庭环境清洁卫生，符合插管要求
	操作者洗手，戴手套、口罩
	用物准备：一次性无菌导尿包、一次性垫巾或小橡胶单、浴巾、别针、手消毒液
	安置体位：仰卧屈膝位，暴露会阴部位，注意保护老年人隐私
操作过程	清洁外阴：能自理的老年人自行完成，卧床老年人由操作者协助完成
	消毒双手，打开导尿包，将初次消毒物品置于老年人两腿之间。按照无菌原则对外阴及尿道口进行初步消毒，具体顺序： 1）女性：戴手套的手持镊子夹起消毒棉球消毒阴阜、对侧大阴唇、近侧大阴唇，另一手分开大阴唇，消毒对侧小阴唇、近侧小阴唇、尿道口至肛门。每个棉球使用一次，消毒顺序为由外到内、自上到下 2）男性：一手持镊子夹起消毒棉球消毒阴阜、阴茎腹侧、阴茎背侧、阴囊。另一手戴手套，取无菌纱布裹住阴茎，将包皮向后推以暴露尿道口，自尿道口向外向后旋转擦拭尿道口、龟头及冠状沟共 3 次。每个棉球限用一次，消毒阴茎时由根部向尿道口擦拭 消毒完毕脱下手套，撤去初步消毒用物
	消毒双手后，将导尿包置于老人两腿间，按无菌技术操作原则打开形成无菌区，戴无菌手套，铺孔巾
	检查尿管气囊有无漏气，将导尿管和集尿袋的引流管连接，用润滑液棉球润滑导尿管前段
	再次消毒： 1）女性：尿道口、对侧小阴唇、近侧小阴唇、加强消毒尿道口一次，另一手始终固定小阴唇 2）男性：一手持无菌纱布包住阴茎将包皮向后推，暴露尿道口。另一手持镊子夹消毒棉球再次消毒尿道口、龟头及冠状沟共 3 次，最后一个棉球消毒尿道口

（续表）

顺序	步骤
	嘱老人深呼吸，更换镊子，插尿管： 1）女性：嘱老人深呼吸，对准尿道口，插入导尿管至 4 ～ 6 cm，见尿，再插入 7 ～ 10 cm 2）男性：嘱老人深呼吸，一手持无菌纱布提起阴茎与腹壁呈 60°，另一手夹持导尿管对准尿道口插入尿道 20 ～ 22 cm，见尿，再插入 7 ～ 10 cm
	一手固定尿管，另一手向导尿管气囊内注入等量的无菌溶液（根据导尿管气囊容积），轻拉导尿管有阻力感，即证实导尿管固定于膀胱内
	撤去用物，将集尿袋固定于床边（集尿袋应固定在低于膀胱高度，防止尿液逆流而引起泌尿系统感染），打开引流管，观察尿液流出情况
操作后	安置老年人，整理用物
	记录尿管型号、置管日期、更换尿管的时间，尿液的量、性质、颜色等

【注意事项】

（1）留置导尿管操作应由受过专业培训的人员进行。

（2）提供家庭留置尿管护理操作前，需签治疗协议书，由操作者告知导尿的注意事项、可能发生的问题、应急措施。

（3）导尿操作过程中应按无菌操作技术规范进行。

（4）插入导尿管时应让患者保持正确体位，插管动作轻柔，避免损伤尿道黏膜。女性患者如导尿管误入阴道，应换管重新插入。男性患者插入导尿管时应保证阴茎与腹壁呈 60°。

（5）第一次放尿不超过 1000 ml。避免因大量放尿致腹腔内压急剧下降，血液大量滞留在腹腔血管内，导致血压下降而虚脱；膀胱内压突然下降，导致膀胱黏膜急剧充血，发生血尿。

（6）尿管维护

1）注意观察留置尿管过程中可能出现的问题，如导尿管脱出、尿液引流不畅、尿液颜色异常、尿道口出现漏尿情况，如发生上述情况，及时联系医疗机构处理。

2）保持尿液引流装置密闭、通畅和完整，妥善固定尿管，防止导尿管打折、弯曲。

3）保持尿道口的清洁，留置导尿管期间，每日清洁或冲洗尿道口 1 ～ 2 次，以预防泌尿系感染。

4）保持集尿袋低于患者膀胱，活动或搬运时夹闭引流管，防止尿液逆流。

5）可采用间歇性夹管方式以训练膀胱反射功能：夹闭导尿管，每 3 ～ 4 h 开放一次，使膀胱定期充盈和排空，促进膀胱功能的恢复。

6）定期更换集尿袋和尿管，集尿袋每周更换 1 ～ 2 次，尿管每个月更换 1 次。及时排空集尿袋，并记录尿量。

7）离床活动时，可将导尿管远端固定在大腿上，以防导尿管脱出；沐浴或擦身时应注意保护导管，避免导管浸入水中。

8）照顾者掌握六步洗手法，在清洁尿道口、更换尿袋前后，认真落实六步洗手法。

2. 会阴部清洁技术

【目的】

（1）保持会阴部清洁、舒适，预防和减少感染。

（2）保持有伤口的会阴部清洁，促进会阴部伤口愈合。

（3）为导尿术或留取尿标本做准备。

【适用范围】

（1）生殖系统及尿道炎症、各种会阴部手术后。

（2）有留置尿管者，或者二便失禁对皮肤刺激较大、分泌物过多等情况。

（3）长期卧床且不能或不便自行洗浴的老人。

【评估和观察要点】（表4-33）

表4-33　会阴清洁护理评估单

一般资料
（1）意识与配合：□神清　　　□意识模糊／嗜睡／昏睡／谵妄
（2）病情：□平稳　　□不稳定
（3）合作程度：□合作　　□不合作
局部功能状况
（1）会阴部皮肤黏膜情况：□完好　　□破损　　□炎症　　□红肿
（2）会阴分泌物：□正常　　□多
（3）会阴部异味：□无　　□有
（4）二便失禁：□无　　□有
（5）留置尿管：□无　　□有
是否为泌尿生殖系统或直肠、会阴部手术后：□无　　　□有

【操作要点】（表4-34）

表4-34　会阴清洁护理操作步骤

顺序	步骤
操作前	家庭环境清洁卫生
	操作者洗手、戴手套、口罩
	用物准备：0.02%聚维酮碘棉球、镊子、无菌纱布、清洁手套、浴巾、一次性尿垫、一次性处置盘、医用垃圾袋
	安置体位：仰卧位，双腿外展，注意保护老年人隐私

（续表）

顺序	步骤
操作过程	一次性尿垫铺于老人臀下，会阴部擦洗用物置于老人两腿之间
	1）女性：用纱布分开两侧小阴唇，暴露尿道口，会阴部擦洗顺序为：尿道口（若留置尿管，再以尿道口为起点向外擦拭尿管 4～5 cm）、对侧小阴唇、近侧小阴唇、对侧大阴唇及大腿根部、近侧大阴唇及大腿根部、阴阜、肛门
	2）男性：一手用无菌纱布抬起阴茎，将包皮向后推，暴露尿道口，会阴部擦洗顺序为：环形擦拭尿道口→龟头→冠状沟 3 遍（若留置导尿，再以尿道口为起点向外擦拭尿管 4～5 cm）、阴茎、阴囊、阴阜、肛门
	最后换镊子，用无菌纱布擦干外阴
操作后	脱去手套，协助老人穿好衣裤，整理用物

【注意事项】

（1）擦洗顺序清楚，从最清洁的尿道口周围开始，最后擦洗至污染最重的肛门，预防交叉感染。每擦拭一处更换一个棉球。

（2）老人留置有尿管时，以及会阴部或直肠手术后，为预防感染，应严格执行无菌操作要求：①留置导尿者，由尿道口向远端依次擦拭尿管的对侧→上侧→近侧→下侧；②会阴部或直肠手术者，使用无菌聚维酮碘棉球擦拭手术部位及会阴部周围。

（3）若单纯擦拭不能达到彻底清洁的目的，还可进行会阴冲洗：老人臀下放置便器（或使用坐便器），使用冲洗瓶冲洗会阴，冲洗后用毛巾擦干。

（4）注意观察会阴部皮肤黏膜有无红肿、炎性分泌物等异常情况，如发现异常，及时就医。

3.集尿袋更换技术

【目的】

评估尿液性状、尿量，防止泌尿系统感染。

【适用范围】

留置导尿管的老人。

【评估和观察要点】（表 4-35）

表 4-35　集尿袋更换护理评估单

一般资料
（1）意识与配合：□神清　　　□意识模糊 / 嗜睡 / 昏睡 / 谵妄
（2）病情：□平稳　　□不稳定
（3）合作程度：□合作　　□不合作

（续表）

局部功能状况
尿液性状：□正常　　　□异常，_____   尿量：_____ml   是否首次更换集尿袋：□是　　　□否，上次更换时间：_____

【操作要点】（表4-36）

表4-36　集尿袋更换护理操作步骤

顺序	步骤
操作前	家庭环境清洁卫生
	操作者洗手，戴手套、口罩
	用物准备：无菌集尿袋、安尔碘（或75%乙醇）、无菌棉签、一次性手套、一次性垫巾、大别针、医用垃圾袋等
操作过程	观察尿液性状和引流情况，记录尿量
	铺一次性垫巾于尿管与集尿袋连接处，检查并打开新集尿袋，挂于床边
	夹闭尿管近端，将尿管与旧集尿袋分离
	消毒尿管末端2遍
	将新集尿袋与尿管相连，打开尿管夹闭处和集尿袋开关，观察尿液性状及引流情况
操作后	脱去手套，整理用物

【注意事项】

（1）集尿袋通常每周更换1～2次，若有尿液性状、颜色改变，需及时更换。

（2）更换时严格执行无菌原则，以免发生泌尿系统的上行性感染。

（3）集尿袋应固定在低于膀胱的位置，防止尿液反流。

（4）保持尿液引流通畅，避免导尿管受压、扭曲等。

（三）气管切开套管护理

气管切开术是指通过切开患者的颈段气管，放入塑料套管或者金属套管，以此来解决因创伤、异物、肿瘤或炎症等所致呼吸困难的抢救和治疗，是挽救危重症患者生命的重要手段之一。部分预期带管时间大于1周的老人需要带管出院，居家进行气管切开套管的清洁消毒、造口护理、吸痰等一系列护理工作，如护理不当，易造成气管阻塞、脱管及其他危及生命的并发症。因此，做好气管切开患者居家护理至关重要，本节介绍气管切开套管的居家护理技术。

【目的】

保持呼吸道通畅；保持套管内外清洁；预防感染。

【适应证】

1. 喉或喉以上呼吸道梗阻者，如喉、颈部、颌面部手术老人。

2. 预期需要较长时间机械通气治疗的老人。

3. 反复误吸或下呼吸道分泌物较多且难以清除者。

4. 呼吸功能不全的危重老人，特别是严重的进行性阻塞性呼吸困难难以解除者。

【禁忌证】

1. 切开部位感染或化脓。

2. 切开部位肿物，如气管肿瘤等。

3. 严重凝血功能障碍。

【评估和观察要点】（表4-37）

表4-37 气管切开护理评估单

一般资料
（1）意识与配合：□神清　　□意识模糊/嗜睡/昏睡/谵妄 （2）病情：□平稳　　□不稳定 （3）合作程度：□合作　　□不合作
局部功能状况
呼吸：□平稳　　□急促　　＿＿＿＿＿次/分 呼吸相关不适主诉：无□　　□胸闷　　□憋气 气管切开处敷料：□干燥　　□潮湿 气管切开处周围皮肤：□完好　　□红肿　　□破损 气管套管固定：□良好　　□脱出 痰液性质：＿＿＿＿＿＿＿

【操作要点】（表4-38）

表4-38 气管切开护理操作步骤

顺序	步骤
操作前	家庭环境清洁卫生
	操作者洗手，戴手套、口罩
	用物准备：一次性换药包、气切纱布、生理盐水、镊子、纱垫、胶布
	检查气管切开套管固定带松紧是否适宜、位置是否居中、气囊是否充盈，操作过程中防止因牵拉而使导管脱出

（续表）

顺序	步骤
操作过程	松开固定带，用镊子去除敷料，观察伤口及周围皮肤情况：伤口有无出血、感染，分泌物情况，周围皮肤有无红肿、破溃，有无皮下气肿
	以气切伤口为中心用聚维酮碘棉球由内向外消毒周围皮肤 3 遍，消毒面积应大于敷料面积。分泌物较多者，先用生理盐水棉球擦去痰液及分泌物，再进行消毒
	手持镊子将两块剪好的无菌纱布（T 形剪开 2/3）开口相对地垫于气管套管下并固定
	气管套管固定带污染时需进行更换。调节气管套管固定带的松紧度，以能放入 1 指为宜，颈部垫纱垫保护皮肤
操作后	再次检查套管位置是否居中、气囊是否充盈，以及固定带松紧度

【注意事项】

1. 操作中严密监测老年人的生命体征及病情变化，如出现异常应立即停止操作，通知医生给予及时处理。

2. 导管维护

（1）每日消毒伤口处，并使用无菌纱布覆盖，保持气切伤口周围皮肤清洁干燥。

（2）妥善固定导管，防止导管脱出，一旦发生脱管，立即就医：①每日检查气管套管固定带的松紧度（以能伸入 1 指为宜）、气管套管位置是否居中、气囊是否充盈；②更换套管纱布时动作轻柔，避免牵拉造成脱管；③老人不合作或有意识障碍时，约束肢体，防止自行拔管。

（3）保持气管套管通畅，预防堵管：①充分湿化，促进痰液排出；②鼓励老年人咳嗽、咳痰，进行有效排痰；③痰液较多的老人，可自备电动负压吸引器吸痰；④避免水和异物等误入气管套管，引起堵管。

（4）每日更换消毒内套管，预防感染。操作步骤如下：第一步：戴手套取下内套管，放入 3% 过氧化氢溶液浸泡 5 ~ 10 min；第二步：使用小毛刷在流动水下刷洗内套管至无痰痂，清洗完成后晾干，待更换前再消毒；第三步：将内套管放入耐高温容器中，在煮沸的开水中持续煮 30 min，冷却后用无菌生理盐水冲洗后晾干使用。注意：煮沸法仅适用于金属内套管，硅胶套管可使用过氧化氢浸泡法：内套管放入 3% 过氧化氢溶液中浸泡 15 ~ 20 min，再用无菌生理盐水冲洗后晾干使用。

3. 出现以下情况，需要及时就医。

（1）出现痰液增多、黏稠，不能用其他原因解释的发热等症状。

（2）伤口处出现红、肿、热、痛，伴有脓性分泌物等感染症状。

（3）出现呼吸困难、咳痰无力等。

（四）腹膜透析管护理

随着与增龄相关的慢性肾衰竭发病率的增加，老年患者对透析等肾替代治疗的需求不断增加。腹膜透析作为一种重要的肾替代治疗方法，不仅能更好地保护残余肾功能，并且操作简单，可居家治疗，被越来越多的老年患者作为首选的治疗方式。腹膜透析管是腹膜透析液进入和离开腹腔的通路，腹膜透析管的护理是腹膜透析的关键，关系到带管老人生存质量的高低。因此，本节介绍腹膜透析管的维护与护理技术。

【目的】

保持透析管的通畅；观察周围皮肤状况；预防感染。

【适用范围】

急、慢性肾衰竭老年患者。

【禁忌证】

1. 腹壁皮肤破损和感染者。

2. 腹腔感染及广泛腹膜粘连者。

3. 腹腔内有弥漫性恶性肿瘤或病变性质不清者。

4. 高度肠梗阻或结肠造瘘者。

5. 难以修复的疝气。

【评估和观察要点】（表 4-39）

表 4-39 腹膜透析护理评估单

一般资料
（1）意识与配合：□神清　　　□意识模糊／嗜睡／昏睡／谵妄
（2）病情：□平稳　　　□不稳定
（3）合作程度：□合作　　　□不合作
局部功能状况
肾功能：□正常　　　□异常 腹膜透析导管固定：□牢固　　　□不牢固 腹膜透析管出口处皮肤：□完好　　　□破溃　　　□感染 腹膜透析管局部卫生：□清洁　　　□干燥　　　□污染 腹膜透析液颜色：□清亮　　　□浑浊 腹膜透析液的量：_____ml 腹膜透析液的性状：_____

【操作要点】（表 4-40）

表 4-40　腹膜透析护理操作步骤

顺序	步骤
操作前	环境准备：门窗、空调、电扇关闭，紫外线消毒操作间 1 h，75% 乙醇消毒操作台
	操作者洗手，戴手套、口罩
	用物准备：无菌棉签、无菌生理盐水、安尔碘、无菌敷料、胶带、75% 乙醇、无菌手套、弯盘
	老年人戴口罩，洗手
操作过程	打开腹带，取下腹透管出口处纱布，纱布若与痂皮粘连，可用无菌棉签蘸取消毒液或生理盐水浸湿纱布取下
	无菌棉签蘸取生理盐水擦拭出口处及腹透管，出口处从中心向外环形擦拭，腹透管从根部自上向下擦拭，清除出口处及管路上的分泌物
	棉签蘸取安尔碘自出口皮肤 5 mm 处向外环形擦拭，消毒范围直径≥ 6 cm
	待干后无菌敷料覆盖在出口处，腹透管自然向下
	距离腹膜透析出口 5 ～ 8 cm 处用胶布固定腹透管，避免导管牵拉
操作后	妥善固定导管，标明置管日期、维护日期、维护人姓名
	安置老年人，整理用物

【注意事项】

1. 腹膜透析管护理应由受过专业培训的人员进行。

2. 严格遵守无菌操作原则。

3. 导管维护

（1）保持导管及出口周围皮肤清洁、干燥。

（2）顺着导管自然走势固定腹膜透析导管和外接短管，避免导管受压、扭曲、折叠、移位、堵塞等。

（3）每日检查连接短管与钛接头有无松动，少许松动时及时拧紧，松动较大或脱出时应立即就医处理。外接短管脱落的处理：如果连接短管与钛接头分离脱落，应立即用夹子将近皮肤侧的透析管夹闭，禁止将其再次连接上，钛接头开口端用无菌纱布包裹，送至医院进行消毒并更换腹透短管。

（4）禁止在透析管上做任何注射穿刺抽液，防止渗漏。

（5）注意个人卫生，勤换衣被，勤剪指甲，保持排便通畅，避免便秘和腹泻。淋浴时应用人工肛袋保护出口处，不宜盆浴，出口处避免浸泡在水里。

4. 出现以下情况，应及时就医。

（1）腹膜透析液出现量、色、质异常，或出口处出现红、肿、热、痛，并伴有分泌物。

（2）出现生命体征异常、神志变化等电解质紊乱表现。

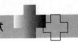

（五）血液透析留置导管护理

随着与增龄相关的慢性肾衰竭发病率的增加，老年患者对透析等肾替代治疗的需求不断增加。血液透析是肾衰竭患者主要的肾替代治疗方法之一，建立和维护有效的血管通路是血液透析顺利进行的前提条件。因此，血液透析管路的居家护理至关重要，本节介绍血液透析留置导管的护理技术。

【目的】

保持透析管通畅；避免空气进入和血液流出；预防感染和脱出。

【适用范围】

急、慢性肾衰竭老年患者。

【禁忌证】

1. 严重休克或低血压。

2. 心肌梗死，心力衰竭，心律失常。

3. 严重出血或感染。

4. 恶性肿瘤晚期。

【评估和观察要点】（表 4-41）

表 4-41　血液透析护理评估单

一般资料
（1）意识与配合：□神清　　　□意识模糊 / 嗜睡 / 昏睡 / 谵妄
（2）病情：□平稳　　　□不稳定
（3）合作程度：□合作　　　□不合作
局部功能状况
肾功能：□正常　　　□异常 血液透析导管固定：□牢固　　　□不牢固 血液透析导管周围皮肤：□完好　　　□破溃　　　□感染 血液透析管局部卫生：□清洁　　　□干燥　　　□污染

【操作要点】（表 4-42）

表 4-42　血液透析护理操作步骤

顺序	步骤
操作前	严格执行无菌操作制度，保持环境干燥整洁
	操作者洗手，戴手套、口罩
	用物准备：一次性换药碗、无菌敷贴、消毒棉球、无菌手套、胶布

（续表）

顺序	步骤
操作过程	老年人戴口罩，洗手，取平卧位或坐位，暴露穿刺部位
	检查导管出口周围皮肤是否干燥，有无红肿、破溃、渗血、渗液，导管有无脱出、破损
	严格执行无菌操作制度，建立无菌区，无张力原则去除旧敷料，打开换药包
	戴无菌手套，用消毒棉球以导管入口处为中心向外环形擦拭，直径≥10 cm，消毒2遍
	消毒导管外露部分，清除导管表面及周围血迹
	导管出口处覆盖无菌敷贴，用无菌敷料包裹导管外露部分
操作后	妥善固定导管，标明置管日期、维护日期、维护人姓名
	安置老年人，整理用物

【注意事项】

1. 护理时严格遵守无菌操作原则，保持导管及出口周围皮肤清洁、干燥。

2. 导管维护

（1）妥善固定导管，避免导管受压、扭曲、折叠、移位、堵塞等。

（2）睡觉时取健侧卧位或平卧位，防止导管压迫或移位。

（3）尽量避免剧烈咳嗽、打喷嚏，必要时用手按住导管，以免腹压过大使导管脱出。

（4）洗头、洗澡时导管处用防水膜保护，防止进水。

3. 出现以下情况，请及时就医。

（1）伤口局部出口处出现红、肿、热、痛，伴有分泌物等感染症状，以及不能用其他原因解释的发热。

（2）如发现固定在皮肤上的缝线脱落，或导管意外脱出时，立即压迫止血，禁止直接重新推入导管，止血后立即就医处理。

（六）经外周静脉中心静脉导管护理

经外周静脉置入中心静脉导管（peripherally inserted central catheter，PICC）是指经上肢贵要静脉、肘正中静脉、头静脉、肱静脉、颈外静脉穿刺置管，尖端位于上腔静脉或下腔静脉的导管。PICC用于中长期静脉输液，具有操作安全、留置时间长、使用广泛等优点。近年来，随着居家延续性护理的发展及PICC技术的普及，带管生活的老年人数量不断增长，对PICC居家护理的需求也在不断增加。因此，为提供科学、便捷的优质PICC居家护理指导，本节介绍PICC导管的护理技术。

【目的】

用于输注药物和营养液。

【适用范围】

1.需要家庭病床中长期输液的老人。

2.静脉条件差且需要长期输液的老人。

3.需要输注高渗液或刺激性强的液体的老人。

【评估和观察要点】（表 4-43）

表 4-43 PICC 导管护理评估单

一般资料
（1）意识与配合：□神清　　　□意识模糊 / 嗜睡 / 昏睡 / 谵妄 （2）病情：□平稳　　　□不稳定 （3）合作程度：□合作　　　□不合作
局部功能状况
穿刺点及周围皮肤：□正常　　　□不正常，_____ 穿刺处贴膜情况：□完好　　　□破损　　　□卷边 导管通畅：□是　　　□否 导管外留长度：_____cm 上次换药时间：_____

【操作要点】（表 4-44）

表 4-44 PICC 导管护理操作要点

顺序	步骤
操作前	家庭环境清洁卫生，符合换药要求
	操作者洗手，戴手套、口罩
	用物准备：一次性换药包、无菌敷贴、酒精棉片、无菌纱布、注射器、生理盐水、无菌手套、胶布
	安置体位：舒适安全卧位，暴露导管，准确测量双侧臂围（上臂肘关节上 10 cm）
操作过程	严格执行无菌操作制度，建立无菌区，无张力原则去除旧敷料，打开换药包
	按无菌原则消毒导管外留部分，抽回血，生理盐水脉冲式冲管检查导管是否通畅
	戴无菌手套，酒精棉片擦拭消毒导管口＞ 15 s，连接预充好的输液接头，脉冲冲管并正压封管
	使用酒精棉球按照顺-逆-顺的顺序消毒皮肤 3 遍，注意避开穿刺点中心直径 1 cm 内的皮肤和导管；以穿刺点为中心，按照顺-逆-顺的顺序使用聚维酮碘棉球消毒皮肤和导管 3 遍，消毒至导管连接器翼形部分，消毒范围 15 cm×15 cm
	消毒待干，无张力方式粘贴敷贴并塑形
操作后	妥善固定导管，标明置管日期、维护日期、维护人姓名
	安置老年人，整理用物

【注意事项】

1. PICC 导管维护应由受过专业培训的人员进行。需要家庭 PICC 导管维护的老年人，必须在第一次出诊前与老年人签订家庭 PICC 导管维护治疗协议书。

2. 护理时严格遵守无菌操作原则，保持导管及周围皮肤清洁、干燥。PICC 置管后 24 h 需更换一次敷贴，以后每周更换一次，如有潮湿、渗血或敷料卷边，应及时更换。

3. 每次输液后用 10 ml 或 20 ml 生理盐水连续脉冲冲管并正压封管，禁止用静脉滴注或普通静脉推注的方式冲管和封管。

4. 导管维护

（1）妥善固定导管，避免导管受压、扭曲、折叠、移位、堵塞等。

（2）日常生活中注意"五禁止"：①禁止在置管手臂进行血压测量；②禁止盆浴、泡浴；③禁止提举 5 kg 以上重物；④禁止游泳、打球、拖地、抱小孩、拄拐杖，或者用置管侧手臂支撑着起床；⑤禁止衣服袖口过紧。

（3）为促进血液循环，置管侧手臂可以做握拳、伸展等柔和的运动，也可以做一般家务，如煮饭、洗碗、扫地。

（4）在洗澡时，导管处用防水膜保护，并在淋浴时举起置管侧手臂，防止进水。

5. 出现以下情况，请及时就医。

（1）伤口局部出口处出现红、肿、热、痛，伴有分泌物等感染症状，以及不能用其他原因解释的发热等。

（2）导管侧上肢明显肿胀、臂围增长 3 cm 以上、老年人诉疼痛。

（3）导管外露部分脱出超过 10 cm（发现导管脱出时，禁止直接重新推入导管）。

参考文献

［1］Beard JR，Officer A，de Carvalho IA，et al. The World report on ageing and health：a policy framework for healthy ageing. Lancet，2016，387（10033）：2145-2154.

［2］Dogra S，Dunstan DW，Sugiyama T，et al. Active Aging and Public Health：Evidence，Implications，and Opportunities. Annu Rev Public Health，2022，43：439-459.

［3］Jiang Q，Feng Q. Aging and health in China. Front Public Health，2022，10：998769.

［4］Rudnicka E，Napierała P，Podfigurna A，et al. The World Health Organization（WHO）approach to healthy ageing. Maturitas，2020，139：6-11.

［5］Jensen L，Monnat SM，Green JJ，et al. Rural Population Health and Aging：Toward a Multilevel and Multidimensional Research Agenda for the 2020s. Am J Public Health，2020，110（9）：1328-1331.

［6］Kanasi E，Ayilavarapu S，Jones J. The aging population：demographics and the biology of aging. Periodontol 2000，2016，72（1）：13-18.

［7］Phelan EA，Ritchey K. Fall Prevention in Community-Dwelling Older Adults. Ann Intern Med，2018，169（11）：Itc81-itc96.

［8］Duke JM，Boyd JH，Rea S，et al. Long-term mortality among older adults with burn injury：a population-based study in Australia. Bull World Health Organ，2015，93（6）：400-406.

［9］Morawietz C，Moffat F. Effects of locomotor training after incomplete spinal cord injury：a systematic review. Arch Phys Med Rehabil，2013，94（11）：2297-2308.

［10］Ajiboye AB，Willett FR，Young DR，et al. Restoration of reaching and grasping movements through brain-controlled muscle stimulation in a person with tetraplegia：a proof-of-concept demonstration. Lancet，2017，389（10081）：1821-1830.

［11］Shannon C. Understanding Community-Level Disaster and Emergency Response Preparedness. Disaster Med Public Health Prep，2015，9（3）：239-244.

［12］Hunt ML，Jones MS，Secula D. Are Kentucky Farmers Prepared for Farm-Related Emergencies？J Agromedicine，2019，24（1）：9-14.

［13］蔡少莲，杜娟.社区老年人对院前急救知识的认知及需求调查研究.护理研究：上旬版，2017，8：4.

［14］郭爱斌，高雯，刘斌，等.空地一体化医疗救援体系建设实践及运行模式研究.中国急救医学，2021，41（5）：6.

［15］苏盼，曹晓霞.基于知识图谱的国际空中救援研究进展分析.中华急诊医学杂志，2020，29（9）：5.

［16］Jagtenberg CJ，Vollebergh MAJ，Uleberg O，et al. Introducing fairness in Norwegian air ambulance base location planning. Scand J Trauma Resusc Emerg Med，2021，29（1）：50.

［17］Craig P，Dieppe P，Macintyre S，et al. Developing and evaluating complex interventions：the new Medical Research Council guidance. Int J Nurs Stud，2013，50（5）：587-592.

［18］李如月，施月，万巧琴，等.老年糖尿病急性并发症居家应急管理健康教育方案内容的构建.中国医学科学院学报，2023，印刷中.

［19］李如月.基于知信行模式的糖尿病患者急性并发症居家应急管理健康教育内容方案的构建与初步应用.北京：北京大学，2023.

［20］航空救援机构社区照护共识专家组.航空救援机构社区照护专家共识.中华急诊医学杂志，2023，32（4）：475-479.

［21］基于空中救援为核心的养老社区选址建议共识专家组.基于空中救援为核心的养老社区选址建议专家共识.中华急诊医学杂志，2023，32（4）：479-481.

［22］Jackson T，Thomas S，Stabile V，et al. Prevalence of chronic pain in low-income and middle-income countries：a systematic review and meta-analysis. Lancet，2015，385（Suppl 2）：S10.

［23］胡春艳，陈茜.社区老年慢性病病人活动受限影响因素及干预研究进展.护理研究，2022，36（4）：683-686.

［24］Wei J M，Li S，Claytor L，et al. Prevalence and predictors of malnutrition in elderly Chinese adults：results from the China Health and Retirement Longitudinal Study. Public Health Nutr，2018，21（17）：31293134.

［25］Dent E，Wright ORL，Woo J，et al. Malnutrition in older adults. Lancet，2023，401（10380）：951-966.

［26］中华医学会，中华医学会杂志社，中华医学会全科医学分会，等.抑郁症基层诊疗指南（2021年）.中华全科医师杂志，2021，20（12）：1249-1260.

［27］人民日报，抑郁症研究所，好心情，等.2022年国民抑郁症蓝皮书.

［28］中华医学会，中华医学会杂志社，中华医学会全科医学分会，等.广泛性焦虑障碍基层诊疗指南（2021年）.中华全科医师杂志，2021，20（12）：1232-1241.

［29］李强，徐刚，张震.城市高龄独居老人的孤独感及其影响因素研究.华东师范大学学报（哲学社会科学版），2019，51（3）：160-171.

［30］高萍，贾勤，吕巧萍，等.老年患者尿失禁相关危险因素及康复护理干预新进展.护理与康复，2021，20（10）：37-41.

［31］美国结直肠外科医师协会标准委员会，彭慧，廖嘉炜.大便失禁治疗临床共识（2007版）.中华胃肠外科杂志，2008，11（2）：191-193.

［32］高雪晓，朱兰，於四军，等.简体中文版粪失禁生活质量问卷信度和效度分析.中华医学杂志，2018，98（11）：813-817.

［33］顾梦倩，赵燕燕，陈圣枝，等.2019年版国际《压力性损伤的预防与治疗：临床实践指南》解读.河北医科大学学报，2021，42（5）：497-50

［34］彭青云，赵向红，魏思佳.老年人走失及其社会支持系统构建.中州学刊，2019（12）：89-93.

［35］中民社会救助研究院，"头条寻人"项目组.中国走失人口白皮书（2020）.

［36］张海莲.老年患者发生误吸的危险因素及预防措施.饮食保健，2016，3（8）：188-189.

［37］European Pressure Ulcer Advisory Panel，National Pressure Injury Advisory Panel，Pan Pacific Pressure Injury Alliance. Prevention and treatment of pressure ulcers/injuries：clinical practice guideline. 2019.

［38］成人慢性肺部疾病家庭氧疗上海专家共识.上海医学，2021，44（11）：789-794.

［39］中国医师协会呼吸医师分会，中华医学会呼吸病学分会，中国康复医学会呼吸康复专业委员会，等.中国慢性呼吸道疾病呼吸康复管理指南（2021年）.中华健康管理学杂志，2021，15（6）：18.

［40］李际强，白晓辉，蔡倩，等.肺康复运动处方指南解读（ATS/ERS，BTS，ACSM及AACVPR）.临床肺科杂志，2020，25（1）：4.

［41］纪立农，郭晓惠，黄金，等.中国糖尿病药物注射技术指南（2016年版）.中华糖尿病杂志，2017，2：79-105.

［42］中国康复医学会心血管病预防与康复专业委员会.慢性心力衰竭心脏康复中国专家共识.中华内科杂志，2020，59（12）：11.

［43］中国康复医学会心血管病专业委员会，中国营养学会临床营养分会，中华预防医学会慢性病预防与控制分会，等.心血管疾病营养处方专家共识.中华内科杂志，2014，53（2）：151-158.

［44］尤黎明，吴瑛.内科护理学.6版.北京：人民卫生出版社，2017.